Die Grüne Adipositas Kur

Einfach clever abnehmen!

Wissen für das 21. Jahrhundert!

Die Grüne

Adipositas Kur

DIE GRÜNE METHODE, DIE AN DER URSACHE FÜR

FETTSUCHT UND ÜBERGEWICHT

ANSETZT UND SIE DARÜBER HINAUS GESUND UND DAUERHAFT

GEWICHTSSTABIL WERDEN LÄSST

...UND WARUM SIE BISHER VERMUTLICH
NOCH NICHTS DARÜBER
ERFAHREN HABEN.

VON MATTHIAS JÜNEMANN

Legende

Matthias Jünemann

www.Die-Gruene-Adipositas-Kur.de
***
Matthias Jünemann
Tellstr. 11
90409 Nürnberg

***

1. Fassung – 12 - 2013
Herstellung und Verlag dieser Ausgabe:
Books on Demand GmbH * Norderstedt

ISBN: 9-783732-291281

Prolog

Ein paar Worte vorab

Manchmal kommt es dicke. Dann bekommst Du dein Fett ab und ewig nicht mehr los oder legst trotz Diäten wieder zu. Auf ketario.de, dem Forum, in dem Die Grüne Adipositas Kur und auch Die (normale) Adipositas Kur eine Heimat gefunden hat, kann man nachlesen, dass jeder eine Chance hat. Hier können Sie mit Gleichgesinnten und auch dem Autor in Kontakt treten.

Im Buch angegebene Links geben Sie bitte per Hand in Ihren Internetbrowser ein. Einige der häufig kryptischen und langen Links wurden mit dem Service goo.gl verkürzt.

Dieses Buch bearbeitet und erklärt die Hintergründe für einen völlig neuen Kuransatz, den es sonst noch nirgendwo gibt: Die Grüne Adipositas Kur mit homöopathischem HCG, Grünen Smoothies und roher pflanzlicher Ernährung. Warum das der am meisten Erfolg versprechende Weg ist, wird hier beschrieben.

Im Besonderen gehe ich auf die Vorteile der Entgiftung des Körpers im Allgemeinen und des Hypothalamus im Speziellen ein. Ebenso wird dem Parasitenbefall in unseren inneren Organen, dem Zellschutz und der Straffung der Haut Beachtung geschenkt.

In Teil II biete ich eine verkürzte Übersetzung von Dr. Simeons Werk an und stelle die vollständige Fassung für alle Interessierten kostenlos als PDF-Download zur Verfügung. Mehr dazu am Ende des Buches.

Wichtig: Für alle Links gilt, dass Sie einen Ihrer Browser als Standardbrowser gewählt haben sollten. Dann öffnen sie sich automatisch nach dem anklicken. Buchleser übertragen diese bitte per Hand in die Adresszeile des Browsers.

Nachtrag: Die Wiederholungen sind gewollt, denn nicht nur die Lüge braucht ständige Wiederholung, damit sie geglaubt wird, sondern auch die Wahrheit. Zum Teil sarkastische und polemische Textteile dienen der Polarisierung und sind genau so gemeint! Machen Sie mit den Informationen, was Sie wollen. Es ist immer Ihre Entscheidung und Gesundheit!

Info Tipp:

www.ketario.de

Das Forum zu den Büchern

„Die Grüne Adipositas Kur“ sowie „Die Adipositas Kur“

Ich danke meinen Eltern für ihre immerwährende Unterstützung und Liebe.

Meinen Kindern Saskia und Alexander gewidmet

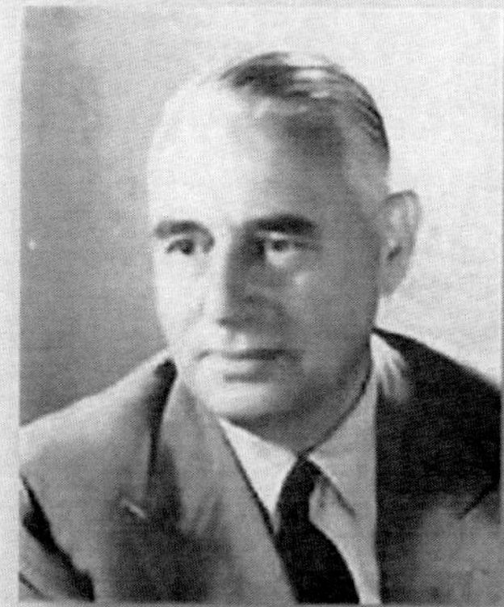

DR. A.T.W. SIMEONS

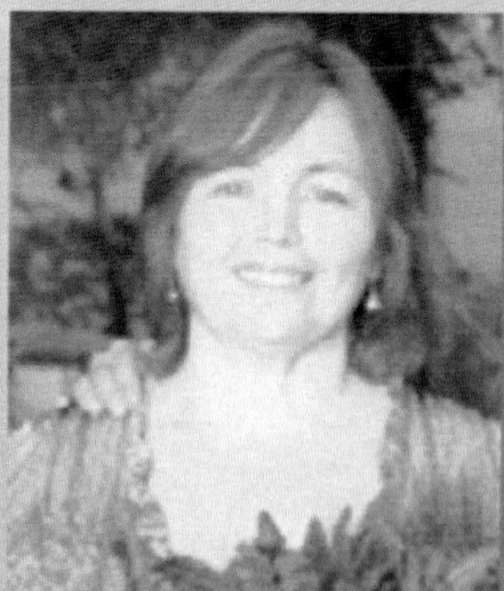

VICTORIA BOUTENKO

“MAN KANN DIE REALITÄT IGNORIEREN, ABER MAN KANN NICHT DIE KONSEQUENZEN DER IGNORIERTEN REALITÄT IGNORIEREN.”

- AYN RAND -

“IT’S LIKE TEN THOUSAND SPOONS WHEN ALL YOU NEED IS A KNIFE”

- AUS ALANIS MORISSETTE’S SONG “IRONIC“ -

Vorwort

Na nun, jetzt bringt der Jünemann ein weiteres Buch übers Abnehmen nach seiner Adipositas Kur heraus? Was hat es denn damit auf sich, werden Sie sich vielleicht fragen. Ja, das ist notwendig geworden, da ich nach der Kur immer noch zu kämpfen hatte, mein Gewicht so niedrig zu halten, wie ich es mir erträumt hatte.

Ich habe zwar mein Gewicht stabilisiert, das heißt, der Hypothalamus hat mich auf einem viel niedrigeren Level einbetoniert, allerdings lag dieser Setpoint 20 kg über meinem Normalgewicht von 95 kg.

Und das, obwohl ich jeden Tag ins Fitnessstudio gerannt bin, mich zwei Mal in der Woche beim Badminton ausgepowert habe, obwohl ich mich ohne schlechte Kohlenhydrate, vollkommen ohne Zucker, ohne Milch- und ohne Weizenprodukte ernährt habe. Mein Gewicht ließ sich einfach nicht dauerhaft „unten" halten.

Ich musste öfter mal eine Woche auf ´Nur-Kardio´ im Studio umsteigen, wo ich dann mal locker vor dem Frühstück 1000 bis 1500 Kalorien verbrannt habe und wobei ich auch mein Gewicht senken konnte. Nur hat das nicht lange angehalten und schwupps war ich wieder bei meinem Setpoint von ca. 115 kg angelangt bei einer Größe von 195 cm. Meine Ernährung bestand aus meist gebratenem tierischem Eiweiß, einer großen Portion gedünstetem oder geschmortem Gemüse und einer kleineren rohen Obsteinheit. Und das zwei Mal am Tag.

Es hat mich dann einfach nur noch genervt und es war eine körperliche und seelische Belastung, die mit einem erhöhten Stresslevel, Schlafproblemen und Befindlichkeitsstörungen einherging.

Was sollte ich denn nun noch machen, habe ich mich gefragt. Wo ist die Lösung? Andere schaffen das doch auch. Obwohl ich Muskeln aufgebaut und auch schon deutlich mein Sixpack gespürt habe, konnte ich ihn nicht sehen und meine eigentlich schon athletische Erscheinung lag immer noch verborgen unter einer, wenn auch nicht mehr so dicken, Fettschicht. Von optimal, wie erhofft, konnte keine Rede sein.

Also ging meine Recherche weiter und weiter. Und eines schönen Tages hat es ´Klick´ gemacht. Es musste mit der Zubereitung des Essens zusammen hängen. Nicht in erster Linie mit dem, <u>was</u> ich aß, sondern wie das Essen zubereitet wurde.

Um es kurz zu machen, es lag an der Erhitzung der Mahlzeiten.

Mein Körper hatte ein Problem mit der Zerstörung der Nährstoffe und Enzyme, die auf ihn wie ein Fremdkörper wirkten. Er konnte damit nur so umgehen, dass er meine noch vorhandenen Fettzellen als Zwischenspeicher für den ihm so zugefügten Ballast ansah und nutzte.

Immer wenn ich Gekochtes gegessen habe, kamen Fremdkörper in meinen Stoffwechsel, die abgebaut, umgewandelt und ausgeschieden werden mussten, was aber scheinbar nicht so gut funktioniert hat. Dies hat eher die Fettzellen wieder „aufgeblasen“ anstatt sie zu leeren und abzubauen.

Wie ich darauf kam, was mir geholfen hat und wie ich jetzt ganz leicht mein Gewicht halte, beschreibe ich in diesem Buch. Ich hoffe, es ist eine Inspiration für Sie. Denn die einfachsten Lösungen sind meist die besten und gesündesten.

INHALTSVERZEICHNIS

I

Einführende Worte zur DGAK (Die Grüne Adipositas Kur)

Mein Name ist Matthias Jünemann. Ich bin 42 Jahre alt und habe im Januar 2011 noch 190 kg gewogen. Das war allerdings nicht mein Spitzengewicht, welches nahe an der 200 kg Marke lag. Ich war jahrelang auf der Suche nach einer Lösung für mein Problem. Verursacht habe ich es selber auf doch „kuriose" Art und Weise. Zu Beginn der 90er Jahre war ich Student der Betriebswirtschaft und leidenschaftlicher Badmintonspieler. Ich hatte damals leichtes bis mittleres Übergewicht und wollte auf dem Platz besser werden.

So habe ich mir verschiedene Bücher gekauft, (Internet gab es noch nicht) um herauszufinden, wie ich schnell abnehmen kann. Rein von der Logik her, habe ich mir dann gedacht, dass ich mit gar keinem Essen am schnellsten abnehme. Also habe ich mich für eine Fastenkur entschieden. Mein Ziel damals war von 114 kg (ich bin groß, 1,95 m) auf 90 kg abzunehmen. Das habe ich auch geschafft. Ich habe mich während der Fastenkur, die wenn ich mich nicht täusche über 40 Tage ging, 25 Kilo abgenommen. Genau kann ich es nicht mehr sagen. Hunger hatte ich keinen. Ich habe für diese Kur die Wintersemesterferien genutzt, die ja Gott sei dank recht lang waren.

Ich habe nur Tees und mit viel Wasser verdünnte Fruchtsäfte getrunken, und als Highlight habe ich mir eine Gemüsebrühe gekocht und nur das Flüssige getrunken. Mir ging es während dieser Zeit sehr gut, habe lange Spaziergänge gemacht, viel gelesen, Musik gehört. Das Sommersemester war dann bombastisch. Ich war fit wie ein Turnschuh, konnte im Badminton bestens mithalten und habe jede Party mitgemacht.

Nur leider hat der Erfolg nicht lange angehalten und ich hatte ein Jahr später wieder mein Ausgangsgewicht plus 5 Kilo mehr. Nicht, dass ich aus dieser Erfahrung schlau geworden bin. Nein! Ich dachte mir, dann kannst du ja wieder fasten, was ich in den Wintersemesterferien dann auch getan habe. Diesmal waren es ein paar Tage mehr, insgesamt 60 Tage. Alles lief wie im Jahr davor. Ich habe wieder prima abgenommen, das Sommersemester genossen – und ein Jahr später 20 Kilo mehr als zu Beginn der Fastenkarriere.

Dann kam mein einjähriger Studienaufenthalt in Hull, England. Auch hier habe ich gefastet, mit den gleichen Resultaten, im positiven, wie im negativen. Wieder zurück in Deutschland, mit mittlerweile 140 kg, habe ich mich ein letztes Mal aufgerafft zum Fasten. Diesmal war die Erfahrung aber eine ganz andere. Mir ging es schlecht dabei, ich hatte Hunger und eigentlich auch keine Lust mehr auf Nahrung zu verzichten. Zu allem Übel kam noch hinzu, dass ich nichts mehr abgenommen habe – wohlgemerkt, obwohl ich nichts gegessen hatte.

Nach 12 Tagen habe ich dann frustriert die Fastenkur abgebrochen. Von da ab gab es kein Halten mehr. Ich nahm ständig und stetig zu, egal ob ich auf meine Ernährung geachtet habe oder nicht. Runter ging gar nichts mehr, es gab nur noch eine Richtung.

Hinzu kamen dann noch mein allgemein verpatzter Start ins Berufsleben als Angestellter und Selbstständiger, eine wachsende Spirale aus Depressionen, sukzessiv fortschreitende Immobilität, seelische Schocks, dem Hilflos-Gefühl, nichts mehr gegen das Übergewicht tun zu können und allgemein der Eindruck vom Leben besch ... worden zu sein.

Durch meine Arbeit am Computer hatte ich die Chance, im Internet zu recherchieren, welche Möglichkeiten es gibt, meinem Problem zu begegnen. Und Sie können mir glauben, dass ich alles Erdenkliche ausprobiert habe, was es gibt. Näheres beschreibe ich in meinem Buch „Die Adipositas Kur". Nur eins habe ich nicht gemacht: kalorienreduzierte Diäten oder Trinkkuren, wie z. B. Optifast.

Leider waren alle Anstrengungen nicht nur mit erheblichem finanziellen Aufwand, sondern auch mit chronischer Erfolglosigkeit verbunden. Zwischenzeitlich hatte ich mit Atkins und Sport etwas abgenommen, aber das hat leider nicht lange vorgehalten. Es musste also noch etwas anderes sein und mein Ehrgeiz war geweckt, dieses etwas herauszufinden. Mittlerweile wog ich um die 200 kg. Mit normalen Essensportionen, wo andere ganz locker ihr geringes Gewicht gehalten hätten. Erstaunlicherweise ging es aber auch nicht höher als ca. 200 kg. Gut, das ist auch vollkommen ausreichend, um sich das Leben zu versauen.

Die gesundheitlichen Probleme nahmen zu. Ich hatte zum Beispiel schwere Atemaussetzer während der Nacht und musste jahrelang ein Beatmungsgerät tragen. Allerdings war ich auch der Erste in Deutschland, der noch während der Adipositas Kur sein Gerät zurückgeben konnte. Andere Geräte werden nur abgeholt, wenn der Patient verstirbt oder es umgetauscht werden muss.

Mitte 2010 bin ich dann auf eine ominöse Hormonbehandlung im Internet gestoßen, die beim Abnehmen helfen soll und bei der man nur 500 Kalorien am Tag zu sich nehmen darf. Lächerlich. Das habe ich gleich verworfen. Das kann ja gar nicht funktionieren und wenn doch, dann ist es sicher nicht gesund. Und teuer ist es auch noch. Und dann noch mit Spritzen. Weg damit.

Ich habe dann weiter gesucht, hatte im Verdacht, dass es irgendeine Verschaltung im Gehirn sein musste, unserem zentralen Rechen- und Steuerungszentrum unter der Schädeldecke. Also habe ich danach gesucht und bin dann auf Umwegen wieder zu der Hormonbehandlung gekommen, die einen gestörten Hypothalamus, der für die Fettanlagerungen verantwortlich sein soll, wieder einregelt. Gehirn – Fett. Aha!

Ich habe das Protokoll eines Dr. Simeons im englischen Original gelesen – und war vollkommen geflasht. Ja genau, so musste es sein. Das war die Lösung. Skeptisch war ich immer noch wegen der 500 Kalorien und den Spritzen. Also weiter recherchiert. Juhu, es gab auch die Möglichkeit, das Hormon über Tropfen oder Globuli aufzunehmen. Ich konnte eine Quelle ausmachen und habe es Ende 2010 bestellt. Vorher hatte ich mir noch etliche Erfahrungsberichte im englischsprachigen Internet angesehen.

Ich brannte förmlich darauf, endlich anfangen zu können. Über die DHL-Paketverfolgung habe ich dann gesehen, dass meine Lieferung am Samstag eintreffen sollte. Ich also gespannt gewartet. Leider vergebens. Der Postbote hat an dem Tag einfach früher Feierabend gemacht und ich musste bis Montag warten. Als es dann endlich da war, habe ich auch gleich begonnen. Ich hatte mich schon mit allem eingedeckt, was ich brauchte.

Eigentlich wollte ich erst mal 60 Tage „diäten“. Daraus sind dann 313 Tage geworden und ich habe mich quasi halbiert. Mein Leben hat sich völlig verändert. Ich bin ein ganz anderer Mensch geworden, fühle mich wie 25 und nicht wie 80 vorher. Ich spiele jetzt auch wieder aktiv Badminton und gehe ins Fitnessstudio, um einen athletischen Körper aufzubauen. Davon war vorher nicht mal zu träumen gewesen.

Wie ich das geschafft habe und wie Sie das auch schaffen können, steht in meinem Buch „Die Adipositas Kur“.

Wer es gelesen und vielleicht auch damit schon viel an Gewicht verloren hat, seinen Setpoint erfolgreich mit homöopathischem HCG zementiert hat und sein erstrebtes Körpergewicht sicher halten konnte, wird dieses Buch hier vielleicht gar nicht benötigen.

Er oder sie wird es nicht für unbedingt notwendig erachten, noch irgendetwas zu verändern, denn alles ist so, wie es sein soll.

Meine eigene Erfahrung war aber leider, oder eigentlich nicht ´leider´, eine andere.

Man hat die Austestungsphase erfolgreich abgeschlossen, weiß, was man verträgt und was man sicher aus der Ernährung heraushalten muss, um nicht wieder zuzunehmen. So in etwa hätte ich es mir selber gewünscht. Aber so sollte es nicht kommen. Ich habe mich penibel an das gehalten, was ich für mich persönlich ausgetestet habe. Das habe ich alles vermieden. Zum Beispiel gibt es in meinem Haushalt keinen Zucker, ich süße mit Stevia. Ich habe keinerlei Milchprodukte zu mir genommen und mich von Weißmehlprodukten ferngehalten. Und ich habe auch kalorienmäßig nicht über meinem Gesamtumsatz gelegen.

Wenn ich mich nicht mehr wohlgefühlt habe, habe ich Kardioeinheiten im Fitnessstudio eingelegt, die mich aber mehr gestresst haben, als alles andere. Wahrscheinlich habe ich auch zu viel trainiert, was den Kortisolspiegel hat ansteigen lassen. Und das führt bekanntlich auch zu einem Gewichtsanstieg.

An was ich aber nicht im Entferntesten gedacht habe, war, dass ich möglicherweise erhitzte Speisen nicht vertragen könnte. Ich habe mich permanent gewundert, dass ich zugenommen habe, obwohl ich viel Sport treibe, wie ein Blöder im Fitnessstudio trainiere, zwei Mal in der Woche zum Badminton gehe – und auf meine Ernährung achte. Es gab oder gibt einen Setpoint, der fix war oder ist, das stimmt. Allerdings lag der höher als mein angestrebtes Gewicht. Ich habe mir den Kopf zermartert, was ich denn nun noch ändern sollte und war schon fast am verzweifeln, habe meine alten Hosen rausgesucht und mich schon fast damit abgefunden, dass ich zwei Nummern größer tragen muss.

Da kam dann mir der Zufall (an den ich nicht glaube) in die „Quere“.

Hier aber erst mal ein kurzer Einschub, warum es uns so schwerfällt, abzunehmen und danach unser Gewicht zu halten. Es hat nicht nur mit dem zu tun, was und wie viel wir essen oder ob die Nahrung erhitzt wurde

oder nicht. Ich habe diesen Abschnitt teilweise aus meinem ersten Buch „Die Adipositas Kur" übernommen. Es hilft Ihnen, die Grundlage der Adipositas Kur und auch der Grünen Adipositas Kur zu verstehen.

Die Ursache der Fettsucht

Die Frohe Botschaft, die ich Ihnen in diesem Buch näher bringen möchte ist, dass es nicht nur eine Diät gibt, mit der Sie schneller abnehmen werden als jemals zuvor, sondern dass es DIE (jetzt noch gesündere) Kur ist, die die Ursache für Fettleibigkeit und Übergewicht ein für alle Mal korrigiert (wenn Sie es richtig anstellen).

Was ist nun aber diese ominöse Ursache? Ich will Sie nicht länger auf die Folter spannen.

Es ist eine Störung oder Fehlfunktion Ihres Hypothalamus.

Dieser arbeitet nicht mehr so, wie er soll und verursacht das unangemessene Anlagern von abnormalen Fettreserven.

Wie bitte? Ja, richtig gelesen. Die Hauptregulationsdrüse Ihres Gehirns (im Kopf!) für Ihren gesamten Körper arbeitet nicht korrekt. Diese Störung ist somit die Hauptursache, warum Sie fettleibig sind und bleiben.

Um eines vorwegzunehmen: Diese Erkenntnis ist nicht auf meinem Mist gewachsen. Ich bin weder Arzt noch Forscher auf medizinischem Gebiet. Ich bin Betroffener und - bis vor einer Weile selbst – Leidender, und ich kann es nicht verstehen, dass diese Erkenntnis nicht für jeden Menschen offen steht. Besonders im deutschsprachigen Raum ist die Methode fast vollkommen unbekannt. Und somit ist es zu meiner Hauptmotivation geworden, das Ihnen nun vorliegende zweite Buch zu schreiben.

IN LETZEN TEIL DIESES BUCHES finden Sie eine gekürzte deutsche Fassung des Werkes des genialen Arztes A. T. W. Simeons. Diese wird hiermit einer breiten deutschsprachigen Öffentlichkeit in deutscher Übersetzung bereitgestellt. Um mehr eigene Erfahrungen einbringen zu können und um den Preis des Buches nicht zu hoch ansetzen zu müssen, habe ich die vollständige Übersetzung ausgelagert und biete sie als PDF – Download am Ende des Buches kostenlos an. Ich habe recherchiert und bisher keine weitere deutsche Übersetzung finden können.

Im englischsprachigen Raum ist die (englische) Abhandlung frei verfügbar und kann als PDF heruntergeladen werden. Wer aber nicht der englischen Sprache mächtig ist, dem bleiben diese Informationen verschlossen. Man darf sich die Frage stellen, warum das so ist. Die Antwort ist recht einfach. Bestimmte Interessengruppen sind überhaupt nicht daran interessiert, dass diese Informationen bereitgestellt werden. Diese Gruppen würden eine Menge Geld verlieren, wenn „Die Adipositas Kur“ oder dieses Buch hier breiten Zuspruch finden würde.

Denn sowohl Pharmaindustrie, Nahrungsmittel- und die gesamte Diätprodukte-Industrie als auch die Hersteller von Fitnessgeräten, Hersteller und professionelle Anwender von Ultraschall-Kavitations- und Radiofrequenz-Geräten zur Fettauflösung verdienen nur dann, wenn Sie dick bleiben und verzweifelt um eine Abnahme kämpfen, um es letztlich doch nicht zu schaffen. So bleiben Sie immer im Kreislauf von Hoffnung, Kampf, Verzweiflung und aufkeimender neuer Hoffnung stecken, und probieren das nächste 'Wundermittel' aus. Ich denke, dass Ihnen dies sehr bekannt vorkommt. Mir ging es ganz genauso. Auch das will ich Ihnen gerne im Verlauf des Buches kurz schildern.

Doktor Simeons Arbeit

Doktor Simeons wurde in London geboren und schloss sein Medizinstudium an der Universität Heidelberg mit „Summa cum Laude“ ab. Nach dem Studium in Deutschland und der Schweiz wurde er in einer großen chirurgischen Klinik in der Nähe von Dresden angestellt. Später vertiefte er sich in das Studium von Tropenkrankheiten und schloss sich dem Tropeninstitut in Hamburg an. Dann arbeitete er zwei Jahre in Afrika. Im Jahre 1931 ging er nach Indien, welches ihn so faszinierte, dass er für 18 Jahre dort blieb.

Er entdeckte eine Behandlung gegen Malaria und erhielt dafür einen Verdienstorden der Queen von England, sowie einen Auftrag des Roten Kreuzes, eine Methode zur Einfärbung der Malariaparasiten zu entwickeln, die jetzt als „Simeons Flecken“ bekannt sind. Während des Zweiten Weltkrieges hatte er mehrere wichtige Posten bei der indischen Regierung inne und führte intensive Beulenpest- und Lepra-Forschungen durch. Eine Leprakolonie, die er errichtet hatte, ist jetzt ein All-India-Center geworden.
Nachdem Indien unabhängig wurde, gründete Dr. Simeons eine eigene Praxis in Bombay und wurde häufig auch von Regierungsbeamten konsultiert. Im Jahre 1949 zog er mit seiner Frau und drei Söhnen nach Rom, wo er im

„Salvator Mundi International Hospital" an der Heilung psychosomatischer Störungen bis zu seinem Tode im Jahre 1970 arbeitete.

Dr. Simeons ist Autor mehrerer medizinischer Bücher und hat zu zahlreichen wissenschaftlichen Publikationen beigetragen.

Als herausragender englischer Endokrinologe verbrachte er 30 Jahre seines Lebens damit, die Ursache der Fettsucht aufzuspüren. Er erforschte mögliche Zusammenhänge zum Hormonsystem und zu psychosomatischen Krankheiten. Er untersuchte und erforschte die Schilddrüse, die Hypophyse, die Nebennieren, die Bauchspeicheldrüse, die Gallenblase und über 100 weitere Körperorgane und -funktionen. Er analysierte jeden denkbaren Lösungsansatz und wertete dafür Datenmaterial aus aller Welt aus.

Zwischen **den verschiedenen Organen und der Krankheit konnte er keine Zusammenhänge** finden. Dr. Simeons vermutete daher, dass der Schlüssel zur Fettleibigkeit im Zwischenhirn liegen muss, einer Hirnregion, in der sich auch der Thalamus und der Hypothalamus befinden. Seine Entdeckung war:

Eine Fehlfunktion des Hypothalamus ist die Hauptursache der Adipositas.

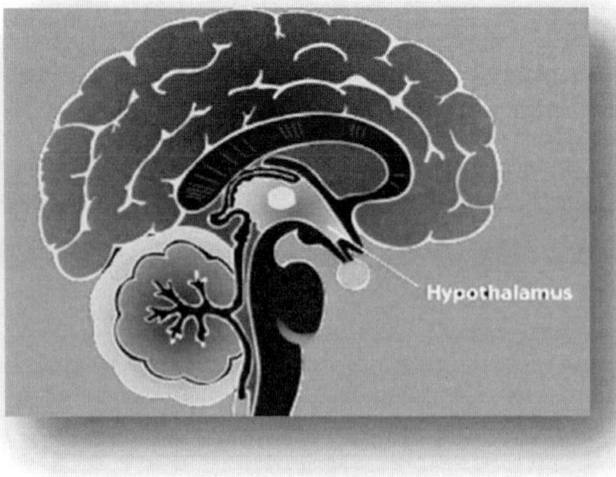

Fettleibigkeit wird demnach nicht einfach durch übermäßigen Genuss von Nahrungsmitteln hervorgerufen. Exzessives Essen und Adipositas sind vielmehr die Folge – und nicht der Auslöser – einer Stoffwechselstörung.
Seinen Erkenntnisdurchbruch hatte Simeons bei der Evaluierung von Daten über schwangere indische Frauen: Sogar unterernährte schwangere Frauen arbeiteten körperlich sehr hart, aßen dabei aber kaum und brachten

trotzdem gesunde, normalgewichtige Kinder zur Welt. Die schwangeren Frauen verspürten dabei aber keinen Hunger und schadeten auch nicht ihrem Nachwuchs.

Das heißt auch, dass eine Frau in der Schwangerschaft nicht „für zwei essen" muss, wie eine immer noch gern genommene Regel lautet, sondern dass die übergewichtige Schwangere die einmalige Chance hat, Gewicht zu reduzieren, ohne dass ihrem Baby dadurch Schaden zugefügt wird.

Nach langjährigen Untersuchungen konnte Simeons diese Wirkung einer Substanz namens HCG (Humanes Chorion Gonadotropin) zuschreiben, welches während der Schwangerschaft in der Plazenta reichlich produziert wird, um die Ernährung des Fötus sicherzustellen. HCG ist das größte Glycoprotein-Molekül des menschlichen Körpers – es handelt sich also um eine hormon-ähnliche Substanz und ist kein Hormon!

Simeons überlegte, ob HCG helfen könne, die krankhaften Fettreserven auch bei nicht schwangeren Frauen (und Männern) abzubauen. Er untersuchte daraufhin die äußerst seltenen Fälle adipöser Jungen in Indien, die durch tägliche Gaben kleiner Mengen HCGs von ihrer Krankheit geheilt werden konnten: Alle verloren ihren übergroßen Appetit und erreichten ihr Normalgewicht.

Die drei Fettarten

Unser Körper besteht unter anderem aus drei Arten von Fett mit unterschiedlicher Aufgabenverteilung:

Strukturelles Fett schützt die wichtigen Körperorgane und Gelenke und wird normalerweise gar nicht verstoffwechselt.

Normale Fettreserven sind im ganzen Körper verteilt und werden abgebaut, wenn der Organismus gerade zu wenig Energie aus der Nahrung ziehen kann (z. B. bei Reduktionsdiäten). Diese beiden essenziellen Fettarten sind demnach für uns unverzichtbar.

Krankhaft gespeichertes Fett (auch als „adipöses Fett" bezeichnet) wird unter der Haut und um die Organe herum als zusätzliche Energiereserve für eventuelle Zeiten schwerer Mangelernährung angelagert. Bei fettleibigen Menschen sammelt es sich an den 'üblich verdächtigen' Körperteilen wie Bauch, sowie in der Bauchhöhle (als viszerales Fett), an Oberschenkeln, Knien, Knöcheln und Oberarmen an. Ebenso sind in der Regel Hüften, Rücken, Nacken und Gesäß betroffen. Aber wem erzähle ich das?!

Abnormales Fett ist nicht nur für unförmige Körper-Proportionen verantwortlich. Es verursacht auch gesundheitliche Nachteile, wie erhöhtes Krebs-, Schlaganfall- und Herzinfarkt-Risiko – ganz zu schweigen von den Belastungen der Gelenke und des gesamten Skelettsystems sowie von den vielfältigen Problemen wie Verstopfung, Diabetes, Gicht, Rheuma, Arthritis, Bluthochdruck, Arterienverkalkung und möglichen Hirnblutungen.

Auch mentale und psychische Probleme resultieren aus der Fettsucht und sind nicht etwa grundsätzlich deren Auslöser. Manchmal aber eben doch. Es käme auf den Versuch an, sich die psychischen Probleme mal nach einer (dieser) Grünen Adipositas Kur zu betrachten. Wahrscheinlich werden diese verschwunden sein und wenn nicht, dann nur noch in sehr milder Form auftreten.

In der Regel sind krankhafte Fettreserven für den Stoffwechsel nicht mobilisierbar. Sie werden erst kurz vor einem eventuellen Verhungern freigegeben.

Das ist auch der Grund, warum normale Diäten und Sport beim Abnehmen nicht langfristig greifen. Mit Sport verbessert man zwar seine körperliche

Fitness und kann Muskelmasse aufbauen, aber die krankhaften Fettreserven werden nicht angegriffen. Bei herkömmlichen Diäten werden zuerst Wasser und dann sowohl essenzielle strukturelle und normale Fettreserven als auch Muskulatur verstoffwechselt.

Bis diejenigen Fettreserven angegriffen werden, die wir eigentlich loswerden wollen oder müssen, hat eine herkömmliche Diät uns schon mürbe gemacht, und wir brechen dann ab. Die überschüssigen krankhaften Fettreserven werden nicht angegriffen. Diese sind - wie gesagt - die absolute Notreserve des Körpers, die nur kurz vor dem Verhungern freigegeben wird.

Von dieser Regel gibt es jedoch eine Ausnahme: Wenn HCG im Körper aktiv ist, signalisiert es den Körperfunktionen, die krankhaften Fettreserven zu verbrennen.

In seiner Klinik ging Dr. Simeons diesem Ansatz nach. Er kombinierte HCG-INJEKTIONEN mit einer sehr spezifischen 500-Kalorien-Diät. Nach vielen Jahren der Forschung an tausenden von Freiwilligen hatte Simeons seine Methode perfektioniert. Die Resultate waren erstaunlich: Beinahe 100 Prozent seiner Patienten verloren je ein halbes Kilogramm Fett pro Tag. Und sie verloren **ausschließlich** das am schwersten zugängliche krankhaft gespeicherte Fett.

HCG ist das Mittel, das „Messer", das uns bisher gefehlt hat, mit dem sich die Fehlfunktion des Hypothalamus korrigieren lässt! Aber wir wussten es bisher nicht.

Welche Aufgaben hat der Hypothalamus?

Der Hypothalamus steuert über das Stoffwechselgeschehen, wo und wie viel Fett im Körper gespeichert wird. Ist der Hypothalamus gestört, können die durch ihn gesteuerten Körpersysteme - zentrales Nervensystem und Hormonsystem - nicht mehr richtig miteinander arbeiten. Das kann unter Umständen zu Übergewicht und, schlimmer noch, zur Adipositas (Fettsucht) führen.

Der Hypothalamus steuert auch unsere Emotionen und unsere Triebe und beherbergt das sogenannte Sättigungszentrum, welches unseren Appetit und somit die Nahrungsaufnahme steuert. Zwei chemische Stoffe signalisieren dem Hypothalamus, den Stoffwechsel anzukurbeln oder abzusenken, den Appetit zu verstärken oder zu reduzieren sowie den Grad der Insulinausschüttung zu variieren. Diese Prozesse geraten aber oft und leicht aufgrund unseres extrem empfindlichen Gehirns aus dem Gleichgewicht.

Was kann die ausgewogene Hirntätigkeit stören? Ich liste hier einmal auf, was das im Einzelnen sein kann:

- die nicht optimalen Umweltbedingungen unserer heutigen Zeit
- Stress und Traumata, Schlafdefizit
- ein Wechsel zwischen Hungerkuren und übermäßigem Verzehr ballaststoffarmer Fertiglebensmittel
- genetisch modifizierte Nahrungsmittel
- künstliche Zusatzstoffe, wie MSG (Mono Sodium Glutamat) - bei uns als Natriumglutamat oder Hefeextrakt bekannt) sowie Zusätze in Nahrungsmitteln mit E-nummern.
- giftige Chemikalien und Schwermetalle, wie z. B. Quecksilber in Amalgamfüllungen
- alle künstlichen Süßstoffe, wie Aspartam (Stevia ist übrigens unbedenklich, da natürlichen Ursprungs)
- Bisphenol A (BPA) wirkt direkt auf den Hypothalamus. Bisphenol A ist Bestandteil vieler, wenn nicht sogar aller Produkte aus Plastik. Hierzu kann ich die hervorragende Dokumentation „Plastic Planet" des österreichischen Journalisten Werner Boote empfehlen. Wer sich näher informieren möchte, hier seine Webseite: www.plastic-planet.at)
- und dieser informative Link zu Chemikalien in Wasserflaschen und Konserven http://goo.gl/0Y9tup
- Fluor und Chlor im Trinkwasser (meist in den USA)
- Störungen durch elektromagnetische Felder (Elektrosmog)
- Als für mich neue Erkenntnis: gekochte und verarbeitete Nahrungsmittel, Fleisch, Fisch, Eier, Milch- und Weizenprodukte

  Hier ein interessanter Link, wie uns die Lebensmittelindustrie um den Verstand bringt:

  http://goo.gl/m1J4pg

...und einiges mehr.

HCG steigert die Leistung des Hypothalamus wieder auf optimale Maximalwerte. Dazu muss man es dem Körper zur Verfügung stellen. Krankhafte Fettreserven werden wieder als Energiequelle verfügbar gemacht, wenn zusätzlich eine niedrig kalorische Diät durchgeführt wird. Das wichtige strukturelle Fett und die Muskelmasse des Körpers werden nicht metabolisiert. Man verliert so nicht nur Kilogramm für Kilogramm, sondern auch jede Menge Zentimeter.

Die Diät ist penibel genau einzuhalten, damit die Fettreserven nicht sofort wieder aufgefüllt werden. ***Einschub: Die Grüne Adipositas Kur ist hier viel liberaler ausgelegt.*** Auch wenn Sie nur wenig Gewicht zu verlieren haben, muss die Kur mindestens 23 Tage lang durchgeführt werden. Eine große Verlängerung ist aber durchaus kein Problem.

Durch die dem Körper vorgegaukelte akute scheinbare Mangelernährung, übrigens ohne Hunger, obwohl ein leichter Hunger bei DGAK durchaus wünschenswert ist, signalisiert der Hypothalamus den Fettzellen, dass deren krankhaft gespeicherten Reserven zu verbrauchen sind. Das hierdurch umgewandelte Fett ergibt bis zu 3.000 Kalorien Energie, was einen sicheren und schnellen Fettverlust von bis zu einem halben Kilogramm pro Tag ausmacht.

Man erreicht schnell wohlgeformte Körperzonen, da das Fett nur so 'dahinschmilzt'. Der Bauch wird schnell dünner, Hüften und Oberschenkel gewinnen wieder Normalform, Polster an Oberarmen, Knien und am Rücken verschwinden. Die Haut wird geschmeidig-weich und lässt den Körper frisch und trainiert erscheinen. Genial ist: Man verspürt so gut wie keinen Hunger.

Durch die geringen Mengen HCG in den Injektionen oder dem nicht mehr physisch vorhandenem HCG in den Tropfen und Globuli sind keine schädlichen Nebenwirkungen aufgetreten. Positive gesundheitliche Nebenwirkungen lassen sich allerdings schon verzeichnen:

Entzündungen, bisher z. B. ausgelöst durch massives inneres Bauchfett, gehen zurück, Knie, Knöchel und Hüften werden schnell spürbar entlastet, Blutzuckerwerte und Blutdruck regulieren sich. Die Schlafqualität verbessert sich, die Stimmung hellt sich auf, Triglyzerid- und Cholesterin-Werte normalisieren sich, das Verlangen nach stärke-, zucker- und kohlenhydrathaltigen Nahrungsmitteln verschwindet usw. usf.

Der wohl größte Nutzen der Grünen Adipositas Kur mit HCG und rohköstlicher Ernährung liegt in der Gesundung des Körpers und dem Zurücksetzen (Reset) des Hypothalamus auf gesunde / normale Funktionsstärke und somit auch den Reset des sogenannten „Set-Point".

Der „Set-Point" oder die „gesetzte Marke" definiert das Gewicht, welches immer und immer wieder erreicht wird, egal welche Maßnahme zur Gewichtsreduktion gewählt wird. Diesen Teufelskreis können Sie nur mit einer direkten Beeinflussung des Hypothalamus unter Zuhilfenahme von HCG unterbrechen. Ein anderer Weg ist mir nicht bekannt.

Daher ist dies hier keine schnöde Diät, sondern die einzig wirksame Kur gegen Adipositas und Übergewicht. Das Körpergewicht bleibt nach der Kur durch den niedrigeren Set-Point und die enorme Erhöhung der Stoffwechselrate stabil. Man kann diese Kur auch öfter durchführen oder länger kuren, wenn das gewünschte Gewicht nach dem kurzen Zeitrahmen noch nicht erreicht ist. Einige Beschränkungen der Originalkur nach Dr. Simeons sind aufgehoben. Sie ist jetzt einfacher von zu Hause aus durchzuführen, wesentlich kostengünstiger und mindestens genauso effektiv.

Vorteile der (Grünen) Adipositas Kur

- schnelle und dauerhafte Gewichtsabnahme!
- Flutung des Körpers mit allen wichtigen Mineralien, Enzymen, Vitaminen und Spurenelementen sowie Ballaststoffen.
- Erhöhung der Magensäureproduktion (siehe Kapitel dazu)
- bei Frauen durchschnittliche Gewichtsabnahme eines halben Pfundes pro Tag
- bei Männern durchschnittliche Gewichtsabnahme von 1 Pfund pro Tag, welches sich aber bei langen Kuren relativiert
- man lernt, gesunde Nahrung zuzubereiten und zu essen
- das allgemeine Energieniveau erhöht sich
- Cholesterin- und Triglycerid-Werte sinken in den gesunden Bereich; verbesserte Schlaf - Qualität
- Senkung der Gefahr, an Diabetes Typ 2 zu erkranken
- schlankeres, definiertes Erscheinungsbild

...so viele persönliche Vorteile:

- Sie können spazieren gehen, ohne atemlos zu werden.
- Sie können beim Sitzen die Beine überkreuzen.
- Sie können sich bücken, um Ihre Schuhe zuzubinden, sind allge-
- mein beweglicher.
- Sie können ganz von Medikamenten wegkommen.
- Sie brauchen keine Angst mehr vor der Waage zu haben.
- Sie können wieder mit Ihren Kindern spielen und Sport treiben.

Menschen, die das Diätprogramm von Dr. Simeons erfolgreich beendet haben, haben auch die folgenden Vorteile erfahren:

- kein Muskelschwund: verjüngtes strukturelles Fett
- Fettablagerung: allgemein reduziert (Rettungsring und Doppelkinn sind verschwunden)
- Energie: gesteigert ohne das nervöse oder zittrige Gefühl
- Schilddrüse: normalisiert
- Körper: neu geformt
- Hormone: ausgeglichen
- Schlaf: bessere Nachtruhe
- Nebennieren: erneuert
- Appetit: normalisiert
- Cholesterin: normalisiert
- Konzentration: klarere Denkweise
- Singstimme: verbessert
- Laune: weniger irritiert, bessere Stimmung

Fassen wir die Vorteile einer Behandlung mit sublingual (unter der Zunge) zu nehmenden homöopathischen HCG-Tropfen oder -Globuli gegenüber einer Spritzenkur mit echtem HCG kurz zusammen:

- Sie müssen keine Mischung ansetzen, wie bei Dr. Simeons beschrieben.
- Diese muss auch nicht gekühlt werden. HHCG behält viel länger seine Wirkung. Mindestens ein ganzes Jahr, wenn nicht noch länger.
- Sie müssen keine Spritzen verwenden und diese täglich in Ihre Po-Muskulatur injizieren.
- Sie können die Kur länger als 40 Tage machen. Es gibt Fälle, bei

denen die Kur über 120 Tage oder länger durchgeführt wird.

- Diese Verlängerungen sind möglich, **weil keine Immunität eintritt**.
- Die Wirkung ist dieselbe, wenn nicht gar besser.
- Es ist einfach viel bequemer und die Hemmschwelle ist geringer, diese Kur zu beginnen.
- Die Frauen unter Ihnen können die Tropfen auch während Ihrer Periode weiter einnehmen, außer der Fluss ist zu stark. Dann setzen Sie für ein paar Tage aus.
- Sie werden normalerweise keinen Haarausfall erleiden, wie es mit den Injektionen von richtigem HCG vorkommen kann.
- Es ist wesentlich kostengünstiger als die Behandlung in einer Klinik oder die Kur-Begleitung durch einen Arzt.

Allerdings muss an dieser Stelle gesagt werden, dass Sie sich immer vor einer Diät von Ihrem Hausarzt auf Ihren allgemeinen Gesundheitszustand untersuchen lassen sollten. Lesen Sie auch den Disclaimer am Ende des Buches.

Mögliche Nebenwirkungen und Gefahren

... auf die Sie achten sollten

- Es ist ganz normal (muss aber nicht sein), wenn Sie Kopfschmerzen bekommen - besonders in der ersten Woche. Das kommt von der Entgiftung, der Umstellung und davon, keinen Zucker mehr zu essen.
- Es kann sein, dass Sie am Anfang unter Schlafstörungen leiden, sich tagsüber ruhelos oder reizbar fühlen.
- Möglicherweise haben Sie zu Beginn Durchfall, Verstopfung oder Brechreiz. Bei mir war es der Durchfall, da ich eine Fruktose-Intoleranz habe. Es legte sich aber mit der Zeit. Ich habe das Gefühl, mein Körper toleriert die Fruktose jetzt besser.
- **Diätetische Beschränkungen können Probleme für Leute mit Gallenblasen-Problemen verursachen!**
- Vereinzelt kommt es zu temporärem Haarausfall. Gewöhnlich aber nicht mit homöopathischem HCG.
- Wenn Sie Schilddrüsen-Medikamente nehmen, kann es sein, dass Sie schlechter abnehmen, als ohne diese. Sie müssen sich mit

Ihrem Arzt vor der hHCG-Behandlung beraten, da die Medikamente eventuell angepasst werden müssen (erfreulicherweise meistens im Sinne einer Reduzierung).

- Es können sich Änderungen im Zyklus der Frau ergeben (früher, später, zu Beginn schwererer Fluss, länger dauernd als normal, Krämpfe).

Wenn Sie schwanger sind, dann machen Sie KEINE hHCG-Behandlung. Dann haben Sie genügend HCG im Körper. Eine gute Chance abzunehmen. Ist aber kein ärztlicher Rat. Wenn man von **Dr. Simeons** absieht.

So, jetzt weiter im Text mit DGAK:

Wie ich drauf gekommen bin

Kennen Sie das auch? Sie bekommen Ratschläge oder Vorschläge was Sie machen sollten, was gut für Sie ist, wie Sie sich verhalten sollen. Von Personen, die Ihnen Nahe stehen oder von Bekannten und Freunden, von Ihrer Familie oder auch in Videos, die Sie im Internet betrachten.

Und immer denken Sie sich Ihren Teil und machen dann trotzdem, was Sie wollen. Oder werden sogar ärgerlich, bis hin zum offenen Protest. Das ist ganz normal. So geht es Kindern mit Ihren Eltern oder auch Eltern mit Ihren Kindern. Kommt dann aber jemand vollkommen anderes und erzählt haargenau die gleiche Geschichte dann sind wir auf einmal wie von Zauberhand bereit, unser Verhalten zu ändern.

Zum Beispiel habe ich etliche Videos von TimeToDo.ch im Internet gesehen, wo der Moderator Norbert Brakenwagen die fleischlose Kost mehrfach angepriesen hat. Ich habe beim Anschauen meine gekochte Eiweiß-, Gemüse-, Obstmahlzeit verdrückt und mir gesagt, erzähl du nur, Norbert. Ich werde nie auf mein leckeres Fleisch verzichten.

Mir war das immer etwas suspekt. ROH – das hört sich im Deutschen schon so doof an. Rohe Menschen sind uns sicher auch nicht immer super sympathisch, oder? Also warum sollte ich mir so etwas antun? Davon wird man doch nicht satt. Woher bekomme ich mein Eiweiß, wenn ich doch Muskeln aufbauen will? Das könnte ich nie durchhalten! So ganz ohne MEIN Fleisch. Und nur von dem ganzen rohen Grünzeug. Nee, niemals!

Dann habe ich mir dieses Video hier angeschaut.

http://www.alpenparlament.tv/video/befreite-ernaehrung/

http://goo.gl/aX6Q9s

Und auf einmal hat es **Klick** gemacht. Schauen Sie sich dieses Video genau an. Ein paar Punkte, die ich mir gemerkt habe, sind folgende:

Wir haben einen Energiemangel durch (falsche) Ernährung. Aber (richtige) Ernährung kann uns die fehlende Energie zurückgeben.

Massenhypnose: Wir werden durch die Gesellschaft konditioniert, falsche Nahrung zu uns zu nehmen.

Wenn wir kein Hungergefühl zulassen, dann nehmen unsere Zellen nur 15 % der ankommenden Nährstoffe auf.

Einschub: *Der Rest geht nicht aufgenommen wieder raus. Unsere Zellen erhalten so zu wenig Nahrung, bleiben hungrig und der Körper verlangt nach mehr Essen. Das heißt aber nicht, dass die viele Energie in Form von Nahrungsfett nicht trotzdem auf den Hüften verbleibt.*

Mit Hungergefühl kann der Körper bis zu 100 % aufnehmen und macht uns ganz satt und zufrieden. Das heißt, nicht nach der Uhr essen, sondern wenn wir Hunger haben.

Professor Fritz Albert Popp hat bei lebenden Organismen Lichtemissionen festgestellt und dabei herausgefunden, dass rohe pflanzliche Nahrungsmittel vermehrt Biophotonen abstrahlen, da diese leben und durch die Sonne über die Bildung des Pflanzenchlorophyll mit elektromagnetischer Energie versorgt werden. Und diese nehmen wir dann auf. Wir versorgen uns dadurch mit Sonnen- und Lebensenergie.

Er hat herausgefunden, dass

- bei **gekochten Lebensmitteln** eine schwache und disharmonische Photonenemission,
- bei **biologisch angebauten und rohen** eine deutlich stärkere und

harmonischere und

- bei **wilder und roher Nahrung** die deutlich stärkste und harmonischste Aussendung von Photonen vorliegt.

Uns fehlt ein Enzym für die Aufspaltung des Chlorophylls von grünem Blattgemüse. Gorillas spalten das Chlorophyll mit ihrem starken Gebiss auf. Dieses starke Gebiss fehlt uns aber auch.

Wir können uns behelfen, indem wir zum Aufspalten des Chlorophylls einen schnellen Mixer (ca. 30.000 Umdrehungen pro Minute oder mehr) nehmen. Dadurch werden alle Mineralien, alle Spurenelemente, alle Vitamine aus den ansonsten schwer aufzubrechenden Pflanzenzellen herausgelöst und wir können diese dann optimal verwerten. Das ist quasi eine Art Vorverdauung. Wenn wir diese dann aufnehmen (essen) sind sie innerhalb von 20 Minuten in unseren Zellen und es tritt Zellsättigung ein.

Da dieses aufgebrochenen Zellen der Pflanzen aber überhaupt nicht schmecken, hat eine in den USA lebende russische Frau, namens Victoria Boutenko, Früchte sowie Wasser mit in den Mixer gefüllt. Es ist ein sehr lecker schmeckendes Gemisch entstanden, welches eine grüne Färbung besitzt. Der Grüne Smoothie war geboren!

Dieses wahrhaft nahrhafte Getränk hat einen energetisch höheren Level, als wir selber. Angereichert mit Sonnenenergie hat es einen sehr hohen Anteil an Biophotonen. Das heißt, diese Nahrung gibt uns Energie. Ganz im Gegenteil zu konventioneller Nahrung, wo wir noch Energie und Enzyme zusteuern müssen, um diese zu verdauen. Wir haben also dadurch viel mehr Energie, werden nicht mehr müde nach einer Mahlzeit und haben auch Energie, um unsere Krankheiten, Depressionen usw. angehen zu können.

Soweit zum Video, das mich auf eine Idee gebracht hat. Während der erweiterten Stabilisierungsphase, die sich nach einiger Überlegung an die Austestungsphase während der normalen Adipositas Kur angeschlossen hatte, habe ich neben der Eiweiß-, Gemüse- und Obstkost wieder mit der Gabe von homöopathischem HCG begonnen und konnte so das Gewicht weiter unten halten. Das hHCG hat meinem Hypothalamus signalisiert, weiter Fett abzubauen, anstatt es wieder anzusetzen. Aber das war ein Kampf gegen Windmühlen, denn als ich das hHCG dann weggelassen habe, habe ich wieder, wie oben schon beschrieben bis zu einem höheren Setpoint zugenommen. Es ging aber auch nicht darüber hinweg. Trotzdem war ich unzufrieden.

Hier nun die Idee. Wie wäre es, wenn man die Grünen Smoothies trinkt, nebenbei noch jede Menge Obst und Gemüse in fester Form verspeist und wieder hHCG wirken lässt? Nichts wird dabei gekocht, gebraten, erhitzt. Es wird einfach alles so belassen, wie es uns die Natur kredenzt. Außer vielleicht physikalisch vorverdaut in der Mixtur von Blattgrün, Obst und Wasser sowie gemischt und mit Dressing und Gewürzen versetzt als Salat.

Das könnte funktionieren. Ich war Feuer und Flamme dies sofort auszuprobieren. Und so bestellte ich mir einen Mixer bei Amazon mit 21.000 Umdrehungen. Das ist zwar langsamer als die besagten mindestens 30.000 Umdrehungen pro Minute, aber trotzdem schneller als viele andere am Markt erhältliche Mixer und außerdem viel günstiger.

Ich habe mir vorgenommen, dieser Idee eine 90 Tagefrist einzuräumen. Und was soll ich sagen. Es hat eingeschlagen wie eine Bombe.

Nicht nur, dass ich viele gesundheitliche Vorteile bemerken konnte, auch habe ich in rasender Geschwindigkeit abgenommen. In den ersten 30 Tagen alleine 13 Kilogramm. Insgesamt wollte ich von meinem Setpointgewicht von 114,6 kg runter auf mein altes Endgewicht von 88 – 90 kg, also satte 25 kg. Da ich ja zwischenzeitlich Einiges an Muskelmasse aufgebaut habe, würde ich bei Erreichen dieses Gewichts endlich meine athletische Form erhalten, auf die ich schon seit einiger Zeit hintrainiert habe. Ich würde die Muskeln sehen, für die ich mich abgerackert habe. Mit 114 kg sah ich zwar nicht wirklich fett aus, aber die Muskulatur war durch eine doofe Fettschicht bedeckt, die mich ärgerte.

Die Durchführung der Grünen Adipositas Kur

Bei der normalen Adipositas Kur gibt es 4 Phasen, die sich so unterteilen:

Phase 1: Zwei Ladetage, an denen Sie alles essen können, was Sie wollen, um Ihre Glykogenspeicher für die ersten Tage der Diätphase aufzufüllen, bis das homöopathische HCG zu wirken beginnt. An diesen beiden Tagen beginnen Sie mit der Einnahme von 3 mal 5 Globuli hHCG.

Phase 2: Die Diätphase, in der Sie mit der täglichen Gabe von hHCG fortfahren. Sie nehmen lediglich 700 Kalorien in zwei Hauptmahlzeiten zu sich, die sich zusammensetzen aus 120 g gebratenem Fleisch oder Fisch, Eiern, oder für die vegetarische Variante fettarmen Milchprodukten. Weiterhin essen Sie viel gebratenes oder gekochtes Gemüse, welches gut gewürzt sein sollte. Eine rohe Obstmahlzeit darf nicht fehlen. Also pro Mahlzeit ein Apfel, eine Handvoll Erdbeeren oder Beeren. Hinzu kamen noch zwei Grissini, wie Dr. Simeons empfohlen hat.

Diese Phase dauert mindestens 21 Tage, da sich in dieser Zeit der Hypothalamus regulieren kann. Sie können sie aber so lange ausdehnen, wie sie wollen, bis Sie Ihr Wunschgewicht erreicht haben. Das ist möglich, da auf homöopathisches HCG keine Immunität entwickelt werden kann.

Phase 3: ist die Stabilisierungsphase. Anders als früher gedacht, empfehle ich jetzt, dass diese Phase genauso lange dauert, wie die Diätphase. Also auch mindestens 21 Tage. Ich war der irrigen Annahme, dass für meine 313 Tage Diät diese 21 Tage ausreichen. Das Ergebnis hat man gesehen. Ganz stabil blieb das Gewicht nur oberhalb meiner Toleranzgrenze.

In dieser Zeit verzichten Sie vollkommen auf Zucker und Stärke, also Kuchen, Brot, Nudeln, Reis und essen alles andere. Insbesondere habe ich Fleisch, Fisch und stärkearmes Gemüse empfohlen sowie ganz wenig Obst. Wichtig war, dass man in dieser Zeit, nicht mehr als 1 kg unter oder über sein Diätphasen-Endgewicht kommt. War das der Fall, musste entweder mehr gegessen oder aber ein Steaktag eingelegt werden, der immer mit einem Gewichtsverlust einherging.

Phase 4: Die letzte Phase ist die Austestungsphase, in der Sie peu a peu verschiedene Nahrungsmittel austesten, ob Sie darauf mit einer Gewichtszunahme reagieren oder nicht. Erfolgt nach zwei- bis dreitägiger Einnahme des Nahrungsmittels ein Gewichtsanstieg, sollte dieses Nahrungsmittel zukünftig vermieden werden.

Die Grüne Adipositas Kur hingegen ist viel einfacher strukturiert.

Um es gleich vorweg zu nehmen. Die Grüne Adipositas Kur ist ein Wechsel von 80 % toter Nahrung (gekochtes und gebratenes Fleisch als Eiweißquelle und gekochtes Gemüse als Sättigungsstoff) und 20 % lebender Nahrung (Die Frucht) zu 100 % lebender Nahrung. Dass dies tierische Nahrung ausschließt, versteht sich von selbst. Versuchen Sie mal, ein Schwein oder eine Ente lebend zu verspeisen.

Warum ist 100 % pflanzliche rohe Nahrung so wichtig?

Da es unsere natürliche Nahrung ist, wie später noch erläutert wird, bedeutet es den Unterschied zwischen verkürztem Leben mit einer Menge unnötiger Krankheiten und vielleicht sogar Fettleibigkeit und einem langen und gesunden schlanken Leben.

Sie können sich entscheiden, ob Sie erst eine Test- und sanfte Entgiftungsphase mit rein pflanzlicher Nahrung einlegen oder gleich voll einsteigen wollen.

Die eigentliche Diätphase

Der sanfte Einstieg

Wenn Sie möglicherweise Bedenken vor zu starken Entgiftungsreaktionen beim Einstieg in eine 100 % rohe vegane Ernährung haben, dann beginnen Sie wie folgt.

1. Kaufen Sie sich schon mal das homöopathische HCG. Das am besten zu bekommende hHCG ist das C30 Gonadotropin von Homeda. Dieses erhalten Sie in verschiedenen Internetapotheken. Oder lassen Sie es von Ihrem vor Ort befindlichen Apotheker bestellen. Aktuelle Informationen für alle momentan verfügbaren hHCG-Quellen finden Sie hier:

   http://www.Die-Gruene-Adipositas-Kur.de/aktuell

   http://goo.gl/espK0g

2. Ersetzen Sie schrittweise, sagen wir alle paar Tage oder jeweils nach einer Woche eine Mahlzeit mehr mit Grünen Smoothies und essen Sie ansonsten, was Sie gewohnt sind. Zum Beispiel beginnen Sie mit dem Frühstück. Nach einer Weile ersetzen Sie dann zusätzlich das Mittagessen mit einem (Liter) Grünen Smoothie und vielleicht einem Salat oder einer Frucht für zwischendurch.

   Wenn Sie dann soweit sind, kommen wir in die entscheidende Phase. Sie haben sich zum Beispiel entschlossen, in drei Tagen auch noch das Abendessen mit einem Grünen Smoothie zu ersetzen. Dann beginnen Sie am Tag X minus 2 mit der Gabe von homöopathischem HCG. Morgens im Bett 5 Globuli unter die Zunge flüssig zergehen lassen und dann runterschlucken. Mittags oder am frühen Nachmittag wieder und abends beim Zu Bett gehen.

Sie können an diesen beiden Tagen so viel essen, wie und was Sie wollen. Nur morgens und abends sollten es die Smoothies sein. Sie werden feststellen, dass Sie gar nicht mehr so viel schaffen und endlich voll einsteigen wollen.

Am dritten Tag nach dem Beginn der Gabe homöopathischem HCG´s trinken Sie am Morgen, zum Mittags und am Abend jeweils einen bis anderthalb Liter Grüne Smoothies oder auch eine würzige Suppe respektive Eintopf. Zwischendurch dürfen Sie so viel Gemüse und Obst essen, wie Sie mögen. Ein Kalorienzählen ist nicht nötig. Achten Sie dabei immer darauf, ein leichtes Hungergefühl zu spüren, bevor Sie etwas essen oder den Grünen trinken, da dann alle Nährstoffe zu 100 % von den Zellen aufgenommen werden können. Ich weiß, dass das nicht leicht ist, da man mit der Zeit immer gesättigter ist und gerne mehr essen würde, es aber meist nicht schafft.

Achten Sie auch darauf, nicht zu viel, wenn auch gutes, Fett aufzunehmen. Also halten Sie sich mit Nüssen, Avocados, Ölen usw. etwas zurück. Dies könnte Ihre Abnahme ausbremsen. Verzichten Sie aber auch nicht ganz drauf. Nur übertreiben Sie es bitte nicht. Lassen Sie sich von Ihrem Gefühl leiten.

Dies können Sie so lange fortsetzen, bis Sie Ihr Wunschgewicht erreicht haben.

Der sofortige Einstieg in die Diätphase

Wenn Sie eher der harte Typ sind und keine Bedenken vor etwaigen Entgiftungsreaktionen haben oder einfach schnell beginnen wollen, dann lassen Sie die Eingewöhnung weg und starten gleich mit drei Grüne-Smoothie-Hauptmahlzeiten. Am ersten Tag beginnen Sie, wie oben beschrieben mit der dreimaligen Einnahme der 5 Globuli unter der Zunge.

Versuchen Sie, sich immer ein bisschen hungrig werden zu lassen, bevor Sie die nächste Mahlzeit einnehmen. So können die gesamten Nährstoffe von den Zellen perfekt aufgenommen werden. Unkontrolliertes Überessen wird dann nicht mehr auftreten – oder Ihnen Bauschmerzen und ein unangenehmes Völlegefühl bereiten.

Natürlich können Sie auch beim sofortigen Einstieg zwischendurch so viel Früchte und Gemüse roh verzehren, wie Sie wollen.

Sie werden bemerken, dass Sie durch die Grünen Smoothies wunderbar gesättigt und zufrieden sein werden und nach einer Weile gar kein Verlangen mehr nach gekochter Kost auftritt. Es wird Ihnen einfach nur noch unnatürlich vorkommen.

Gelegentlich dürfen Sie sogar, sobald Sie eine Weile in der Diätphase sind, ein oder zwei Gläser trockenen Weißwein oder besser Weißweinschorle am Tag trinken. Die Betonung liegt auf Gelegentlich. Bitte keine Gewohnheit daraus machen!

Sie haben Ihr Wunschgewicht erreicht. Glückwunsch! Wie geht es jetzt weiter. Nun, das entscheiden Sie. Es gibt zwei Möglichkeiten. Entweder Sie bleiben bei der Kost mit Grünen Smoothies und rohen pflanzlichen Mahlzeiten (es gibt sehr viele wohlschmeckende Rohkostgerichte, siehe weiter hinten) oder Sie wollen wieder zur Kochkost zurückkehren.

Ist der Kochkostfall für Sie zutreffend, dann kommt jetzt die Stabilisierungsphase, in der Sie kein hHCG mehr einnehmen und sich retrograd von den Grünen Smoothies und der Rohkost zur Kochkost vorarbeiten. Also ersetzen Sie eine Smoothie-Mahlzeit mit üblicher Nahrung für drei Tage. Dann nach drei Tagen wieder eine und nach drei weiteren Tagen auch noch die Letzte. Einen sofortigen Umstieg würde ich nicht empfehlen, da Sie ansonsten mit schwereren Verdauungs- und Wiedervergiftungsbeschwerden zu kämpfen haben werden, die aber auch vorbeigehen. Ihr Körper hat sich nämlich in der Diätphase an die Rohkost gewöhnt und seine Toleranz für Kochkost weitgehend verloren, je länger die Diätphase gedauert hat. Also gewöhnen Sie ihn langsam wieder daran – sofern Sie für sich diese Entscheidung getroffen haben.

Bleiben Sie in der Stabilisierung, die für Sie genau so lange dauert, wie die Diät gedauert hat, in einer Range von einem Kilo nach oben und unten ausgehend von Ihrem Gewicht am Ende der Diätphase. Sollten Sie darüber kommen, legen Sie einen Grünen-Smoothie-Tag ein. Und machen Sie dies wirklich und sofort, wenn Sie darüber kommen.

In der Stabilisierungsphase lassen Sie Stärke und Zucker sowie die sie enthaltenen Produkte, wie Kuchen, Brot, Reis, Nudeln, Kartoffeln etc. weg.

Wollen Sie aber zukünftig keine Kochkost mehr zu sich nehmen, dann lassen Sie ebenfalls das hHCG weg und bleiben einfach bei den zwei bis drei Smoothie-Mahlzeiten, erhöhen die Menge oder verringern sie, trinken Sie wann und so viel Sie wollen. Das bleibt Ihnen überlassen. Essen Sie zwischendurch ähnliche rohe Obst- und Gemüsesorten, wie in der Diätphase. Idealerweise haben Sie sich schon mit rohköstlichen Rezepten auseinandergesetzt und können sich damit verwöhnen.

Versuchen Sie auch Ihr Gewicht zu stabilisieren und in einer Range von 1 kg nach unten und oben zu halten. Sie könnten an Gewicht zulegen, wenn Sie zu viele Fette in die Ernährung mit einbauen, wie Kokosmilch, Avocados, Nüsse, Öle usw. In geringen Mengen macht dies sicher nichts aus. Hören Sie auf Ihren Körper und achten Sie auf die Waage, beobachten Sie sich und steuern gegebenenfalls gegen.

Globuli und Tropfen

Hier haben wir seit Kurzem das Problem, klassisch hergestellte homöopathischer Tropfen und Globuli, die auf Basis echten HCG´s potenziert (verschüttelt und verdünnt) wurden von unechten Tropfen und Globuli zu unterscheiden.

Unechte Tropfen und Globuli sind diejenigen, welche nicht klassisch potenziert wurden, also nie HCG „zu Gesicht“ bekommen haben oder gar kein HCG enthalten und lediglich das schon im Körper befindliche HCG aktivieren sollen.

Ein Beispiel für Ersteres sind die Hormony-Tropfen, die in einem anderen HCG-Diätbuch propagiert werden und für Letzteres die Biovea Activator Tropfen. Es kommt zwar hin und wieder zu anekdotischen Berichten, dass diese beiden Arten auch helfen sollen, Gewicht zu verlieren, aber meistens wird berichtet, dass noch Hunger und allgemeine Schlappheit auftreten.

Daher empfehle ich nur die HCG – Tropfen und –Globuli, die aus echtem HCG potenziert wurden.

In den Fassungen meines Buches „Die Adipositas Kur" hatte ich immer das Problem, dass die Informationen der Versandhändler und die Verfügbarkeit der Tropfen und Globuli starken Veränderungen unterworfen waren. Das heißt, manch eine Seite ist aus dem Internet verschwunden oder die Produktpalette hat sich geändert, Produkte wurden aus dem Sortiment entfernt. Daher habe ich mich entschlossen, immer aktuell auf einer Unterseite meiner Internetpräsenz die aktuellsten Informationen bereit zu halten. Diese können Sie hier abrufen:

http://www.Die-Gruene-Adipositas-Kur.de/aktuell

http://goo.gl/espK0g

HCG Komplex (Salvator Apotheke Eisenstadt)

Unsere vorrangige Bezugsquelle für das **echte homöopathische HCG**, seit dem unser bisheriger Lieferant dafür weggebrochen ist, ist die **Salvator Apotheke in Eisenstadt / Österreich**. Hier erhalten Sie Einzelpotenzen und auch ein Multipotenzpräparat mit drei Potenzen (C12, C30 und C60). Informationen dazu gibt es auf der /aktuell – Seite (Link oben beachten).

Das Multipotenzpräparat, hier HCG Komplex genannt sowie die C30 Globuli können Sie aber leider nur per Fax, per Brief oder per Email bestellen. Telefonisch ist es nicht möglich, da eine Bestellung schriftlich vorliegen muss. 20 ml kosten momentan 19,50 Euro. Und es wird ein Rezept eines Arztes oder Heilpraktikers erwartet.

Die Erfahrung hat uns gezeigt, dass die Einnahme von Komplexmitteln und Multipotenzpräparaten gegenüber der Einnahme von Einzelpotenzen weniger Schwierigkeiten macht. In einem Multipotenzpräparat sind mehrere

Potenzen enthalten und der Körper nimmt sich nur das, was er braucht, wohin gegen man bei einer Einzelpotenz „Glück“ haben muss, die richtige erwischt zu haben.

Hier ein kurzer Exkurs, was damit gemeint ist. Wenn Sie zum Beispiel die Globuli in der Potenz C6 gekauft haben, haben sie eine schwächere Information als zum Beispiel mit der Potenz C 30 oder C200. Je höher die Zahl hinter dem C, desto reiner, stärker und potenter ist die Information – und desto größer ist auch die Gefahr, dass diese für Ihren Hypothalamus zu stark ist und der Erfolg – kein Hunger, nur Abnahme des krankhaften Fetts, Reset des Hypothalamus usw. ausbleibt oder andere Befindlichkeitsstörungen auftreten. Dann ist man leicht dazu hingerissen, die ganze Kur als Schabernack abzutun und sich gefrustet abzuwenden.

Deshalb tun sich viele schwer, die richtige Einzelpotenz und hier auch noch die richtige Dosierung zu finden. Soll man nun 3 Mal am Tag 3 oder 4 oder 5 Globuli nehmen? Ist die gewählte Potenz überhaupt die Richtige? Das macht es für Einsteiger schwierig. Daher waren die bisherigen Komplexmittel und Multipotenzpräparate schon eine gute Wahl. Sie haben einfach bei den meisten sehr gut funktioniert.

Der Unterschied zwischen einem Komplexmittel und einem Multipotenzpräparat ist, dass in einem Komplexmittel nicht nur homöopathische Potenzen eines Ausgangsstoffs vorhanden sind, sondern auch noch andere hilfreiche Substanzen.

Es hat sich herauskristallisiert, dass sich die Einzelpotenz C30 bei vielen als die richtige erwiesen hat (3 mal 5 Globuli / Tropfen). Alternativ und bevorzugt würde ich aber dazu raten, das Multipotenzpräparat / Komplexmittel der Salvatorapotheke zu wählen.

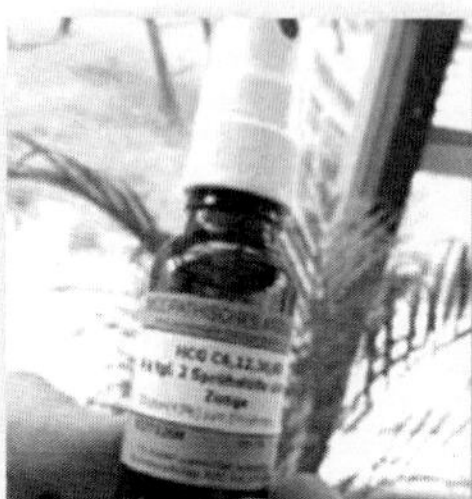

Globuli, die in der Salvator Apotheke nur als Einzelpotenzen verfügbar sind, sind kleine Kügelchen, die Sie unter der Zunge zergehen lassen. Die Tropfen halten Sie auch unter der Zunge. Dort ist die Haut besonders dünn, und die Information kann - über die Trägersubstanz - hier am besten vom Körper aufgenommen werden. Außerdem ist der Weg zum Hypothalamus von hier aus nicht so weit.

Ein Vorteil der Globuli ist, dass Sie mit denen unter der Zunge sprechen können. Mit den Tropfen ist das eher schwierig. Wenn Sie mit den Einzelpotenzglobuli klar kommen, haben Sie einen weiteren Vorteil, da diese kostengünstiger zu bekommen sind, als das Multipotenzpräparat HCG Komplex.

Homeda C30 Gonadotropin Globuli

Wem es nicht möglich ist, seinen Arzt oder Heilpraktiker davon zu überzeugen, ein Rezept für die homöopathischen Produkte der Salvator-Apotheke ausstellen zu lassen, der hat alternativ die Möglichkeit über eine Online-Apotheke oder direkt über die Apotheke vor Ort die Globuli **C30 Gonadotropin von Homeda** zu erwerben.

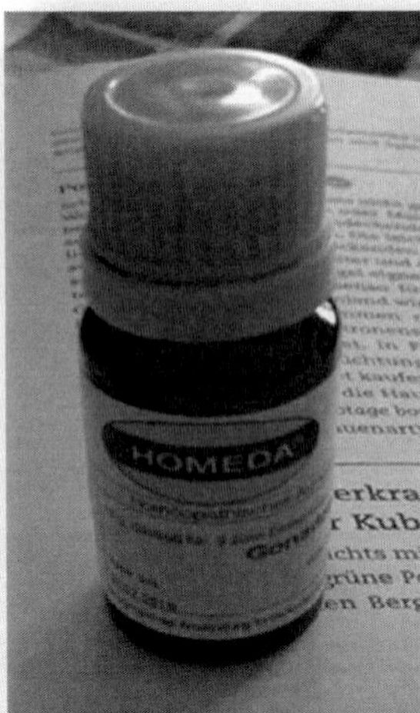

Die Potenz C30 ist für die meisten geeignet. Nehmen Sie hiervon ebenfalls drei Mal am Tag 5 Globuli unter die Zunge und belassen diese für 2 bis 5 Minuten dort, bis sie sich aufgelöst haben und schlucken danach alles einfach runter. Es gelten ansonsten die gleichen Bedingungen wie für die Tropfen.

Die Einnahme der Tropfen und Globuli

Nehmen Sie die hHCG-Tropfen morgens, mittags oder am frühen Nachmittag und abends. Drei Mal täglich zwei Sprühstöße unter die Zunge geben.

Von den Globuli (Homeda oder Remedia) nehmen Sie 3 Mal am Tag 5 Stück unter die Zunge und lassen diese eine Weile drunter, bis sie aufgelöst sind.

Es ist wichtig, dass ein paar Stunden zwischen den Einnahmen liegen. Sie brauchen es nicht zu den Mahlzeiten zu nehmen, da es keinen direkten Einfluss auf Verdauung oder Sättigung hat. Der „hHCG-Spiegel", wenn man hier überhaupt von einem Spiegel im klassischen Sinne reden kann, wird viel mehr an den ersten beiden (Lade-)Tagen aufgebaut und dann über die gesamte Diätperiode hochgehalten.

Bisher hatte ich den Ratschlag gegeben, **vor der Einnahme und danach** mindestens 20 Minuten bis zu einer halben Stunde nichts zu essen oder zu trinken und nicht zu rauchen. Aber das ist nicht wirklich notwendig. Achten Sie nur darauf, vor der Einnahme keinen anderen Geschmack mehr im Mund zu haben. Ein Glas Wasser kann da helfen. Nach der Einnahme können Sie sofort wieder essen, trinken oder rauchen. In ein paar Tagen haben Sie für sich Ihre passende Routine herausgefunden.

Die Tropfen oder Globuli sollten mindestens 3 Minuten bis zu 6 Minuten unter der Zunge verbleiben, ehe sie geschluckt werden.

Es wird auch geschrieben, dass Sie einen Tag in der Woche kein hHCG einnehmen sollen, um einer Immunität und deren negative Auswirkungen, wie bei Simeons beschrieben, vorzubeugen. Das ist aber ein Ammenmärchen, da gegen hHCG keine Immunität erzeugt werden kann. Das brauchen Sie also nicht zu beachten.

Manchmal kommt es zu Klagen darüber, dass es noch unstillbaren Hunger gibt oder die Gelüste nicht vergangen sind. Das kann an einer falschen Dosierung der Globuli liegen. Nicht für jeden sind 3 mal 5 Stück am Tag richtig. Wenn Sie derartiges bemerken, dann rate ich dazu, erst einmal die Dosis zu reduzieren auf 3 Mal 4 Stück oder 3 Mal 3 Stück. Bitte über mindestens 2 Tage, damit man sehen kann, ob sich etwas ändert. Ändert sich nichts, dann versuchen Sie 3 Mal 6 Stück am Tag. Leider ist das individuell sehr verschieden. **Für die meisten wird aber die Dosierung mit 3 Mal 5 die Richtige sein!**

Gemeinsamkeiten und Unterschiede DAK – DGAK

So, hier schreibe ich noch mal tabellarisch die Prinzipien beider Varianten auf.

	DAK	DGAK
Ladetage	ja, 2	nein
Eiweiß	aus tierischer Quelle	aus Blattgrün im Smoothie
Kalorische Begrenzung	ja, maximal 700 kcal	nein
Kochkost	ja, Fleisch und Gemüse, Frucht roh	nein, alles wird roh verspeist
Phasen	Ladetage, Diätphase, Stabilisierung, Austestung	Diätphase, Stabilisierung, gegebenenfalls Austestung
Stabilisierung	Unter bestimmten Bedingungen	Bei Beibehaltung der Rohkost relativ sicher
Homöopathisches HCG	ja	
Verabreichung	Globuli und Tropfen	
Dosis	3 x 5 Globuli 2 Sprühstöße 3 mal am Tag (Komplex)	
Dauer	mindestens 23 Tage	
Länge	Unbegrenzt, bis zum Wunschgewicht	
Immunität	Nein, tritt nicht auf	

II
Victoria Boutenko und die Entdeckung der Grünen Smoothies

Victoria ist eine Russin, die Anfang der 90er Jahre mit ihrer Familie in die USA ausgewandert ist. Sie, ihr Mann und ihre beiden Kinder erfreuten sich der neugewonnen Genüsse der freien Marktwirtschaft. Weniger erfreut waren sie aber über ihren damaligen Gesundheitszustand. Victoria war stark übergewichtig, hatte Herzrhythmusstörungen und Ödeme an den Beinen. Ihr Mann Igor litt unter chronischer rheumatoider Arthritis und Schilddrüsenüberfunktion. Tochter Valya hatte Asthma sowie Allergien. Ihr Sohn Sergej hatte die „unheilbare Form" von juvenilem Diabetes.

Besonders die „nicht heilbare" Form der Diabetes von Sergej machte ihr zu schaffen. Sie wollte auf keinen Fall, dass er sein Leben lang Insulin spritzen musste. So machte sie sich auf die Suche nach alternativen Heilmethoden und dadurch Gott und die Welt verrückt. Bis sie schließlich auf eine Veganerin stieß, die sich selber durch die Umstellung ihrer Ernährung vor 20 Jahren von Krebs geheilt hatte. Das war eine sehr interessante Idee und Victoria beschloss, es auch bei sich und ihrer Familie auszuprobieren. Sie warf alle konventionellen Nahrungsmittel weg, entsorgte die Kochutensilien und zerstörte die Glastür der Mikrowelle mit einem Hammer.

Dann ging sie einkaufen und besorgte Früchte und Gemüse.

Die Familienmitglieder waren natürlich erst mal gar nicht davon begeistert. Sie vermissten ihre lieb gewonnenen Speisen, der Magen knurrte und sie murrten. Nach einer Weile bemerkten sie allerdings erstaunliche Veränderungen:

Victorias Herz funktionierte plötzlich wieder, sie verlor viel Gewicht und bei ihrem Mann, der vor Schmerzen nicht mehr selber seine Schnürsenkel hatte binden können, verschwanden die Symptome und die Schilddrüsenüberfunktion. Der Diabetes von Sohn Sergej kurierte sich aus und musste nicht mit Insulin behandelt werden. Tochter Valya bekam seitdem keinen nächtlichen Husten und keine Asthmaanfälle mehr. Nach dreieinhalb Monaten Rohkost nahm die ganze Familie an einem 10-Kilometer-Lauf teil.

Doch irgendwas war noch nicht optimal.

Nach einigen Jahren rohköstlicher Ernährung hatten die Boutenkos das Gefühl, irgendetwas fehle noch. Victoria erkannte, dass sie zwar viel Obst zu sich nahmen, viel stärkehaltiges Wurzelgemüse sowie viele Nüsse und Samen, doch fast gar kein grünes Blattgemüse. Sie mochten es einfach nicht. Grüne Salate gingen nur runter mit einer großen Menge Dressing. Diese lagen dann aber schwer im Magen, sodass immer weniger davon gegessen wurde. Der Gesundheitszustand der Familie befand sich wiederum auf dem absteigenden Ast. Victoria nahm zu, hatte eine Warze an der Hand, ihrem Mann wuchsen graue Haare, die Kinder klagten über empfindlicher werdende Zähne usw.

Grüne Blattgemüse

Bei der Beobachtung von Schimpansen, die mit den Menschen eine 99,4 prozentige genetische Übereinstimmung aufweisen, stellte sie fest, dass sie sehr große Mengen Blätter und Wildpflanzen in großer Vielfalt fraßen, und das gemeinsam mit Früchten.

Schimpansen kauen ihre Nahrung sehr gründlich und schlingen sie nicht herunter. Anders als wir Menschen, die oft gerade mal eine Handvoll verschiedener grüner Blattgemüse essen, ernähren sich Schimpansen von weit über hundert unterschiedlichen grünen Pflanzen. Wir verspeisen meist vitalstoffarme Kultursalate, wohingegen Schimpansen Wildpflanzen, die zu den reichhaltigsten Mikronährstoffquellen unseres Planeten gehören, bevorzugen.

Victoria zog für sich und ihre Familie diese Schlüsse: Es wird mehr grünes Blattgemüse gegessen, ebenso Kräuter und Wildpflanzen, die sehr gut gekaut werden müssen.

Der Grüne Smoothie

Doch sie mochten nach wie vor keine grünen Blattgemüse und diese so viel wie nötig zu kauen, bereitete ihnen keine Freude. Und genau hier kam die Beobachtung bei den Schimpansen ins Spiel und ihre früheren Erfahrungen mit Ann Wigmore´s „Energiesuppe“, die aus gemischten Sprossen, Avocados und Äpfeln bestand.

Zuerst mixte sie das Blattgemüse, roch daran, kostet es und fand es ungenießbar. Dann gab sie Grünzeug, Früchte und etwas Wasser in den

Mixer. Als Ergebnis bekam sie ein grünes Getränk, welches sehr angenehm schmeckte und es ihr daher erlaubte, größere Mengen Blattgrün, welches fein zerkleinert und somit optimal „vorverdaut" ist, mit Genuss zu verspeisen.

Das Ergebnis für das Wohlbefinden der Familie Boutenko war so fantastisch, dass Victoria inzwischen mehrere Bücher über Grüne Smoothies geschrieben hat und durch die Welt reist, um Vorträge über Grüne Smoothies zu halten, damit möglichst viele Menschen von dieser einfachen und gleichzeitig göttlichen Speise profitieren mögen.

Warum grüne Blattgemüse?

Grüne Blattgemüse besitzen einen sehr hohen Mikronähstoffgehalt, sekundäre Pflanzenstoffe, viele Ballaststoffe, sind voller Chlorophyll und machen den Körper basisch.

Der Gehalt an Mikronährstoffen in grünen Blättern übertrifft bei Weitem denjenigen unserer üblichen Grundnahrungsmittel wie Getreide, Kartoffeln, Milch oder Fleisch. Hier geht es weniger um den Kopfsalat oder auch Eisbergsalat, die wenig Nährstoffe und Vitamine besitzen, und somit auch nicht in den Grünen Smoothie kommen, sondern um Wildgemüse, Kräuter, Sprossen und grüne Kulturgemüse. Außerdem gehören Blätter von Karotten, Radieschen, Kohlrabi und Rote Beten dazu. Diese sind sehr viel eiweiß-, mineralstoff-, und vitaminreicher als ihre Knollen. Blätter der Roten Bete enthalten achtmal so viel Kalzium, dreimal so viel Eisen und Magnesium, sechsmal so viel Vitamin C, annähernd 200mal so viel Vitamin A und 2000mal so viel Vitamin K als die Knolle.

Tipp: Fragen Sie doch mal in Ihrem Supermarkt oder Discounter nach, ob man Ihnen erlaubt, das Grünzeug, welches dort meist weggeschmissen wird, mitzunehmen. Ich habe das gemacht und bekomme es kostenlos mit nach Hause. (Im Penny und Kaufland, Edeka hatte was dagegen) Und es hat auch noch niemand gefragt, ob ich es für meine Hasen oder Karnickel benötige ;-).

Sekundäre Pflanzenstoffe helfen unter anderem gegen Bakterien und Viren, Krebs und Arthritis, stärken Darm, Leber und Immunsystem, und wirken der Arthritis entgegen. Weiterhin gelten sie als Antioxidantien und sind damit hochkarätige Freie-Radikale-Fänger, welche dabei helfen Krankheiten zu verhindern und dem Altern entgegenzuwirken.

Die Ballaststoffe in Grünen Smoothies werden nicht verdaut, sondern verlassen den Körper, wie sie reingekommen sind. Unlösliche Ballaststoffe sehen unter dem Mikroskop aus wie kleine Schwämmchen und diese Schwämmchen „putzen“ die Giftstoffe und Ablagerungen aus dem Darm und befördern sie so aus dem Körper, begünstigen damit eine gründliche Darmentleerung. Sie stabilisieren den Blutzuckerspiegel und senken das Diabetesrisiko, stärken das Immunsystem, beugen Gallensteinen und diversen Krebsarten vor und verringern das ungesunde Cholesterin.

Rohes grünes Blattgemüse hat wie kein anderes Lebensmittel auf den Körper einen so guten basischen Einfluss. Neutral wirken im besten Fall Getreide- und Milchprodukte. Während Fleisch, Wurst, Fisch, Nüsse (außer Mandeln) mehr oder weniger sauer verstoffwechselt werden und sogar manche stärker zuckerhaltigen Früchte sauer wirken, liefert grünes Blattgemüse sehr große Mengen basischer Mineralien.

„Chlorophyll ist so wichtig wie das Sonnenlicht. Ohne Sonnenlicht gäbe es kein Leben und ohne Chlorophyll gäbe es ebenfalls kein Leben! Wenn wir so viel Chlorophyll wie möglich zu uns nehmen, ist das, als badeten wir unsere inneren Organe in Sonnenschein. Chlorophyll versorgt unseren Körper wie eine liebevolle, fürsorgliche Mutter. Es heilt und reinigt all unsere Organe und vernichtet viele unserer inneren Feinde wie etwa krankheitserregende Bakterien, Pilze oder Krebszellen.“

Quelle: Victoria Boutenko „Green for Life”

Chlorophyll ist fast identisch mit dem roten Blutfarbstoff und sorgt daher für reines und gesundes Blut. Je gesünder unser Blut aber ist, umso gesünder sind all unsere Organe, Drüsen, Blutgefäße und jede einzelne unserer Zellen. Auch für eine gesunde Darmflora ist Chlorophyll unverzichtbar. Jedem sollte inzwischen klar sein, wie wichtig eine gesunde Darmflora für unser Wohlbefinden ist.

Schädliche Einflüsse von außen wie Alkohol, Koffein, Antibiotika, schlechte Ernährung oder Stress können diese fragile Balance sehr schnell zerstören. Je mehr Chlorophyll wir aber zu uns nehmen, umso schneller regeneriert sich unsere Darmflora und damit automatisch unser Gesamtzustand.

Chlorophyll verbessert also das Blutbild, beugt Krebs vor (und bekämpft ihn), versorgt mit leicht resorbierbarem Eisen, verhindert so Anämien, schafft ein basisches Milieu, entgiftet, reinigt die Leber und beseitigt unangenehmen Körper- und Mundgeruch. Es lindert Zahnfleischprobleme und säubert die Zähne, verbessert das Sehvermögen, fördert die Wundheilung, wirkt gegen Entzündungen und beschenkt unseren Körper mit zahllosen weiteren Wohltaten.

Der Eiweißgehalt von grünem Blattgemüse

Im Gegensatz zur normalen Adipositas Kur essen wir hier keine gekochten Nahrungsmittel. Alles wird roh verspeist. Warum das so sein soll, erkläre ich weiter unten. Bleibt noch die am häufigsten gestellte Frage zu klären, wo wir unser Eiweiß herbekommen. Eiweiß ist meines Erachtens der wichtigste Part in der Ernährung während der Diätphase, weil er uns vor Muskelabbau schützt.

Da gibt es eine sehr wichtige Erkenntnis. Blattgrün ist ein wahres Bollwerk an Eiweißen, Mineralien, Spurenelementen und Vitaminen. Mit Blattgrün sind hier die oberirdisch wachsenden grünen Bestandteile von Nutzpflanzen oder Wildkräutern gemeint. Also alles, was sich um den Finger wickeln lässt.

Also zum Beispiel Spinat, Grünkohl, Selleriegrün, Lauch, Löwenzahn, die grünen Blättern von Kohlrabi, Radieschen oder Karotten, Petersilie, Schnittlauch, Minze, Zitronenmelisse, alle möglichen Salatsorten usw. um nur einige zu nennen.

Hört sich alles nicht wirklich lecker an, oder? Mir wäre es auch nie in den Sinn gekommen, so ein Grünzeug roh zu essen. Und so geht es den meisten Menschen. Viele mögen einfach kein Blattgrün – und wenn, dann ganz bestimmt nicht roh, sondern vielleicht prima gewürzt und Grünkohl und Spinat auf jeden Fall gekocht mit Würstchen, Spiegelei oder Bauchfleisch, gelle?!

Eiweiß ist lebensnotwendig. Aminosäuren sind die Grundbausteine. Der Körper kann die meisten davon selbst herstellen.

Es verbleiben aber acht Aminosäuren, die der Körper nicht selbst produzieren kann. Diese nennt man essenzielle Aminosäuren. Wir müssen sie über Nahrungseiweiß aufnehmen. Eine lange Zeit dachte man, dass der Mensch Fleisch, Eier und Milchprodukte benötigt, um keine Muskelmasse abzubauen und gesund zu bleiben.

Jedoch wurde und wird immer absehbarer, dass der hohe Anteil oder überhaupt ein Anteil an tierischem Eiweiß in unserem Essen gesundheitsschädlich ist. Da wir erstens von Natur aus keine Fleischfresser sind und zweitens Fleisch und Milchprodukte hochkomplexe Proteine in konzentrierter Form enthalten, die vom Verdauungssystem oft nicht vollständig abgebaut werden können. Weil es nicht auf die Verarbeitung dieser ausgelegt ist und sie so den Körper massiv übersäuern: Fleisch enthält viele Purine, die zu Harnsäure abgebaut werden. Mit 100 g Fleisch bekommen wir schon das tägliche Maximum von 300 Milligramm, welches nicht überschritten werden sollte. Bei Innereien ist die Grenze schon nach 30 g erreicht.

Da wir gewöhnlich mehr als 100 g Muskelfleisch essen, führt dies über die Jahre zu einer Übersäuerung, und diese ist mit Schuld an den meisten Erkrankungen wie Übergewicht, Arteriosklerose, Osteoporose, Rheumatismus, Herzinfarkt, Krebs sowie Alzheimer.

Grünes Blattgemüse lässt wenig Harnsäure entstehen: Durchschnittlich werden aus 100 g grünen Blättern etwa 5 bis 15 mg Harnsäure gebildet. Spinat hat mit rund 30 mg die Polposition. Allergien und Folgeerkrankungen, wie Entzündungen des Magen-Darm-Traktes, Neurodermitis, Atemwegserkrankungen etc. lassen sich bei Kindern auf den Verzehr von Milch und Milchprodukten zurückführen.

Grüne Smoothies bilden eine hervorragende Eiweißquelle! Fleisch enthält, wie schon beschrieben, komplexe Proteine. Grüne Blätter hingegen viele einzelne Aminosäuren, aus denen der Körper seine eigenen Proteine herstellen kann. Rohes Blattgemüse besteht zu einem hohen Prozentsatz aus Aminosäuren, wie zum Beispiel der Spinat mit 50 Prozent. Der Anteil an essenziellen Aminosäuren ist in verschiedenen Pflanzen unterschiedlich.

Grüne Blätter enthalten alle essenziellen Aminosäuren, wie die Tabelle unten zeigt, und brauchen auch den Vergleich mit Fleisch nicht scheuen.

Aminosäure	Rindermuskel	Blattgemüse
Lysin	7,05 %	4,96 %
Tryptophan	1,13 %	1,65 %
Phenylalanin	4,26 %	3,91 %
Methionin	2,87 %	2,00 %
Threonin	4,00 %	3,57 %
Leucin	6,70 %	9,58 %

Isoleucin	5,48 %	4,69 %
Valin	5,04 %	5,21 %
Gesamt:	36,53 %	35,57 %

Einer der wichtigsten Vorteile von Eiweiß aus grünem Blattgemüse gegenüber tierischem Eiweiß besteht in der Alkalisierung (basisch machen) des Stoffwechsels. Durch Übersäuerung hervorgerufene Krankheiten, wie beispielsweise Gallensteine, Osteoporose, Übergewicht, Allergien, Arteriosklerose, Magen-Darm-Geschwüren sowie Rheuma, kann mit dem Grünen Smoothie und rohköstlicher Ernährung wirksam vorgebeugt und diese sogar, da man ja nicht von Heilung sprechen darf, wieder umgekehrt werden.

Welche grünen Blattgemüse können verwendet werden?

Wildgemüse

Z. B. Löwenzahn, Giersch, Sauerampfer, Vogelmiere, Melde, Weißer Gänsefuß, Wegerich, Portulak etc.,

Kräuter

Z. B. Petersilie, Minze, Dill, Basilikum, Oregano, Schnittlauch, Zitronen-Melisse etc.

Grüne Kulturgemüse

Z. B. Spinat, Staudenselleriеblätter, Mangold, Grünkohlblätter, Rucola (in kleinen Mengen) sowie Freilandsalate und Blätter von z. B. Karotten, Radieschen, Kohlrabi, Rote Bete, Blumenkohl etc.
Als nicht unbedingt sehr lecker in Grünen Smoothies haben sich Rucola (zu intensiv, wenn es als Hauptgrün genommen wird), Wirsingkohl (naja) und Rosenkohl (fast noch akzeptabel) erwiesen.

Eine Excelliste mit einer ausreichend großen Anzahl an Blattgemüsen und Früchten finden Sie hier:

http://goo.gl/hJfR67

Meine ersten Erfahrungen mit Grünen Smoothies

Nachdem ich nun für mich persönlich herausgefunden hatte, dass eine rohe und pflanzenbasierte Kost die ursprüngliche Ernährung des Menschen darstellt und ich womöglich aufgrund der Kochkost nicht abgenommen, sondern wieder zugenommen habe, lag es auf der Hand, dass ich DAS probieren musste.

Am Beginn der 2000er Jahre habe ich mich schon mal ca. einen Monat von roher Kost ernährt. Ich habe damals das Buch „Die Rohkost-Therapie“ von Guy Claude Burger gelesen und wollte es ausprobieren. Irgendwann habe ich festgestellt, dass meine Sucht nach Brot und Brötchen größer war und ich habe mir dann ein paar leckere Brötchen an der Tanke geholt und diese genüsslich verspeist. Mit Butter und Schinken. Irgendwie hat mich damals die Rohkost überhaupt nicht befriedigt.

Man durfte zwar auch Fleisch und Fisch essen, aber alles eben roh. Wahrscheinlich habe ich auch zu wenig gegessen und einige Regeln, wie das instinktgeleitete Aussuchen der Speisen, nicht beachtet. Abgenommen hatte ich auch nicht viel.

So war das erste Experiment gescheitert.

Ganz anders läuft es mit den Grünen Smoothies, die einen hervorragenden Einstieg in die rohköstliche Ernährung darstellen.

Die Mixerfrage

Als Erstes brauchte ich einen Mixer. Wie schon geschrieben, sollte es ein schneller Mixer sein, aber die kosten ein Heidengeld. Also habe ich mir bei Amazon einen alternativen Mixer besorgt, der nur 21.000 Umdrehungen pro Minute „macht“. Ich habe mich da auf die Rezensionen verlassen. Dieser Mixer war auch recht gut und hat das Blattgrün und das Obst ordentlich zerkleinert. So dachte ich jedenfalls. Es ging zwar halbwegs zu trinken, aber es war doch im Vergleich mit den Videos bei YouTube noch recht „bröckelig“. Also habe ich mich wieder schlaugemacht und einen **Omniblend V** mit 38.000 Umdrehungen gekauft. Den anderen habe ich an Amazon zurückgeschickt. Gut, dass das geht.

Mit diesem Mixer war ich dann schon mehr zufrieden. Er hat alles fast zufriedenstellend zerkleinert, aber es hat noch der letzte „Tuck“ an Feinheit gefehlt. Im Internet wird geschrieben, dass letztendlich jeder beim **Vitamix** landet. Dieser soll der Porsche Cayenne unter den Mixern sein. Aber 600 bis 700 Euro wollte ich dafür nun wirklich nicht ausgeben.

Es gibt aber die Möglichkeit, einen Vitamix-Behälter einzeln zu bestellen. Dieser kostet zwar auch nicht wenig, soll aber ein noch feineres Ergebnis bringen als der Omniblend-Behälter. Wichtig war mir auch, dass er frei von BPA ist. Das waren beide Behälter. Der Omniblend- und der Vitamix-Behälter. Den Omniblend-Behälter habe ich nach Erhalt des Vitamix-Behälters bei eBay verkauft, wo sich auch rasch ein Käufer gefunden hat.

Insgesamt habe ich so ca. 300 Euro für einen fast echten Vitamix bezahlt. Der Vitamix-Behälter passt perfekt auf den Omniblend. Schauen Sie mal bei eBay nach. Dort gibt es den Omniblend V für knapp über 200 Euro. Und wahrscheinlich wird er Ihnen auch schon reichen. Genügend Umdrehungen für ein gutes Ergebnis hat er auf jeden Fall. Wenn Sie das Nonplusultra wollen, kaufen Sie sich noch den Vitamix-behälter dazu. Der Omniblend-Behälter ist auch prima zum Mixen von trockenen Nüssen etc. Kann ihn mir ja wieder bestellen.

Jetzt bin ich restlos begeistert und zufrieden. Die Smoothies werden einfach herrlich.

Ich musste aber auch erst einiges lernen, um perfekte Smoothies zu kreieren. Zum Beispiel soll man nicht zu wenig Wasser nehmen. Nimmt man zu wenig, dann kann der Smoothie auch hier bröckelig werden. Ich nehme zum Beispiel für meine Standardmischung von 1,5 Liter Smoothie 600 bis 700 ml Wasser.

Mit Spinat und Grünkohl bekomme ich die seidigsten Smoothies. Dazu nehme ich manchmal den Tiefgefrorenen, den ich natürlich vorher auftaue. Aber frische Angebote sollten doch Priorität haben.

Einschub: *Ich habe gerade (14. Oktober 2013) die Information erhalten, dass tiefgefrorene Speisen nur noch sehr geringe bis keine Biophotonenaktivität (Sie erinnern sich?) aufweisen. Außerdem sollen diese vor dem Einfrieren blanchiert worden sein.*

Häufig habe ich auch die Möglichkeit in einem Supermarkt das Blattgrün von zum Beispiel Kohlrabi kostenlos mitzunehmen. Wenn ich im Nürnberger

Stadtpark bin, dann suche ich mir auch ein bis zwei Mal in der Woche frische Wildkräuter. Besonders der Löwenzahn hat es mir angetan. Im Winter wird es da natürlich etwas schwieriger.

Zuerst kommt bei mir das Wasser in den Smoothie. So kann man recht genau die Menge bestimmen. Danach schneide ich drei bis vier Ostsorten hinein. Immer kommen ein bis zwei Bananen rein, manchmal auch nur eine und dann noch eine halbe Avocado dazu. Diese beiden garantieren einen sehr geschmeidigen Smoothie.

Gerne nehme ich zusätzlich Erdbeeren, wo das Grüne drangelassen wird. Abwaschen ist aber bei allen Früchten Pflicht! Dann kommen noch Äpfel, Birnen, Nektarinen, Pfirsiche, Melonenstücke (nicht nur Wassermelone, sondern auch deren kleinere Brüder und Schwestern, wie Honigmelone oder Galiamelone), Ananas, Mango, rote oder weiße Weintrauben, Papaya, Sharonfrucht (Kaki) usw. hinein.

Der Vielfalt sind hier fast keine Grenzen gesetzt. Nur das saisonale Angebot des Supermarktes oder Gartens beschränkt es. Ich wähle aber nur drei bis vier Obstsorten aus, damit immer ein anderer Geschmack dabei herauskommt. Beliebt sind auch gefrorene Beerenmischungen, die man vorher auftauen lässt. Davon gebe ich manchmal ca. eine halbe Tasse hinzu.

Wenn die Früchte im Mixbehälter sind, dann gebe ich „Geschmacksrichtungs-Kräuter“ hinzu. Damit meine ich eine kleine Handvoll Petersilie, Minze, Zitronenmelisse oder Basilikum. Auch ein Stängel Sellerie schafft es manchmal, allerdings merkt man dann den herberen Geschmack im Smoothie.

Jetzt kommt die Hauptzutat: das grüne Blattgemüse. Hier nehme ich wie gesagt gerne Grünkohl und Spinat, die großen grünen Blätter des Kohlrabigemüses, das Blattgrün von Radieschen, Löwenzahn, Giersch, Sauerampfer, Feldsalat, Salatherzen, Mangold und was noch so alles im saisonalen Angebot ist. Hiervon nehme ich je nach Volumen ca. 200, 300 bis maximal 350 g. Verwende ich mehr, wird der Smoothie nicht ganz so seidig.

Als nicht geeignet hat sich Brokkoli herausgestellt sowie alle stärkehaltigen Wurzelgemüse. Diese gehören definitiv nicht in einen Smoothie! Nur alles, was man um den Finger wickeln kann.

Deckel drauf und rauf auf den Mixer. Es hat sich herauskristallisiert, dass 90 bis 120 Sekunden im Highspeed-Modus mit 38.000 Umdrehungen das beste Ergebnis bringen.

Jetzt genieße ich ein bis zwei Halblitergläser sofort. Wenn er noch etwas warm ist vom Mixprozess geht er runter wie Öl. Den restlichen halben Liter fülle ich in ein leeres Gurkenglas mit Schraubverschluss und stelle ihn für später in den Kühlschrank. Zum Verzehr hole ich ihn dann aber ein bis zwei Stunden eher wieder heraus. So ganz kalt mag ich ihn nicht. An heißen Tagen ist das aber bestimmt auch nicht schlecht.

Das Ganze mache ich zwei Mal am Tag und erhalte so 3 Liter Grünen Smoothie.

Ich möchte meine Nachbarn nicht verärgern, da das Mixen mit einem Hochgeschwindigkeitsmixer doch recht laut ist. Daher mixe ich vormittags und am frühen Abend, wenn keiner mehr oder noch nicht wieder schläft. Nachfragen haben aber ergeben, dass es als gar nicht so laut empfunden wird durch die Wände. Nur ein Brummen ist zu vernehmen. Ich verstehe jedenfalls mein eigenes Wort kaum und habe auch schon Anrufer verpasst, welche genau in den 90 Sekunden angeklingelt haben.

In den Morgenstunden trinke ich als erstes meinen über die Nacht gekühlten und vorher herausgenommenen Smoothie. Das macht mich satt und reicht bis zur nächsten frischen Mixtur zum Mittag.

Im Prinzip ist es egal, wie Sie Ihren Smoothie „schichten“. Ob Sie erst das Blattgrün oder erst die Früchte hinein tun. Experimentieren Sie ein wenig, dann bekommen Sie heraus, wie es für Sie am besten ist.

Entgiftungserscheinungen

Ich muss sagen, dass ich keine gravierenden Symptome einer Entgiftung hatte. Das mag daran liegen, dass ich vor meiner jetzigen Kur, wo ich nur ca. 20 Kilo abnehmen wollte, schon relativ gut entgiftet war. Trotzdem habe ich ein paar Dinge erlebt, die ich hier kurz anschneide. Meine Zunge war fast permanent belegt mit einem gelblichen Belag. Dagegen hilft ein Zungenschaber, welchen ich günstig im Kaufland bekommen habe. Auch im Internet gibt es einige Angebote. An ein oder zwei Tagen hatte ich Kopfschmerzen, die aber nicht schlimm waren. Häufiger war nach schnellem

Aufstehen ein Duseligkeitsgefühl zu bemerken, was auf absackendes Blut aus der Kopfregion hindeutet.

Das war es auch schon. Ich weiß aber, dass viele besonders übergewichtige Personen große Angst von Entgiftungsreaktionen haben können. Daher beschreibe ich hier mal die gängigen:

- sehr starke Gewichtsabnahme (OK, das wollen wir ja auch ;-))
- vermehrter Stuhlgang, häufiges Wasserlassen (immer raus damit!)
- Kopfschmerzen
- Gereiztheit
- geringe geistige und körperliche Leistungsfähigkeit und Ausdauer
- verminderte Konzentrationsfähigkeit
- niedriger Blutdruck
- Müdigkeit, Abgeschlagenheit, Schwäche
- unsaubere Haut
- Allergiesymptome auf der Haut
- Jucken der Haut
- gelbliche Haut und/oder gelbe Augen
- kalte Hände und/oder Füße, frösteln (das geht vorbei)
- schlechter Körpergeruch (die Haut ist das größte Entgiftungsorgan)
- laufende Nase, Schleimabsonderungen
- belegte Zunge
- Haarausfall
- Ausbleiben der Menstruation
- verstärkte Menstruation
- Anfälligkeit für Infektionen
- erhöhter Schlafbedarf

Alte, vielleicht längst vergessen Krankheitsherde können kurzzeitig wieder aufflammen und verabschieden sich dann auf hoffentlich Nimmerwiedersehen.

Dies muss aber nicht bei jedem, und auch nicht alles oben geschriebene wird zwangsläufig, auftreten. Viele haben gar keine Entgiftungserscheinungen. Das hängt unter anderem vom Alter, vom Grad der Fettleibigkeit und vom Vergiftungsgrad über die Jahre ab. Grundsätzlich kann aber jeder in jedem Alter mit dem Verzehr von Rohkost und insbesondere mit den Grünen Smoothies beginnen.

Wenn Sie auf Nummer sicher gehen wollen, dann machen Sie vor der Grünen Adipositas Kur doch einmal eine Testphase und erhöhen graduell den Verzehr der Grünen Smoothies, parallel zu ihrer jetzigen Ernährung. Dabei können Sie mit einem oder zwei Gläsern (ca. ½ bis 1 Liter) eine ganze Mahlzeit ersetzen. Also nicht zusätzlich zu einer Mahlzeit trinken, sondern stattdessen. Vielleicht können Sie zum Beispiel das Frühstück durch einen Smoothie ersetzen. Auf nüchternen Magen getrunken, bekommen Sie so gleich einen frischen Start in den Tag. Nach einigen Wochen hat sich so auch Ihre Magensäure wieder normalisiert. In dieser Testphase werden Sie höchstwahrscheinlich auch schon abnehmen.

Ersetzen Sie dann, wenn es Ihnen bekommt, eine weitere Mahlzeit und dann vielleicht noch eine mit Grünen Smoothies.

Wenn Sie dann soweit sind, ist ihr Körper schon leicht entgiftet und Sie überfallen ihn nicht mit einer sofortigen Änderung Ihrer Ernährungsgewohnheiten.

Jetzt wären Sie also bereit, in die entscheidende Phase der Grünen Adipositas Kur einzutreten. Sie brauchen, anders als bei der „normalen" Adipositas Kur, keine zwei Ladetage einzuhalten. Beginnen Sie einfach mit der Einnahme von 3 mal 5 Globuli homöopathischen HCG´s C30 oder zwei Sprühstößen des Komplexmittels von Remedia drei Mal pro Tag und fahren Sie mit dem Genuss der Grünen Smoothies fort. Sie brauchen keine Kalorien zu zählen. Achten Sie nur darauf, dass Sie ca. 40 bis 50 % grünes Blattgemüse, genügend Wasser und 3 bis 4 Sorten Obst in den Mixer geben.

Einschub: *Ich hatte bei einem Grüne Smoothies Workshop in Nürnberg den Referenten gefragt, wie es sich mit der Mengenverteilung von Blattgrün und Obst verhält. Ob es 50 % gewogen oder vom Volumen her sein soll. Er sagte, dass das Volumen richtig wäre.*

Dem halte ich aber entgegen, dass es einen Unterschied ausmacht, ob ich zum Beispiel Spinat frisch oder tiefgekühlt nehme. Frischer Spinat hat ein großes Volumen und wiegt daher nicht viel, wenn der halbe Behälter gefüllt ist. Nehme ich aufgetauten Tiefkühlspinat, dann hat der bei wenig Volumen ein relativ hohes Gewicht. (OK, enthält auch mehr Wasser) Ich tendiere also dazu, eher nach dem Gewicht oder besser noch nach dem Gefühl zu gehen.

Nach einer Weile haben Sie den Kniff raus, wie Ihnen hervorragende Smoothies gelingen. Ich nehme zum Beispiel beim Tiefkühlspinat 1/3 bis 1/2 aus einer 1 kg Packung für anderthalb Liter Grünen Smoothie. Genauso beim Grünkohl.

Wenn Sie zwischendurch Hunger bekommen, dann essen Sie, was Sie möchten, aber alles roh: Bananen, Äpfel, Birnen, Tomaten, Gurken, saure Gurken, Champignons oder andere Pilzsorten, Kohlrabi, Radieschen. Die gute Nachricht: Sie können davon so viel verzehren, bis Sie gut gesättigt sind. Und soll ich Ihnen noch was verraten: Sie wollen gar nicht mehr so viel essen mit der Zeit, weil Sie sich prima gesättigt fühlen werden. Ihre Zellen sind mit Nährstoffen, Mineralien und Vitaminen sehr gut versorgt und melden das Ihrem Gehirn.

Versuchen Sie sich trotz alledem immer etwas hungrig zu halten, bevor Sie entweder einen weiteren Smoothie trinken oder etwas anderes rohes essen. Denn nur so werden die Zellen zu 100 % aufnehmen können, was ankommt. Ohne Hunger sind es nur 15 %.

Idealtypisch wäre eine 100%ige Umstellung auf Rohkost während der Diätphase. Sie müssen aber nicht 100 % roh essen, wenn Sie das nicht wollen. Wenn Sie nicht anders können oder wollen, dann kochen Sie sich etwas oder essen ein Stück Brot mit Belag. Versuchen Sie aber mindestens 80 – 90 % roh zu bleiben.

Nur bedenken Sie, dass immer wenn Sie keine rohe Kost verzehren, dass Ihrem Körper wieder Gifte zufügt werden, die er händeln muss. Wahrscheinlich bekommen Sie wieder Ver- und Entgiftungsreaktionen.

Je länger Sie roh essen, desto geringer wird die Immuntoleranz gegenüber denaturierter Nahrung. Das heißt, dass ihr Körper in den langen Jahren des Genusses von Kochkost, von Fleisch und Milchprodukten, von Stärke und raffiniertem Zucker, von Weizenprodukten usw. eine gewisse Großzügigkeit diesen gegenüber aufgebaut hat. Er kann damit umgehen, was ihm aber immer schlechter gelingt, wenn Sie ihn genügend vergiftet haben. Dann stellen sich die üblichen Zipperlein ein.

Wenn wir den Körper aber frei machen von diesen Giften, und das tun wir mit der Rohkost und im Speziellen mit den Grünen Smoothies, dann hat er Gelegenheit diese auszuscheiden. Die Entgiftungssymptome sind also auch ein Zeichen, dass wir reiner werden, und sollten, im Rahmen natürlich, begrüßt werden. Sie halten meist nicht lange an.

Sind wir dann einmal innerlich gereinigt und entgiftet, toleriert er zunehmend keine der oben genannten Giftquellen mehr. Würden Sie jetzt zu einer ungesunden Kost zurückkehren, reagiert er sozusagen über und will diese Gifte schnell wieder loswerden, was mit heftigen Symptomen einhergehen kann.

Ich denke aber, dass wenn Sie einmal die Vorteile der Rohkost kennengelernt haben, werden Sie bei der Stange bleiben. Besonders, wenn Sie solche heftigen Reaktionen miterlebt haben.

Hier sind die **zu erwartenden Vorteile**, die Sie nach der Entgiftung erfahren können:

Sie besitzen eine ausgeglichene heitere Ruhe und Gelassenheit, befinden sich in fast permanenter Hochstimmung, körperlich und geistig geht es Ihnen bestens. Sie sind befreit von Ängsten und machen sich nicht mehr so viele Sorgen, weil Sie die Dinge besser einschätzen können.

Ihre Verdauung befindet sich in Bestzustand, was sich in fehlendem Gestank, in gesunder Farbe und Konsistenz Ihrer Ausscheidungen bemerkbar macht. Der Körper dünstet keine Giftstoffe mehr aus und riecht nicht mehr unangenehm.

Einschub: *Machen Sie sich keine Sorgen, wenn es während der Umstellungsphase und auch noch eine Weile danach nicht zu regelmäßigem Stuhlgang kommt.*

Das heißt, an manchen Tagen können Sie 5 bis 6 Mal auf die Toilette und haben jedes Mal voluminöse Stuhlgänge, dass Sie sich fragen, wo kommt das denn alles her. An anderen Tagen können Sie nur einmal aufs „Stille Örtchen“ und das Ergebnis ist eher kläglich.

Dies wird immer mal wieder wechseln, bis Sie nach ein paar Monaten wieder so regeneriert sind, dass die voluminösen Stuhlgänge, die nicht mehr in der Schüssel schmieren und für die Sie nur noch ganz wenig Papier benötigen, dauerhaft vorkommen.

Genauso ist es mit dem Wasserlassen. Es kann vorkommen, dass Sie ständig müssen und auch nachts öfter aufstehen. Das ist die sogenannte „Pinkelphase“, wo im Körper gespeichertes Wasser, welches er brauchte, um die Fettzellen zu entleeren, nun vorübergehend nicht mehr gebraucht wird und massiv herausgelassen wird. In den Phasen, wo sie nur selten aufs Klo müssen, speichert er gerade Wasser. Das könnten auch die Phasen sein, wo sie recht wenig Gewicht verlieren. Aber das ist alles vollkommen normal bei DAK und DGAK.

Sie sind in sehr guter körperlicher und geistiger Verfassung, was sich in Ausdauer und Leistungsfähigkeit bemerkbar macht. Ihr Schlaf verbessert sich und Sie benötigen weniger davon, fühlen sich morgens frisch und munter anstatt müde, träge und abgeschlagen.

Wahrscheinlich werden Sie bemerken, dass Sie weniger nervös sind, Ihre Schüchternheit verlieren, Lampenfieber und Schwindel wegfallen. Sie sind einfach selbstsicherer und selbstbewusster.

Mögliche Verletzungen heilen schneller, weil sich Ihr Körper dann ganz darauf konzentrieren kann, anstatt sich mit der Verarbeitung, Speicherung und / oder Ausscheidung von Giftstoffen befassen zu müssen. Sie verlieren die Neigung zu innerlichen und äußerlichen Entzündungen, die sowieso nur eine Reaktion des Körpers auf Giftstoffe waren. Infektionskrankheiten können Ihnen nichts mehr anhaben. Muskelkater und Wundschmerz gehören der Vergangenheit an. Sie entwickeln keine Allergien mehr.

Sie bekommen feste und glatte Finger- und Fußnägel, etwaige Altersflecken verschwinden.

Ihre Haut erscheint sauber und glatt, die Kopfhaut ist nicht mehr fettig. Das Haar wächst wieder, graues Haar bekommt seine ursprüngliche Farbe zurück. Der Alterungsprozess wird aufgehalten.

Ihre Sinneswahrnehmungen werden intensiver, was sich nicht zuletzt auch in einer Verbesserung des Sehens ausrückt. Vielleicht brauchen Sie in der Zukunft keine Brille mehr. Sie bekommen eine hohe geistige Klarheit, Ihr Gedächtnis lässt Sie nicht mehr in Stich, Ihre Intuition verbessert sich.

Parasiten können Ihnen nichts mehr anhaben. Unnatürliches Frieren bei Kälte oder übermäßiges Schwitzen bei höheren Temperaturen gehört der

Vergangenheit an. Sonnenstrahlen können Ihnen nicht mehr viel anhaben. Ihr Körper toleriert diese dann wieder. Kalte Hände und Füße, die auf eine Durchblutungsstörung hinweisen, sind Passe´.

Und nicht zuletzt erhalten Sie eine gesunde und schlanke Körperform!

Ich frage Sie ernsthaft. Welche Beweise soll es denn nun noch geben, dass rohe Pflanzenkost unsere natürliche Nahrung ist, wenn es nicht diese sind? Unser Körper ist nicht dafür gemacht, unausweichlich krank zu sein oder zu werden. Wir sind für ein langes und glückliches Leben geschaffen und nicht für Siechtum und frühes Ableben.

Vorzüge von Grünen Smoothies

Grüne Smoothies ...

- sind oberlecker!
- sind gesund, da sie Chlorophyll aus Blattgrün enthalten!
- enthalten viele Früchte, die den Geschmack des Blattgrüns überdecken!
- machen prima satt!
- sind leicht zu verdauen, da schon durch den Mixer vorverdaut!
- nähren unsere Zellen innerhalb von 20 Minuten!
- sind ein toller Einstieg in eine Roh-Vegane Ernährung!
- sind als Hauptmahlzeit zu verstehen, anders als Säfte!
- machen „süchtig“!
- sind der beste Ersatz zu gekochten Speisen!
- enthalten alles, was unser Körper braucht und je brauchen wird!
- sind schnell und energiesparend zuzubereiten!
- helfen, die Magensäure zu regenerieren, was sonst nur schwer zu erreichen ist!
- schmecken auch Kindern!
- machen schlank!
- und sicher einiges mehr ...

Rezepte für Grüne Smoothies

Grundsätzlich können Sie sich vollkommen frei fühlen, wenn Sie sich Grüne Smoothies zubereiten wollen. Es gibt nur drei Zutaten, die enthalten sein müssen: 40 – 50 % Blattgrün, 50 bis 60 % Obst und Wasser. Für einen Grünen Smoothie von 1,5 Litern im 2,0 Liter Vitamixbehälter benötigen Sie, wenn wir mal von einem Verteilungsverhältnis von 50:50 Obst und Blattgrün ausgehen, 600 ml Wasser, ca. 350 g Blattgrün und 350 g vier verschiedene Obstsorten. Seien Sie aber nicht zu streng mit sich.

Als Erstes füllen Sie das Wasser ein. Danach die Früchte und dann das Blattgrün und die Geschmackskräuter. Sie werden sehen, dass jeder es eigentlich anders macht. Probieren Sie für sich aus, wie es für Sie am besten passt.

Hier mal ein paar Videorezepte zu den Grünen Smoothies

Wildkräuter-Smoothie von Marcus Rothkranz	http://goo.gl/vTGwc3
Mango-Minze-Smoothie	http://goo.gl/tgDxDN
Grüner Smoothie von Nadine Hagen	http://goo.gl/FRnQ4j
Grüne Smoothies von Grüne Smoothies	http://goo.gl/UuAYiJ http://goo.gl/BZPWly http://goo.gl/ni84ui
15 Grüne Smoothies in 3 Minuten mit Sergej Boutenko ;-)	http://goo.gl/EqXxFB
10 Goldene Regeln für Grüne Smoothies	http://goo.gl/3q53qs

Eines meiner Lieblingsrezepte

350 g Spinat (ich hole den gefrorenen und lasse ihn auftauen), dann noch etwas Petersilie, ein paar Minzeblätter, dazu weiße Trauben, 2 Pfirsiche, 2 Bananen, ein Apfel, Wasser. Lecker!

Eigenkreationen eines Tages:

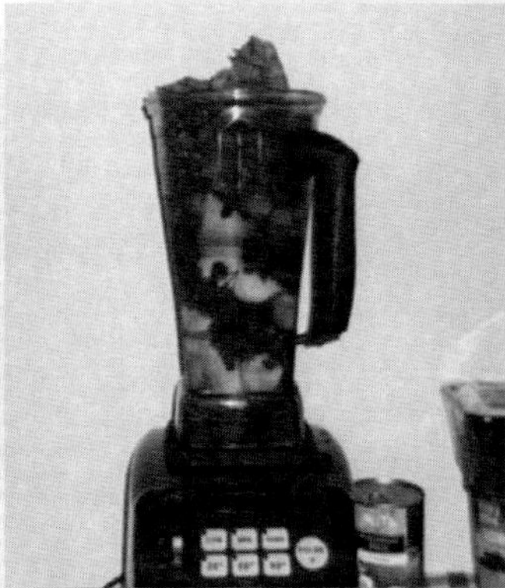

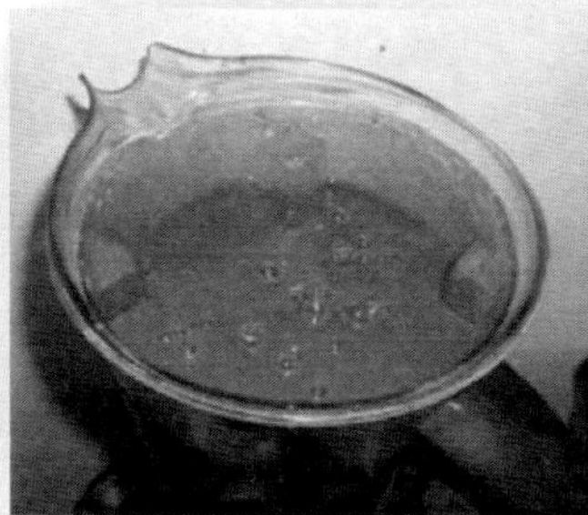

Vorher **Nachher**

Inhalt Smoothie 1:

- 700 ml Wasser
- Kohlrabiblätter obenauf (können aber auch unten oder in der Mitte platziert werden)
- Anderthalb Bananen
- Ein halbes Bund Petersilie
- Eine halbe Mango
- Eine viertel Galia-Melone
- Eine Birne
- Ein paar Weintrauben
- Ein paar Rosinen

Leider sind die Bilder in Schwarz / Weiß. Da sieht man nicht, wie lecker das Ergebnis in Wirklichkeit ist.

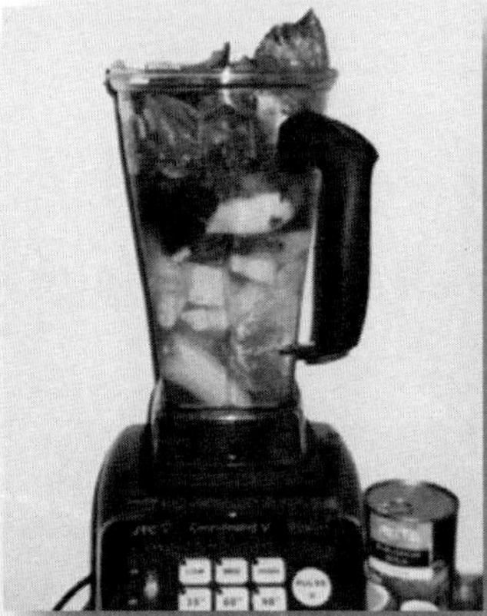 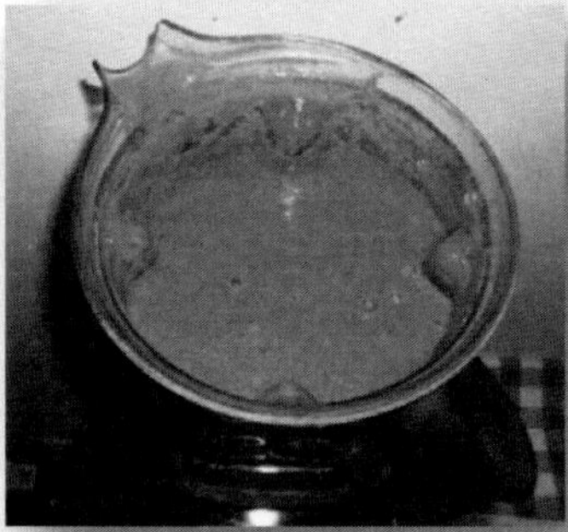

Vorher **Nachher**

Inhalt Smoothie 2:

- 700 ml Wasser
- Kohlrabiblätter
- Eine Banane
- Ein halbes Bund Petersilie
- Eine halbe Avocado
- Eine viertel Galia-Melone
- Eine Orange
- Ein paar Weintrauben
- Ein paar getrocknete Pflaumen

Die Grüne Smoothie – Kalorienfrage

Was für viele auch wichtig ist, wie viele Kalorien denn so ein Smoothie hat. Bis hier her hatte ich mich damit noch gar nicht beschäftigt. Aber um es mal für mich selber klarzustellen, schreibe ich die Kalorienangaben für ein paar Beispiel-Smoothies auf. Meine These: So viele haben die nicht! Aber sehen sie selbst:

Ich nehme hier alle Angaben von fddb.info

Smoothie 1:

350 g Spinat tiefgefroren: (100 g haben 17 kcal) = ca. 60 kcal
2 Bananen a 100 g: (100 g = 90 kcal) = 180 kcal
100 g Erdbeeren: 32 kcal
1 Nektarine mittelgroß: 125 g = 70 kcal
100 g weiße Weintrauben: 68 kcal
600 ml Wasser: 0 kcal

Ergebnis: **410 kcal** für anderthalb Liter Smoothie (halbe Tagesration)

Smoothie 2:

350 g Grünkohl: (100 g haben 35 kcal) = ca. 123 kcal
30 g Minze: (100 g haben 44 kcal) = 13,2 kcal
1 Banane a 100 g: 90 kcal
150 Birne (100 g haben 56 kcal): = 84 kcal
50 g Heidelbeeren (100 g haben 38 kcal) = 19 kcal
50 g Sultaninen (100 g haben 287 kcal) = 143,5 kcal
600 ml Wasser: 0 kcal

Ergebnis: **382 kcal** für anderthalb Liter Smoothie

Smoothie 3:
200 g Löwenzahn: (100 g haben 54 kcal) = ca. 108 kcal
1 Banane a 100 g: 90 kcal
100 g Stachelbeeren: 44 kcal
75 g Petersilie (100 g haben 37 kcal): 27,75 kcal
200 g Erdbeeren (100 g haben 32 kcal): 64 kcal
50 g Datteln (100 g haben 289 kcal): 144,5 kcal
600 ml Wasser: 0 kcal

Ergebnis: **388,25 kcal** für anderthalb Liter Smoothie

Ich habe hier mal eine Exceldatei für die Berechnung der Kalorienmenge der Grünen Smoothies sowie zur Erfassung des Gewichtsverlustes während der Grünen Adipositas Kur zusammengebastelt. Sie kann hier heruntergeladen werden:

http://goo.gl/WsNcZF

12 Punkte, was bei der Zubereitung und dem Verzehr zu beachten ist

1. Zu Beginn mit 60 % Frucht und 40 % Blattgemüse starten. Das Verhältnis kann so bleiben oder auf 50 bis 60 % Blattgemüse erhöht werden.

2. Immer genügend sauberes stilles Wasser oder Osmosewasser verwenden. Leitungswasser eher nicht verwenden.

3. Fügen Sie den Grünen Smoothies nichts weiter bei als:

   - Wasser
   - Blattgrün und Geschmackskräuter
   - Früchte
   - Vielleicht noch ein paar Rosinen und Datteln für die Süße

4. **Fügen Sie keine Öle, keine Nüsse oder Samen, keine stärkehaltigen Knollengemüse, kein Leitungswasser, kein Kochsalz und keine Nahrungsergänzungsmittel hinzu.**

5. Nehmen Sie öfter mal anderes Blattgrün, rotieren Sie es. Jedes Blattgrün hat winzige Mengen spezifischer Alkaloide. Würden Sie immer nur das gleiche Grün nehmen, könnte sich eine höhere Menge desselben Alkaloids im Körper sammeln, was zu Vergiftungserscheinungen führen könnte. Bei einem regelmäßigen Wechsel des Blattgrüns kommt das nicht vor. Früchte brauchen nicht rotiert werden.

6. Verwenden Sie einen starken Mixer mit 950 Watt oder mehr und mindestens 28.000 Umdrehungen pro Minute. Nur so können das vollständige Aufbrechen der Zellwände und somit das Herauslösen der ganzen Nährstoffe garantiert werden. Auch schwächere Mixer eignen sich für Einsteiger. Aber wenn Sie einmal auf die Vorzüge „richtiger“ Smoothies gekommen sind, dann werden Sie nichts anderes mehr wollen.

7. Sie sparen eine Menge Energie im Haushalt, wenn Sie nur noch den Mixer für 90 Sekunden anschalten. Und das ist bei den momentanen Strompreisen nicht zu verachten. Alleine Herde und Herdplatten verbrauchen viel Energie.

8. Grüne Smoothies sind als vollwertige Mahlzeit zu betrachten. Nichts weiter dazu essen. Nur vorher und danach in Abständen von ca. 20 Minuten.

9. Die erste Mahlzeit des Tages sollte ein Grüner Smoothie sein, damit sich die Magensäure optimal neu bilden kann.

10. Obwohl Grüne Smoothies flüssig bis dickflüssig sind, sollten sie doch nicht zügig runtergekippt werden. Behalten Sie die Schlucke einfach für einen Moment im Mund und speicheln sie ein. Das gibt dem Gehirn ein Signal, dass jetzt Nahrung kommt und dass Magensäure produziert werden soll. Ehrlich gesagt, mache ich das auch nicht immer, weil die Smoothies so verda... lecker sind. ;-)

    Durch das Zerkleinern im Mixer entsteht eine feine Konsistenz, da die Zellwände des Chlorophyll effektiv aufgebrochen werden. Es wird quasi vorverdaut, wie es unsere Zähne gar nicht mehr schaffen könnten. Die weitere Verdauung beginnt somit quasi schon im Mund.

11. Sie können Grüne Smoothies frisch zubereiten und trinken oder sich ein oder zwei Portionen davon für später aufheben. Gießen Sie dazu die Smoothies in ein oder zwei Gurkengläser mit Schraubverschluss und stellen diese für maximal 2 Tage in den Kühlschrank. Dadurch, dass sie kühl, dunkel und verschlossen gelagert werden, können diese nicht stark oxidieren. Vielleicht wollen Sie sie vor dem Verzehr wieder etwas auf Zimmertemperatur erwärmen. Holen Sie sie dann einfach vorher wieder raus. Es wurde festgestellt, dass Säfte schneller oxidieren als Smoothies.

12. Wenn Sie beispielsweise 3 Liter Wasser am Tag trinken, können Sie die Trinkmenge auf 1,5 bis 2 Liter reduzieren. Mit den Grünen Smoothies nehmen Sie schon viel Flüssigkeit zusätzlich auf.

Ein paar Tipps zu Grünen Smoothies:

http://goo.gl/C7Xq9J

Gesundheitliche Erfahrungsberichte zu Grünen Smoothies

Hier nun ein paar interessante Geschichten von Leuten, die mit Grünen Smoothies Ihre Erkrankungen losgeworden sind oder eine Linderung ihrer Beschwerden erwirkten.

http://goo.gl/5n6NF1

Beispielhaft von der oben genannten Webseite zwei Berichte über Gewichtsabnahmen:

„Ich hatte mich zu hundert Prozent von Rohkost ernährt und dabei über hundert Pfund (ca. 45 Kilo) abgenommen, war aber dann zur amerikanischen Standardernährung zurückgekehrt.

Jetzt fange ich wieder mit hundert Prozent Rohkost an und muss nun 80 Pfund (ca. 36 Kilo) (wieder) abspecken. Damals aß ich nur und machte Sport, diesmal trinke ich auch Grüne Smoothies.

Für meine Smoothies nehme ich gewöhnlich 4 Tassen Romana-Salat, 1 oder 2 Tassen Petersilie, Grünkohl oder Mangold und 4 Tassen Spinat. Seit ich Smoothies trinke, habe ich ein paar interessante Beobachtungen gemacht, die ich gerne mit Ihnen teilen möchte.

Mein Kalorienbedarf ist gesunken und meinem Körper bekommt mit dem Mixer püriertes Grün deutlich besser!

Ich habe diesmal sehr viel schneller – 20 Pfund (ca. 9 Kilo) in zweieinhalb Wochen – abgenommen und hatte dabei nicht dauernd das Gefühl, verhungern zu müssen."

***

„Diesen Februar war es ein Jahr, dass ich meine **Rohkost-Reise** *begonnen habe. Eines der ersten Bücher, die ich las, war Green for Life.*

Seitdem ich das Buch gelesen und angefangen habe, Grüne Smoothies zu trinken, habe ich über 20 Kilos abgenommen! ***Außerdem schlafe ich jetzt ohne Beatmungsgerät.***

Der entscheidende Punkt war, Milchprodukte aus meiner Ernährung zu streichen. Ich lebe zwar schon seit 20 Jahren vegetarisch, doch so gesund wie jetzt war ich trotzdem nie. Ich aß Milchprodukte, Fleischersatz und verschiedene andere industriell bearbeitete vegetarische Lebensmittel. Heute ernähre ich mich zu 70 Prozent von Rohkost!

Ich trinke täglich einen ganzen Liter grüner Smoothies. ***Ich sehe jünger aus, fühle mich gesünder und schlafe prächtig.*** *Ich bin überzeugt, dass Grüne Smoothies die Lösung für viele der Gesundheitsprobleme sind, mit denen sich die Leute herumschlagen. Ich wünschte mir, jeder würde Smoothies trinken.*

Mein Mann und ich haben am Living Light Culinary Arts Institute in Fort Bragg Kurse bei Rick und Karen Dina besucht und unser Diplom als Rohkost-Ernährungsberater gemacht, weil wir unseren Teil dazu beitragen möchten, dass Rohkost und Grüne Smoothies bekannter werden. Es ist unser Traum, dass jeder Mensch lebendige Nahrung (und speziell Grüne Smoothies!) ausprobieren kann und auch ausprobieren wird, um deren wunderbare Wirkung zu erfahren."

Bio oder nicht Bio oder beides?

Eine wichtige Frage bleibt noch. Sollten wir uns vorwiegend von Biogemüse und Biofrüchten ernähren? Oder geht auch eine Mischung aus biologisch angebauter und konventioneller Vitalkost?

Ich würde beide Fragen mit Ja beantworten. Doch man muss heutzutage auch unterscheiden zwischen Bio aus dem Supermarkt und Discountern und regional angebauten und betreuten Biopflanzen. Auf der einen Seite schmecken Bioprodukte einfach irgendwie besser und haben eine günstigere Umweltbilanz, wenn man regional angebaute Produkte bevorzugt. Andererseits sind sie häufig auch recht teuer und nicht jeder kann und will sich das leisten.

Vom Nährstoff-, Mineral- und Vitamingehalt sind regionales Obst und Gemüse, wenn nicht auf ausgelaugten Böden herangewachsen, auf jeden Fall die richtige Wahl.

Aber oft kommen auch exotische Bio-Sorten in die Märkte, die einen langen Weg hinter sich haben und dafür auch irgendwie haltbar gemacht werden mussten.

Der Unterschied zwischen bio und konventionell ist in der Pestizidbelastung zu suchen, mit deren Hilfe massenhaft Obst und Gemüse produziert werden soll, ohne groß „Ausschuss“ zu liefern. Es sollen damit Schädlinge abgehalten und „Unkräuter“ vernichtet werden, um die Pflanzen vor Befall und Krankheiten zu schützen. Das Dumme dabei ist aber, dass diese Mittel noch in den Pflanzenschalen enthalten sind. Wir nehmen sie dann durch den Genuss in unseren Körper und unsere Zellen mit auf.

Studien haben festgestellt, dass der Nährstoffgehalt in bio- sowie in konventioneller Ware der Gleiche ist. Ausgenommen natürlich die Super-Bio-Produkte vom regionalen Biobauern, die einen wesentlich höheren Nährstoffgehalt besitzen.

Wenn wir aber in den Supermarkt gehen, dann haben wir hier in etwa gleiche Nährstoffgehalte bei Bio- und Nichtbiogemüse und –Obst. Hier ist „nur“ die Pestizidbehandlung sowie die Belastung mit synthetischen Düngemitteln bei konventionellen Produkten zu beachten.

Wir können aber aufgrund des Preises und der größeren Auswahl auf normales Obst und Gemüse zurückgreifen. Bis auf ein paar Ausnahmen vielleicht, die gleich erläutert werden. Dieses Sorten sollten aber sehr gut von den Rückständen befreit werden. Und das geht auf mehreren Wegen.

Ich habe mich dazu entschieden einen Obst- und Gemüsereiniger selbst kostengünstig herzustellen:

1 Esslöffel Zitronensaft
1 Esslöffel weißer Essig
1 Tasse Wasser
1 neue Sprühflasche

Vermischen Sie die Zutaten gründlich und füllen Sie sie in die Sprühflasche. Besprühen Sie die zu reinigenden Früchte und Gemüse mit dem Reiniger, warten Sie 5 bis 10 Minuten lang und spülen Sie die Lebensmittel dann ausgiebig mit Wasser ab.

Quelle: http://goo.gl/nZlWU7

Da sich bei mir die Sprühflasche nach ein paar Anwendungen nicht mehr benutzen ließ, habe ich eine mittlere, dicht verschließbare „Lock & Lock“-dose (leider Plastik) genommen, habe die Zutaten dort eingefüllt und bade nun mein Gemüse vor dem Verzehr darin. Dann spüle ich es ab und schneide es in den Salat. Das „Bad“ benutze ich einige Zeit, bis zu wenig in der Dose ist, dann fülle ich es wieder auf.

Was unbedingt Bio gekauft werden sollte aufgrund der Schadstoffbelastung:

Äpfel, Erdbeeren, Pfirsiche und Nektarinen, Blaubeeren, Trauben, Salatgurken, Paprika, Spinat und Grünkohl, Kartoffeln, Kürbisse und grüne Bohnen absorbieren erhebliche Pestizidmengen. Zum Beispiel konnten in Äpfeln ca. 36 verschiedene Chemikalien gefunden werden und in einem einzigen Apfel wurden bereits gleichzeitig sieben verschiedene Chemikalien entdeckt.

Quelle: http://goo.gl/d09UyN

III
Die Bedeutung der ENZYME für Ihre Gesundheit

Über Enzyme wurden sehr viele wissenschaftliche und medizinische Studien durchgeführt.

Enzyme sind der Schlüssel zu Gesundheit und Leben!

Es ist eigentlich eine Binsenweisheit:

Ungekochte, nicht erhitzte Erbsen und Bohnen keimen und wachsen, wenn wir sie in den Boden tun. Gekochte, erhitzte werden nur noch verrotten. Sie sind tot.

Es ist ein Phänomen, dass der Nährstoffgehalt von Samen bei der Sprossenzucht durch die einfache Zugabe von etwas Wasser, Luft und Sonnenschein zwischen 300 und 800 % ansteigt.

Der Otto-Normalverbraucher, der eine sogenannte ausgewogene Nahrung zu sich nimmt, erleidet früher oder später ernste Gesundheitsprobleme. Fast ausnahmslos. Die wenigsten werden heute gesund und munter alt und die sogenannten „Zivilisationskrankheiten“ nehmen mehr und mehr zu.

Wir sind von den schlimmsten degenerativen und meist chronisch verlaufenden Krankheiten, welche die Menschheit je gekannt hat, befallen:

Krebs, Herz-Kreislauf-Erkrankungen, Diabetes, Arthritis usw. Und das trotz der gewaltigen Fortschritte der Gesundheitswissenschaften und der Empfehlung der WHO, sich um eine ausgewogene Ernährung zu kümmern.

Schauen wir auf die Menschen ärmerer Regionen, die keine gut ausgewogene Ernährung haben. Und doch ist ihr Gesundheitszustand oft viel besser, obwohl sie Schwierigkeiten haben, überhaupt Nahrung zu bekommen.

Im Himalaja gibt es eine Gruppe von Menschen, die Hunzas, deren Gesundheitszustand außergewöhnlich gut ist. Sie werden oft 100 - 120 Jahre alt und Krankheiten sind Ihnen praktisch unbekannt. Sie haben kein großes Gesundheitssystem mit all den Ärzten und Krankenhäusern und ihnen „fehlen" auch die ausgewogenen Mahlzeiten der westlichen Welt. Sie essen rohe Nahrung.

Der Unterschied zu unserer Ernährungsweise ist das Vorhandensein von „nicht in-" aktiven Nahrungsenzymen!

Enzyme bestehen aus Proteinstrukturen. Laut Definition sind Enzyme Katalysatoren, also Dinge, ohne die etwas nicht funktioniert. Das kann man sich vorstellen wie das Öl in Verbrennungsmotoren. Es dient nicht dem Antrieb des Motors, sondern sorgt für die Gewährleistung der Kolbenbewegungen.

Enzyme helfen dabei, dass die unterschiedlichsten metabolischen Funktionen im Körper ablaufen können. Alles im Körper, was uns am Leben erhält, wird bewegt, kontrolliert und unterstützt durch ein spezifisches Enzym.

Wir brauchen lebendige Enzyme, da unser Körper jeden Tag seine eigenen Enzyme verbraucht, um unser Leben zu erhalten und nicht nur um die Nahrung zu verdauen. Diese Enzyme müssen ersetzt werden.

Aus totgekochter Nahrung kann er das aber nicht bewerkstelligen. Hier werden ihm eher weiter seine eigenen Enzyme geraubt, die er wiederum für die Umwandlung der „Fremdkörper", die wir ihm zuführen, verbraucht.

Er muss für die Ersetzung eine äußere Quelle heranziehen. Lebendige Nahrung! Diese kann der Körper dann wieder in seine eigenen Enzyme umwandeln, zum Beispiel für das Funktionieren von Herz, Nieren, Lunge,

Gehirn, die Verdauung usw.

Jede Nahrung, die roh ist, hat lebende Enzyme in sich.

Wir benötigen also eine lebendige Zufuhr zum Körper, der die lebenden Enzyme darin in Enzyme umwandelt, die unser Körper verwerten kann. Totes oder Gekochtes kann er nicht verwerten. Er muss dafür seine eigenen Enzyme opfern. Irgendwann ist der Speicher leer – und wir werden krank und fett, wie in unserem Fall.

Es gibt somit zwei Gruppen von Enzymen. Die Körperenzyme und die Nahrungsenzyme.

Körperenzyme stellt der Körper selber her, benötigt dafür aber eine lebendige Quelle, die wir Nahrungsenzyme oder auch Pflanzenenzyme (PhytoZyme) nennen. Jeden Tag aufs Neue.

Die wahrscheinliche Konsequenz, wenn wir uns keine lebendige Nahrung und dadurch Nahrungsenzyme zuführen, wäre eine durch Enzymmangel reduzierte Funktion im Organismus mit unguten Gefühlen oder sogar Krankheit(en).

Jedes Neugeborene hat noch fast vollständig gefüllte Enzymreserven zur Verfügung. Bekommt es dann unorganisches totes Essen, hat es durch diese Reserven die Fähigkeit, die denaturierte Nahrung ohne aktive Enzyme zu verarbeiten, weil es Enzyme aus seinem eigenen System dazu nutzen kann. Eine Menge dieser Enzyme werden dadurch verbraucht.

Kommen nicht täglich genügend lebende Enzyme in unseren Körper, beginnt er verschiedene Stoffwechselfunktionen zu reduzieren, er wird sie langsamer ausführen, die Wirksamkeit erheblich verringern. Nur bei lebendiger Nahrung, welche die Enzyme zur Verdauung mitliefert, bleibt das Enzym-Konto unberührt.

Wenn wir jedoch immerzu Nahrung zu uns nehmen, bei der wir die benötigten körpereigenen Enzyme verbrauchen, wird der Körper nach und nach langsamer. Es entsteht ein Energiedefizit. Zum Beispiel werden die Gelenke steifer und es kommen immer mehr Zipperlein, die wie Alterung interpretiert werden können. Das stimmt aber so nicht.

In wissenschaftlichen Versuchen wurde klar belegt, dass im Labor Zellen, die abfallstofflose Nährstoffe erhielten, unendlich am Leben erhalten werden konnten, ohne jegliches Anzeichen von Alterung oder Krankheit. Offensichtlich bekamen diese im Labor die richtige Nahrung, lebendige Nahrung.

Eben solche Ergebnisse brachten Beobachtungen bei den Hunzas, welche rohe Nahrung mit Enzymen essen. Krankheiten kommen dort nicht vor, wie schon oben erwähnt.

Bei jeglicher Krankheit findet man mit Sicherheit einen Mangel an Enzymen! Ebenso einen Vitamin-, Mineralien- und Spurenelemente-Mangel.

Wenn wir dem Körper Nahrung zuführen, die keine lebendigen Enzyme mitliefert und der Körper in keinem guten Allgemeinzustand ist, also nicht mehr genügend Enzyme vorhanden sind - wird diese Nahrung nicht mehr vollständig verdaut. Sie wird in Moleküle aufgespalten, die genügend winzig sind, dass sie in den Blutkreislauf gelangen können, aber nicht klein genug, um verwertbar zu sein, wozu eine weitergehende Verdauung nötig wäre.

Der Raub der Körper-Enzyme...

... erfolgt durch gekochtes, gebratenes oder gedünstetes Essen, welches mindestens über 42 Grad Celsius erhitzt wurde, also Nahrung, die keine lebendigen Enzyme mehr enthält, und unseren Körper zwingt, seine eigenen Enzyme zur Verdauung zu nutzen, sofern er noch welche besitzt.

Erhitzte Nahrung enthält vielleicht noch Enzyme, nur sind diese durch Erhitzung inaktiv geworden.

Ein Kalb, welches ausschließlich mit der erhitzten Milch seiner Mutter gefüttert wird, stirbt innerhalb weniger Tage. Es hat nicht mehr genügend Enzym-Reserven, um diese „tote“ Milch in lebendige zu verwandeln.

Es gibt viele Arten, Nahrung zu behandeln und sie dadurch seiner Enzyme zu berauben:

Wenn **Hitze über 42 Grad Celsius** angewendet wird, werden die meisten Enzyme inaktiv, sie werden denaturiert - abgetötet.

Chemikalien, die der Nahrung zugesetzt werden, können ebenso Enzyme deaktivieren.

Bestrahlung ist eine weitere Methode, die sehr häufig verbreitet ist.

Immer wenn **Fette oder Öle** erhitzt werden, gehen deren Enzyme verloren, mit den gleichen negativen Konsequenzen, wie oben beschrieben. Das gilt auch schon für die Herstellung der Öle. Nehmen Sie daher nur kalt gepresstes Öl.

Kochen: Verlust zwischen 40 – 100 %. Wenn Sie eine Nahrung kochen, und Sie den ganzen Dampf aufsteigen sehen, dann war dies das Leben, was da an die Decke steigt.

Mikrowelle: Die Mikrowelle kocht nicht mit Hitze, sie kocht auf mechanische Weise. Die Mikrowellen bombardieren die Moleküle in der Nahrung und diese beginnen zu vibrieren, wenn sie aneinanderstoßen. Sie verursachen Reibung und damit Hitze, und die Nahrung kocht auf diese Weise. Unglücklicherweise verursacht diese Vibration, dass die Enzyme sich von den Molekülen trennen, an die sie gebunden waren.

Dämpfen und Dünsten: Verlust zwischen 15 – 60 %. Gedämpft bedeutet, dass die grünen Bohnen noch ein wenig knackig sind. Sind sie bereits weich, dann sind sie gekocht. Sie müssen gedämpft, das heißt, noch ein wenig fest sein.

Trocknen oder dehydrieren: Wir verlieren 2 - 5 % der Enzyme, wenn wir Nahrung oder Saft trocknen oder dehydrieren. Dabei gehen wir davon aus, dass wir keine Chemikalien angewendet haben und die Hitze für die Trocknung nicht über 42 Grad Celsius gegangen ist. Es bleibt also enzymatisch sehr aktiv.

Einfrieren: Wir frieren etwas Rohes ein und verlieren je nach der Nahrung zwischen 5 – 30 %.

Spezifische Auswirkungen durch das „Abtöten“ der Nahrung

In dem Maße, wie wir unser Enzym-Konto entleeren, fängt der Körper an, erschöpft zu sein, er beginnt „langsamer“ zu werden.

Die meisten Menschen haben Verdauungsprobleme. Frauen zum Beispiel verdauen nur etwa 70 %, manche nur 30 %, sind chronisch verstopft oder leiden unter Durchfall. Das ist ihnen aber meist gar nicht bewusst, denn dies war ja schon immer so und sie denken es sei normal.

Wie die Verdauung eigentlich funktionieren sollte

Wenn Sie unverarbeitete rohe Nahrung zu sich nehmen, sendet der Magen einige seiner Enzyme aus, welche die Pflanzenenzyme in der Rohkost aktivieren. Diese Enzyme verdauen praktisch die rohe Nahrung selber.

Es werden nicht alle Enzyme der Pflanze für die Verdauung benötigt und können so vom Körper aufgenommen und von ihm in körpereigene Enzyme umgewandelt werden, die die Bilanz an körpereigenen Enzymen wieder ausgleichen.

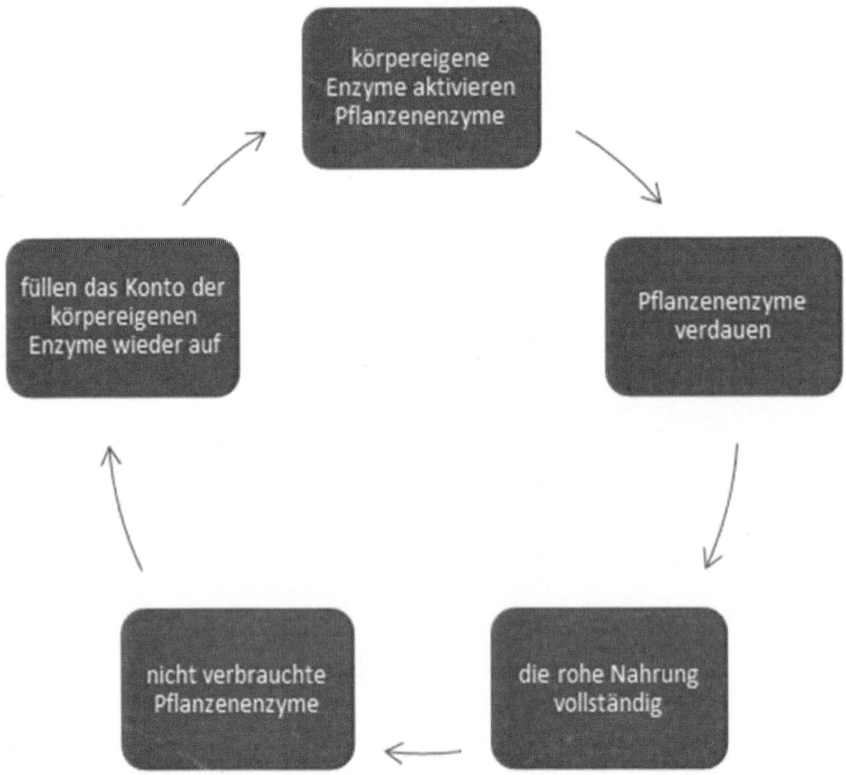

Ist die Pflanze aber getötet (gekocht) worden, ist unser Körper gezwungen, den vollständigen Verdauungsvorgang allein durchzuführen. Er muss sehr viel mehr von seinen Körper-Enzymen herausgeben und es erfolgt auch kein Bilanzausgleich des Enzymkontos des Körpers.

Wenn das ständig erfolgt, sind einfach nicht mehr ausreichend Enzyme vorhanden, um die Nahrung vollständig zu verdauen.

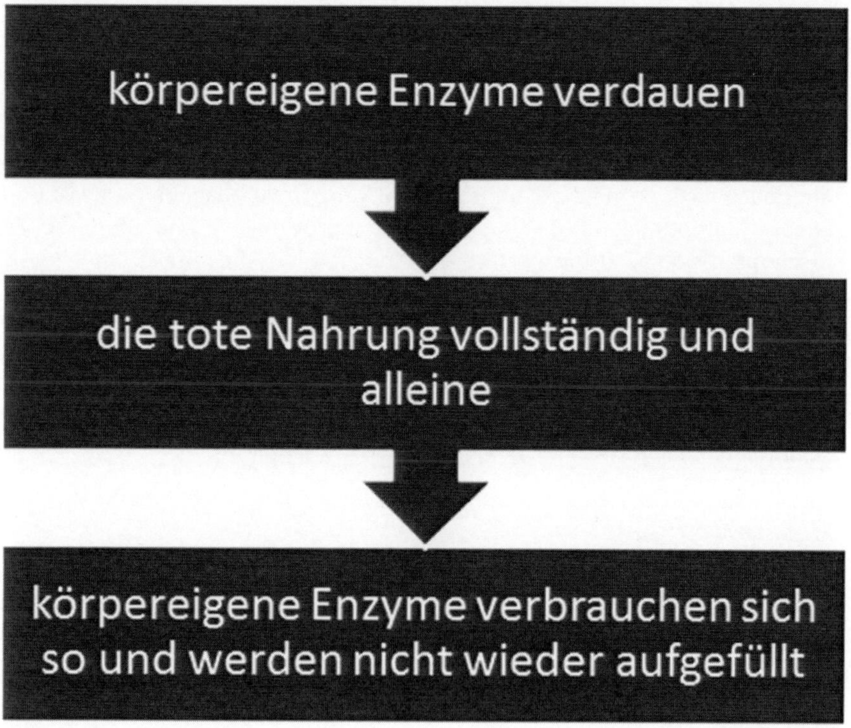

Durch eine Mischkost aus gekochtem Essen und Rohkost können Sie die schädigenden Substanzen im Optimalfall neutralisieren. Gift und Gegengift quasi, um es mal dramatisch auszudrücken. Sie können damit vielleicht den Status Quo beibehalten und normal altern und einige Krankheiten etwas aufhalten und idealerweise verhindern. Gesunden, sich von degenerativen Krankheiten befreien, abnehmen und das Gewicht locker halten können Sie am besten mit fast 100 % oder eben 100 % pflanzlicher Rohkost.

Raffinierter Zucker und der Zucker in Früchten und Gemüse

Zucker in Früchten und in Gemüse kommt zusammen mit Enzymen, Vitaminen, Mineralien und sekundären Pflanzenstoffen, welche an ihn gebunden sind. Diese helfen ihm, diese Glukose in Energie umzuwandeln.

Wenn wir Industriezucker essen, ist das reiner Zucker, welcher keine Enzyme, keine Vitamine und sekundären Pflanzenstoffe mehr enthält. Wenn dieser reine Zucker in die Zelle kommt, (ver)braucht die Zelle Enzyme, um ihn in Energie umzuwandeln und bekommt nichts dafür zurück.

Diese Enzyme borgt er sich von anderen Körperteilen, zum Beispiel von den Knochen, die ein großes Reservoir an Enzymen besitzen. Die Knochen geben aber auch nicht so viele ab, um sich nicht ganz zu verausgaben. Das ist dann wieder suboptimal für die ausleihenden Körperteile - und über die Zeit erschöpfen sich auch die Vorräte der Knochen, welches meist unweigerlich zu Osteoporose im Alter führt.

Wenn wir raffinierten Zucker, Produkte aus weißem Mehl, Nahrung ohne Enzyme, Vitamine und sekundäre Pflanzenstoffe essen, zwingen wir unseren Körper, von sich selbst Enzyme zu borgen, um uns am Leben zu erhalten. Dadurch bedingen sich aber schlussendlich Krankheiten.

Unsere Verdauung

Ein wichtiger Effekt der Grünen Smoothies ist eine ausgesprochen positive Wirkung auf die Verdauung. Da es bei langjährigen Rohköstlern und auch bei ihr selber immer wieder zu kleineren Verdauungsbeschwerden gekommen ist, hat Victoria Boutenko diese eingehend erforscht. Eine Gruppe von Probanden trank täglich einen Liter Grüne Smoothies auf nüchternen Magen.

Ansonsten wurde alles in ihrem Leben so belassen. Um durchschnittlich 60 Prozent war die Produktion an Magensäure bei diesen Probanden innerhalb von zwei Monaten angestiegen. Da es in der Naturheilkunde sehr aufwendig und häufig erfolglos ist, die Produktion an Magensäure zu steigern, war diese Entdeckung bemerkenswert. Ist eine Erhöhung der Magensäureproduktion wirklich so wichtig? Ja, das ist es!

Magensäure

Wir haben im Allgemeinen zu wenig Magensäure. Deshalb können wir die Nahrung gar nicht gänzlich verdauen. Fleisch zum Beispiel verrottet nur noch im Darm. Daher haben wir auch diese stinkenden Exkremente.

Wenn man auf nüchternen Magen einen Grünen Smoothie trinkt, dann regeneriert sich innerhalb von 4 bis 6 Wochen die Magensäure wieder. Manchmal dauert es aber auch bis zu drei Monaten, wie bei mir.

Wir merken, dass wir zu wenig Magensäure haben zum Beispiel daran, wenn wir Spinat oder rote Bohnen essen, dass unser Stuhl sich dann grün oder rot verfärbt. Hat sich die Magensäure einmal regeneriert (wie bei einem 20jährigen), dann ist der Stuhl auch wieder normal braun, hat eine lockere Konsistenz und lässt sich rückstandsfrei in der Kloschüssel wegspülen. Außerdem sparen wir eine Menge Toilettenpapier.

Wir brauchen durch die Aufspaltung der Pflanzenfasern im Grünen Smoothie fast keine enzymatische Verdauung mehr. Das ist der Grund, warum sich die Magensäure wieder vermehrt bildet. Dieses Enzym, welches für die Aufspaltung verantwortlich wäre, besitzen wir auch gar nicht mehr, wie oben geschrieben. Die Menschen haben es sich durch ihre nicht naturgemäße Nahrung sozusagen „abtrainiert".

Sodbrennen wird durch Säuremangel verursacht

Durch den Mangel an Magen-Salzsäure entstehen vermehrt sekundäre Säuren, wie Milchsäure, Essigsäure usw., die im Magen eigentlich nichts zu suchen haben und die deshalb durch die Speiseröhre abgestoßen werden – und Sodbrennen verursachen. Die Wiederherstellung einer gesunden Magensäureproduktion ist sehr effektiv, um Sodbrennen an der Wurzel zu eliminieren. Grüne Smoothies sind dabei wirksamer als die üblichen naturheilkundlichen Anwendungen mit Bitterstoffen.

Da bei mir nach 6 Wochen der Stuhl immer noch grün war, habe ich mich entschlossen, dem Magen und der Säure darin einen kleinen Schubs zu geben, und habe mir HCL – Tabletten bestellt. Dies wird auch im Buch „Green for Life" von Victoria Boutenko empfohlen. Ich habe mir dann diese hier bestellt und zu jeder Mahlzeit je nach Größe der Mahlzeit 2 bis 4 davon genommen.

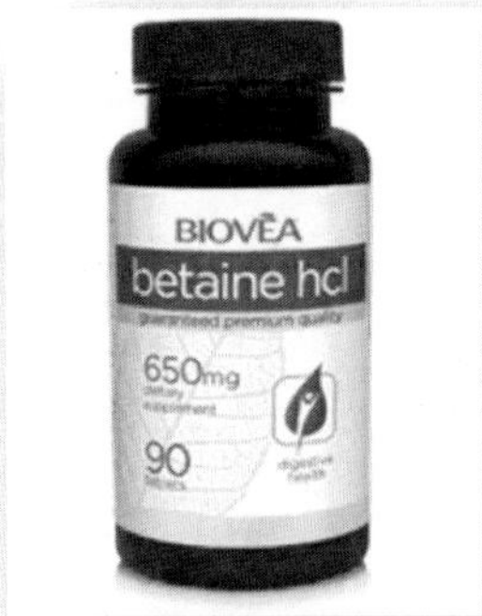

Hier der Link zu Amazon:

http://goo.gl/b7KySp

Also acht bis sechzehn Stück am Tag. Meine Ausscheidungen wurden ca. 13 Wochen nach Beginn meiner DGAK normalfarbig und auch nach dem Absetzen, als die 3 bestellten Dosen leer waren, ist die normale braune Farbe geblieben und nicht mehr zu Grün gewechselt. Das zeigt mir an, dass ich jetzt genügend Magensäure habe. Wird nicht genügend Magensäure produziert, kann die Nahrung an entsprechender Stelle nicht genügend verdaut werden und geht so raus, wie sie reingekommen ist. Jedenfalls, was die Farbe betrifft.

Bitte fragen Sie aber vorher immer Ihren Arzt, ob das für Sie nicht eventuell gefährlich sein könnte. Das gilt insbesondere für Menschen, die Kortikosteroide gegen entzündliche Erkrankungen, Aspirin, Indocin, Ibuprofen oder ähnliches einnehmen!

Zu wenig Magensäure hat im Allgemeinen folgende Auswirkungen für den Körper:

- Bakterienwachstum im Darmbereich, da diese nicht durch die Säure neutralisiert werden.
- Candidapilz-, und Parasitenbefall, primäre Nebennierenrinden-Insuffizienz (Addison), Multiple Sklerose, Arthritis (Gelenkentzündungen), Asthma, Autoimmunkrankheiten,

Magenkarzinome, Depressionen, Dermatitis, Diabetes, Ekzeme, Flatulenz, Gallenblasenprobleme, Magenpolypen, Gastritis, Hepatitis, Schilddrüsenüberfunktion, Osteoporose, Psoriasis, eitrige Dickdarmentzündung und die Weißfleckenkrankheit

Niemand kann wirklich gesund werden, wenn ihm nicht bewusst ist, dass zu wenig Magensäure vorhanden ist und etwas dagegen getan wird! Magensäure ist die einzige Säure, die vom Körper selber hergestellt wird. Alle anderen Säuren sind ernährungsbedingt und werden, so es der Körper kann, ausgeschieden.

Und hier noch ein Video vom Alpenparlament dazu: (sehr interessant)

http://goo.gl/RpE3b0

Das Säure- und Basengleichgewicht

Es geht dabei um das Mineraliengleichgewicht im Körper. Im Erdreich befinden sich anorganische Mineralien. Diese werden von den Pflanzen verstoffwechselt, an Enzyme gebunden und werden somit zu organischen Mineralien, die auch wir benötigen, zum Beispiel für den Körperaufbau, die Zellerneuerung aber auch für verschiedene Stoffwechselfunktionen.

Besteht unsere Nahrung aus anorganischen, enzymatisch inaktiven Mineralien, borgen wir sie wieder von uns selbst, das heißt, die Körperzellen verbrauchen ihre organischen Mineralien und im Endeffekt wird unser Körper durch das Fehlen dieser Mineralien saurer. Sinkt der pH-Wert des Blutes jetzt unter 7,4 oder sogar 7,2 verklumpen die Blutkörperchen, sind nicht mehr, in der Lage Sauerstoff zu transportieren, – und wir sterben an Übersäuerung.

Eine Leserin dieses Buches hat aber noch eine weitere Erklärung parat:

„Es sieht aber so aus - und macht in meinen Augen auch mehr Sinn - dass die Übersäuerung ja in den Lymphen und in den Zellen stattfindet, also im Gewebe. <u>Das Blut ist immer der Kompensierungsmechanismus</u>, welcher jetzt verstärkt Basen (z. B. aus Knochen, Haaren usw.) ranschaffen muss - was dazu führt, dass das Blut in eine Alkalose, also ein Zuviel an Base geht. Im Endeffekt ist das genauso schlimm wie zuviel Säure. Die roten Blutkörperchen versteifen, Kapillare und verengte Arterien verstopfen, akuter Sauerstoffmangel.

Das ist aber die absolute Spitze des Eisbergs. Wenn sich der pH-Wert des Blutes tatsächlich signifikant ändert, ist die Katastrophe bereits da. Jahrelang allerdings übersäuert das Gewebe, und das Blut kann immer wieder kompensieren, sodass sich im Blut kaum Änderungen finden. Was dazu führt, dass laut Blutwert eine Übersäuerung gar nicht existiert ...„

Deshalb müssen wir uns täglich diese organischen Mineralien - sie sind von Natur aus alkalisch - zuführen, um unser Gewebe und letztendlich das Blut leicht basisch zu halten. Wir müssen die Mineralien, die wir täglich verbrauchen, um am Leben zu bleiben, ersetzen. Wir müssen das System wieder auffüllen.

In der Nahrung, die verarbeitet ist, die enzymatisch tot ist, sind die Mineralien sauer.

Wenn unser Körper im leicht basischen Bereich ist, sind wir gesund. Nehmen wir totgekochte oder nicht körperkompatible Nahrung zu uns, die dem Körper keine organischen Mineralien zuführen, muss er diese Mineralien aus seinen eigenen Reserven bereitstellen, die dann an anderer Stelle fehlen.

Das muss über kurz oder lang zu Defiziten und Krankheiten führen, wie Spannungsverlust der Haut (Falten), Muskelschwund, Gelenksteifigkeit, Gelenkschmerzen, Osteoporose, Arthritis usw.

Warum haben wir Gewichtsprobleme?

Wir müssen lernen, tote Nahrung von lebender Nahrung zu unterscheiden.

Wenn Kalorien in den Körper kommen, muss der Körper diese in Energie umwandeln. Sind die Kalorien aber nicht an Enzyme gebunden, muss der Körper sie aus seinem eigenen Gewebe bereitstellen. Er leiht sich gerade genug, um einen Teil der Kalorien in Energie umzuwandeln, damit er den Tag überlebt. Die restliche Nahrung wird in Fett umgewandelt und so gespeichert.

Zur Fettverbrennung braucht er Enzyme. Kommen jetzt weniger Kalorien von der toten Nahrung, wie bei kalorienreduzierten Diäten häufig üblich, werden hiermit aber noch keine Enzyme bereitgestellt. Dieselbe Nahrung - weniger Kalorien – Fettzellen bleiben erhalten.

Darum funktionieren auch Diäten, die rein auf rohes Obst und rohes Gemüse setzen im Normalfall gut. Allerdings, und da sind wir bei der Besonderheit dieses Buches, nicht bei allen. Kehrt man danach zur „Normalkost“ zurück, wird auch wieder das Gewicht steigen. Bei besonders übergewichtigen Personen, hat sich der Setpoint auf einem sehr hohen Niveau festgesetzt und da geht die Reise immer wieder hin.

Einzig mit der Gabe von echtem oder homöopathischen HCG kann dieser Teufelskreis durchbrochen werden, das richtige Fett wird abgebaut, der Setpoint gesenkt. Es ist quasi ein Katalysator, der uns hilft, auch mit gekochter Nahrung (bei Dr. Simeons und der normalen Adipositas Kur wird die fleischliche Eiweißquelle gebraten und das Gemüse gekocht oder gedünstet) effektiv abzunehmen.

Bausteine aus einer Nährstoffgruppe, wie Kohlenhydrate, Fette oder Proteine sind nicht an sich als schlecht einzustufen oder deren kalorischer Gehalt zu verteufeln. Vielmehr ist der Grad des Mitbringens von Säure oder deren Erzeugungsfähigkeit im Körper zu beachten.

Wirkt es sauer, muss der Körper diese Säuren und häufig auch damit verbundene Giftstoffe in unseren Fettzellen zwischenlagern, dafür unter Umständen sogar neue anlegen. So ist zu erklären, warum wir dicker werden, obwohl wir uns vielleicht und vermeintlich gesund ernähren.

Dieser Entwicklung können wir nur entgegenwirken, wenn wir viele alkalisch, also basisch wirkende Nahrungsmittel zu uns nehmen. Der Grüne Smoothie und alles Blattgemüse wirkt sehr basisch und hilft uns, die schon im Körper befindlichen Säuren und Gifte schnell aus den Zellen auszuscheiden. Dies war wahrscheinlich der fehlende Baustein bei der normalen Adipositas Kur.

Ich habe aus eigener Erfahrung feststellen müssen dass, als ich meine verlängerte Stabilisierung beendet hatte, wo ich mir tägliche Gaben homöopathischen HCG´s „verordnet“ hatte und es nun nicht mehr nahm, das Gewicht wieder anstieg. Und zwar ziemlich genau auf einen Setpoint, der zwar viel tiefer lag, als mein Spitzengewicht, aber für mich trotzdem unbefriedigend hoch. Ich habe das auf die noch vorhandenen Fettzellen geschoben und auf diverse Nahrungsmittelunverträglichkeiten, wie zum Beispiel auf Milch- und Weizenprodukte, was sicherlich auch Gründe dafür waren.

Der Witz war aber, dass ich diese gar nicht mehr konsumiert hatte. Dann habe ich es auf zu viel des Guten geschoben, also dass ich mehr aufnahm, als ich verbrauchte. Das konnte aber eigentlich auch nicht sein, da ich mich täglich im Fitnessstudio abschinder(t)e, viel Muskelmasse aufgebaut habe und auch sonst nicht untätig war. Ich gehe zum Beispiel zwei Mal in der Woche zum Badminton und wenn man weiß, wie anstrengend das sein kann, und wie viel Kalorien man da verbraucht, dann wundert man sich nur noch über steigendes Gewicht.

Ernährt habe ich mich nach der im Buch „Die Adipositas Kur" beschriebenen EGO-Ernährung. Dreißig bis vierzig Prozent gekochtes oder gebratenes Eiweiß, fünfzig bis sechzig Prozent gekochtes oder gedünstetes Gemüse und (nur) zehn Prozent frisches Obst. Natürlich etwas mehr als in der Diätphase der Adipositas Kur, aber nicht zu viel.

Ich konnte also mein Gewicht mit viel Training, HCG und für meine Begriffe richtiger Nahrung gut im Zaum halten. Ließ ich das HCG weg, trainierte weiter hart, ernährte mich EGO, nahm ich zu. Wenn ich dann meinen Kalorienverbrauch durch Kardiotraining erhöhte, ging das Gewicht wieder runter. Mit anderen Worten, es war ein ständiger Kampf – und es musste eine andere Lösung her.

Nicht, dass wir uns falsch verstehen.

Ich stehe immer noch hinter der normalen Adipositas Kur!

Man nimmt ohne Weiteres schnellstens das richtige (krankhafte) Fett ab, senkt seinen Setpoint und kann diesen unter bestimmten Umständen auch stabilisieren.

Diese günstigen Umstände sind: Man hatte vorher noch nicht allzu viel Raubbau an Enzymen, Vitaminen und Mineralien betrieben, war also noch bei guter Gesundheit, war oder ist noch nicht älteren Semesters und hatte noch nicht allzu viele Fettzellen im Laufe des bisherigen Lebens aufgebaut.
Und der Hypothalamus war nur mäßig vorgeschädigt. Dann kann man wahrscheinlich auch mit einer gewöhnlichen Normalkost sein Gewicht halten.

Das heißt aber nicht, dass die sogenannte Normalkost nicht auch in Zukunft zu Defiziten, Krankheiten und Übergewicht führen kann und der Setpoint langsam wieder höhere Ziele anstrebt.

Sind aber diese günstigen Umstände nicht vorhanden, wäre es mehr als eine Überlegung wert, seine Ernährung von toter Kost auf Vitalnahrung umzustellen und optimalerweise sogar mit dieser Kost und der Gabe von HCG die Adipositas Kur durchzuführen. Diesen neuen Weg nenne ich „Die Grüne Adipositas Kur".

Die frühkindliche Prägung und die Sucht nach Gekochtem

Unser Geschmackssinn wurde durch unsere frühkindliche, elterliche Prägung und die langjährige falsche Ernährung (zu süß, zu salzig, zu aromatisiert), sicherlich unwillentlich, so verdorben, dass er das, was natürlicherweise unsere Hauptspeise sein sollte, gar nicht mehr mögen wird. Wir müssen uns und ihm Zeit geben, die Erinnerung an seine Wurzeln wiederzuerlangen, und sehr schnell kann man von den grünen Pflanzen gar nicht mehr genug bekommen.

Hier mal ein Auszug aus dem frei im Internet herunterladbaren PDF von Arshavir Ter Hovannessian (Aterhov).

„Die Sucht nach Kochkost ist die gefährlichste aller Gewohnheiten...

... Es mag den Leser sicherlich wundern, warum keiner der zahlreichen Wissenschaftler und Professoren diese einfachen Wahrheiten erkennt bzw. warum sie uns nicht sagen, dass der Verzehr von Kochkost unnatürlich und gefährlich ist.

Der Grund ist ganz einfach der, dass fast die gesamte Menschheit esssüchtig ist und Esssucht sie blind macht. Niemand ist sich im Klaren, dass Kochkost ein gefährliches Laster ist. Es ist nicht ein heftiges Verlangen nach irgendeiner Substanz, sondern die Summe eines starken Verlangens nach Tausenden von Substanzen (und was für »wunderbare«, »angenehme«, »wünschenswerte« Substanzen). Zudem fühlen sich die kurzsichtigen Kochköstler umso besser, umso mehr ihre Nahrung veredelt bzw. verarbeitet, und damit völlig devitalisiert worden ist. Diese vielen Wertminderungen sind verantwortlich für die körperlichen und seelischen Schäden, die sich in der großen Zahl von Krankheiten zeigen, welche die Menschheit heute plagen.

Der Mensch wird süchtig nach giftigen Substanzen wie Tee, Kaffee, Kakao, Tabak, Alkohol, Nikotin, Opium, Kokain, Morphium usw. Das starke Verlangen nach diesen Stoffen wird angeregt durch Gifte, die sich im menschlichen Körper angesammelt haben.

Kochkost erzeugt eine Vielzahl von Giften, und im Laufe der Zeit lagern sich diese in verschiedenen Teilen des Organismus ab, so z. B. an den Wänden der Venen und Kapillaren, zwischen den Gelenken, in den Fettzellen und an vielen weiteren Stellen unseres Körpers. Gerade wie das heftige Verlangen eines Drogensüchtigen nach Heroin nicht von den normalen physiologischen Bedürfnissen seines Körpers herrührt, so ist auch das Verlangen des Kochköstlers nach gekochtem Essen, das »Hungergefühl«, kein normales Verlangen des Organismus; es ist vielmehr das Verlangen eines süchtigen Körpers.

Es wird von Impulsen ausgelöst, die von den abgelagerten Giften abgegeben werden, es ist das Verlangen der Krankheiten, die sich im menschlichen Körper eingenistet haben - der Ruf der ärgsten Feinde des Menschen.

Dieses Laster wird jedem menschlichen Wesen von seinen eigenen Eltern bereits in die Wiege gelegt. Dies ist der Grund, warum ein Kleinkind von dem Moment an, wo es sich seiner Umwelt bewusst wird und zu sprechen beginnt, bereits der Sucht nach Gekochtem verfallen ist. Und von nun an bis zum Ende seines Lebens betrachtet es gekochte Nahrung als normal und sein Verlangen danach als physiologisches Bedürfnis. Dieses Verlangen hält das Kind irrtümlich für Hunger."

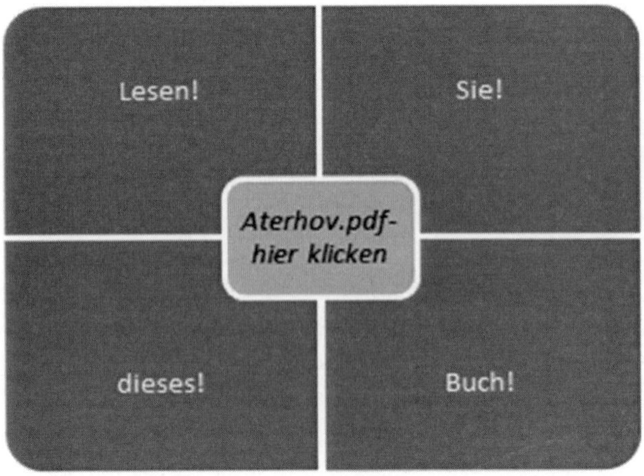

Buchleser bitte dies hier nutzen: http://goo.gl/fkf6ZE

IV
Die China-Studie

Die 1983 begonnene Studie gilt als eine der größten jemals durchgeführten epidemiologischen Untersuchungen. 8000 Chinesen machten exakte Angaben über ihre Ernährungsgewohnheiten und Krankheitsgeschichten. Colin Campbell, Biochemiker an der amerikanischen Cornell- Universität und seine britischen und chinesischen Kollegen nahmen im Rahmen der Studie 150 Krankheiten unter die Lupe und haben untersucht, wie diese mit der jeweiligen Ernährung der Probanden zusammenhängt. Die Forscher stellten als Ergebnis fest, dass unsere Ernährung uns krank macht, kränker als bisher vermutet wurde.

Nicht nur Herz-Kreislaufprobleme, sondern auch viele Krebsarten, Diabetes, Osteoporose und die meisten Stoffwechselkrankheiten sowie Übergewicht sollen ernährungsbedingt sein. Übergewicht, so die Studie, hat weniger mit der Menge, sondern mehr mit der Qualität der Nahrungsmittel zu tun. Chinesen verzehren zwanzig Prozent mehr Kalorien, wiegen aber 25 Prozent weniger als Amerikaner. Sie verspeisen auch nur ein Drittel so viel Fett, aber doppelt so viel Stärke wie westliche Ottonormalverbraucher.

Ernährungsforscher sind sich einig: Fett wird leichter gespeichert, während die Kalorien aus Kohlenhydraten - Stärke und Zucker - in Form von Wärme abgegeben werden. Tierisches Eiweiß belastet Nieren, Leber, Herz und den Verdauungstrakt. Chinesen essen ein Drittel weniger Eiweiß als Amerikaner, die 70 Prozent tierisches Eiweiß verputzen. Wohingegen nur sieben Prozent des von Chinesen verzehrten Eiweißes tierischer Herkunft ist. 93 Prozent nehmen sie somit aus pflanzlichen Quellen zu sich. Das beantwortet zum Teil die Frage, woher Veganer und Vegetarier ihr Eiweiß herbekommen. Je höher der Anteil an tierischem Eiweiß ist, so die Studie, desto häufiger treten Krankheiten in den Bereichen Herz- und Kreislauf, Krebs und Diabetes auf.

Die reichhaltige fett- und eiweißhaltige Ernährung scheint besonders Frauen zu gefährden. Mädchen erreichen die Pubertät drei bis sechs Jahre früher als Chinesinnen. Die dadurch verfrühte Menstruation ist ein Risikofaktor bei Brustkrebs und verschiedenen Formen von Unterleibskrebs, die bei chinesischen Frauen kaum auftreten.

Ein weiteres Beispiel: Osteoporose hat nach der Studie nichts mit Kalziummangel zu tun. Die Chinesen nehmen nur halb so viel Kalzium wie die Amerikaner zu sich, und trotzdem ist Osteoporose in China fast unbekannt. Allerdings sind bei Chinesen Pflanzen und nicht wie im Westen Milchprodukte der Kalziumlieferant.

Dr. Campbell kommt zu dem Schluss:

„Im Grunde sind wir eine vegetarische Art!"

Untermauern kann er sein Bekenntnis zum menschlichen Vegetariertum mit einem 920 Seiten starken Band, der nichts als Zahlen enthält, die China Studie.

Ganz aktuell: Christoph Maria Herbst liest die „China Study" und gibt zum Besten:

„Nachdem ich das Buch gelesen habe, habe ich meine Ernährung komplett umgestellt. Ich vermisse nichts und es geht mir Bombe."

Hier ein kleiner Tipp: wenn Sie diese Lesung kostenlos hören wollen, dann melden Sie sich doch einfach bei Audible.de für einen Probemonat an und laden Sie sich dieses Hörbuch gratis herunter. Ich hab es so gemacht. Ist super interessant!

http://goo.gl/XKdEq7

Sind wir Menschen eigentlich Allesfresser?

Ja und nein. Wir können zwar alles essen, trotzdem muss die Frage erlaubt sein, ob wir auch alles vertragen und unserer Gesundheit guttut und ob Allesfressen überhaupt unsere natürliche Ernährungsweise ist.

Die Überreste der ersten Menschen (Australopithecus) wurden in Ostafrika gefunden, wo zu dieser Zeit noch tropischer Regenwald vorherrschte. Diese Hominiden lebten auf Bäumen und ernährten sich von der reichhaltigen Flora und Fauna. Dies beweisen die gekrümmten langen Fingerknochen und die Beschaffenheit ihrer Zähne, welche eher den Pflanzenfressern von heute ähnlich sind: dicker Zahnschmelz und große quadratische Backenzähne, um die Grünkost zermalmen zu können.

Ihre vorwiegende Speise waren Früchte, grüne Blätter, Blüten von Obstbäumen, Samen und Nüsse, Insekten (meist mit den Früchten) sowie essbare Rinde.

Wie ist es nun dazu gekommen, dass unsere Vorfahren auch andere Speisen als die pflanzlichen zu sich genommen haben? Nun, sie waren dazu gezwungen, als sie sich aufgrund der optimalen Lebensumstände sehr vermehrten und die Konkurrenz um Nahrung und Raum größer wurde.

Sie sind dann „ausgewandert“ in weniger fruchtbare Gebiete, wie Südafrika, Europa, den vorderen Orient oder Mittelasien. Um in raueren klimatischen Bedingungen und jetzt auch mit verschiedenen jahreszeitlichen Durststrecken zu überleben, sammelten sie Früchte, Knollen und grünes Gemüse und mussten aber auch kleinere und größere Tiere jagen. Die Jäger und Sammler traten auf den Plan.

Instinktiv kehrten sie aber immer wieder zu ihrer natürlichen Nahrung zurück, wenn sie darauf Zugriff hatten. Es war <u>also quasi eine Überlebensstrategie</u>, tierische Nahrung zu verwenden.

Mit der Zeit kamen sie darauf, auch die Samen der Gräser zu kosten und diese dann mit zwei Steinen zu zermahlen. Wenn es jetzt geregnet hat, dann wurde das Gemahlene feucht und ließ sich leichter essen. Schien auf diesen Brei dann auch noch die Sonne, hatten sie die erste Urform von Brot. Aus diesen Erfahrungen und der beginnenden Sesshaftigkeit entwickelte sich der Ackerbau. Die Domestizierung von Tieren kam erst später hinzu, obwohl es einfacher gewesen wäre.
Unter optimalen Bedingungen lebten unsere Vorfahren also fast rein von roher grüner Nahrung, wenn man mal von den Insekten absieht, die sie mit verspeist haben.

Diesen Schluss lässt auch die Überprüfung unseres Körperbaus, unseres Verdauungstrakts und unseres Gebisses zu.

Video (leider auf englisch): http://goo.gl/wQVnCx

Ich fasse dazu hier mal die wirklich brillanten Informationen aus diesem Video zusammen:

Karnivore sind Fleischfresser und Herbivore Pflanzenfresser.

Die häufigsten Todesursachen in den USA sind: Herzkreislaufkrankheiten, Krebs, Schlaganfall, Autounfälle, Diabetes und Fettleibigkeit. Achtzig Prozent dieser Krankheiten und verfrühten Todesursachen könnten verhindert werden mit einer Veränderung der Ernährung und des Lebensstils.

Was sollten wir denn nun essen? Eine pflanzenbasierte Nahrung!

Fleischfresser sind vom Körperbau her dazu geschaffen, schnell zu jagen und andere Tiere zu fressen. Pflanzenfresser dazu, weite Distanzen zurückzulegen, da essbare Pflanzen weit verstreut wachsen können. Diese laufen zwar nicht weg, aber man muss sie erreichen. Daher sind Pflanzenfresser eher langsam, können aber weit und ausdauernd laufen oder gehen.

Fleischfresser: (z.B. Wölfe und alle katzenartigen Raubtiere)

Sie besitzen eine Torpedoform, sind für Schnelligkeit geschaffen, haben „Waffen“ (Raubtiergebiss und Klauen), die sich an ihrer Vorderseite befinden, laufen ständig auf den Zehenspitzen, welche immer angespannt sind. Man nennt sie daher auch Zehengänger. Deshalb schlafen Katzen auch so gerne, da das Stehen ihnen sehr viel Energie abverlangt. Die verletzbaren Körperteile (Bauch und Geschlechtsteile) befinden sich eher unten, hinten und in der Mitte. Die Gliedmaßen an den Pfoten sind relativ kurz. Das macht sie unverletzlicher beim schnellen Laufen.

„Verletzbare“ Pflanzenfresser: (z. B. Antilopen, Rotwild)

Sind körperlich für die Nahrungssuche geschaffen. Besitzen Schnelligkeit, aber auch Ausdauer, um vor Raubtieren flüchten zu können. Die Gliedmaßen sind sehr leicht und gerade und dazu gedacht, das Körpergewicht beim Laufen optimal zu tragen. Es sind meist Huftiere. Es kostet sie wenig Energie, aufrecht zu stehen. Daher schlafen viele auch im Stehen.

„Nichtverletzbare“ Pflanzenfresser: (wie z. B. Elefanten, Nashörner, Giraffen, Kühe etc.)

Sind ebenfalls körperlich für die Nahrungssuche optimiert. Sie haben schwere und gerade Gliedmaßen, was es schwer macht, sich schnell zu bewegen. Ihre Füße und Fußgliedmaßen tragen das gesamte Körpergewicht. Sie gehen auf dem ganzen Fuß.

Menschen sind definitiv Flachfüßer und unsere Fersen befinden sich auf dem Boden. Daher sind wir wie geschaffen zum relativ langsamen Laufen und um auf Nahrungssuche zu gehen. Wir besitzen eine ungeschützte Anatomie. Das heißt, wir tragen den verletzbaren Teil, den Bauch und die Geschlechtsorgane vor uns her. Frauen in der Schwangerschaft können offensichtlich nicht jagen gehen.

Die Periode der Schwangerschaft bei Fleischfressern dauert verhältnismäßig kurz an mit größeren und häufigeren Würfen, wobei sie bei Pflanzenfressern relativ lang und seltener ist und mit weniger Nachwuchs daherkommt.

In diesem Punkt sind Menschen den Pflanzenfressern ähnlich. Die Nachkommen der Fleischfresser sind prozentual zum Körpergewicht der Mutter leichter als die der Pflanzenfresser, bedingt durch die kurze Tragezeit des Muttertiers.

Die Kopf- und Nackenanatomie bei Fleischfressern ist gekennzeichnet durch wenig Gesichtsmuskulatur und die Fähigkeit, das Maul weit aufreißen zu können. Der Schläfenmuskel ist massiv und stellt den Hauptmuskel für die Kieferbewegungen dar. Der Kiefer beginnt an derselben Stelle, wie die Backenzähne und diese können so die Funktion von Scheren übernehmen. Die Zähne sind zum Aufreißen, Zerreißen und Zerschneiden da.

Pflanzenfresser haben sehr gut ausgebildete Gesichtsmuskeln, eine recht kleine, von Zähnen umschlossene Mundöffnung. Der Kiefer beginnt über den Backenzähnen und kann so wie ein Nussknacker funktionieren. Die Zähne sind so geschaffen, dass sie schleifend kauen und zermalmen können. Der Bewegungsradius des Unterkiefers ist größer und die Schläfenmuskulatur klein. Die Kaumuskeln und die äußeren und inneren Flügelmuskeln sind die Hauptmuskeln des Kiefers.

Die Kiefer bei Karnivoren bewegen sich hauptsächlich von oben nach unten, also vertikal und bei Herbivoren horizontal.

Die Form der Backenzähne bei Fleischfressern ist scharf und spitz, um das Fleisch zu zerreißen. Anders sieht es bei Pflanzenfressern aus. Die Backenzähne sind hier flach, um die Speise zermahlen zu können.

Die Speiseröhre bei Karnivoren ist weit und dehnbar. Das erlaubt ihnen, große Stücke auf einmal zu schlucken, ohne zu kauen. Bei Herbivoren ist die Speiseröhre eng und muskulös und erlaubt es, nur kleinere gekaute Stücke zu schlucken. Genauso ist es beim Menschen. Mehr als 90 % aller Todesfälle durch Verschlucken werden durch das Schlucken von Fleischstücken hervorgerufen.

Der Unterschied im Verdauungstrakt liegt in der Länge oder Kürze und der Ausmaße der Mägen. Fleischfresser haben einen sehr kurzen und einfach gestrickten Darm und sehr große und mit sehr saurer Magensäure versehene Mägen (70 – 80 % Anteil am gesamten Verdauungssystem), die ihnen erlauben, sehr große Mengen an Fleisch mit einem Mal zu verputzen (ca. 30 bis 40 % ihre eigenen Körpergewichts!) und dann tagelang nichts weiter zu fressen.

Pflanzenfresser haben einen kleinen Magen (weniger als 30 % des gesamten Verdauungssystems), mit schwächerer Magensäure (PH 4 bis 5), aber sehr lange Gedärme, die es notwendig machen, mehrmals am Tag kleinere Mahlzeiten zu sich zu nehmen. Der lange und diversifizierte Verdauungstrakt spaltet die pflanzliche Nahrung in ihre Bestandteile auf und macht sie so dem Körper verfügbar. Fleisch würde dort nur verrotten (durch Bakterien), da die Magensäure nicht ausreicht, um es vollständig zu verdauen.

Bei Fleischfressern misst der gesamte Darm lediglich 3- bis 6-Mal ihrer Körperlänge und hat hauptsächlich Enzyme enthalten, die Eiweiß und Fett verdauen können. Dahingegen können sie nur schlecht Kohlenhydrate verarbeiten.

Pflanzen besitzen viele unverdauliche Ballaststoffe. Dafür ist ein viel längerer und komplizierterer Verdauungsvorgang notwendig. Sie bestehen ebenso aus Protein, Fett und Kohlenhydraten. Der Verdauungsprozess beginnt im Mund beim Kauen. Hier wird die Nahrung idealtypisch zu Nahrungsbrei zermahlen und mit Verdauungsenzymen angereichert.

Der Dünndarm von Pflanzenfressern ist extrem lang. Ca. 10- bis 12-Mal der eigenen Körperlänge. In ihm befindet sich ein Mix aus kohlenhydrat-, fett-

und eiweißverdauenden Enzymen. Der Dünndarm hat eine unbegrenzte Kapazität, Kohlenhydrate zu verdauen und zu absorbieren.
Fleischfresser haben einen kurzen, geraden Dickdarm, dessen einzige Funktion der Weitertransport der Losung zum Ausgang ist.

Der Dickdarm bei Pflanzenfressern ist lang und strukturiert. Seine Funktionen sind die Absorption von Wasser und die Vitaminproduktion durch Bakterien sowie die zusätzliche Fermentation von Ballaststoffen.

Über Fett und Cholesterin brauchen sich Fleischfresser keine Gedanken zu machen. Sie bekommen keine Arterienverstopfung oder Gallensteine. Ihre Gallenflüssigkeit ist speziell auf den Fleisch- und Fettverzehr ausgerichtet.

Die menschliche Gallenflüssigkeit ist viel schwächer als die von Fleischfressern.

Nur Pflanzenfresser haben kohlenhydratverdauende Enzyme in ihrem Speichel und einen Blinddarm, welcher Teil des Immunsystems ist. Anders als bei Karnivoren können die Körper der Herbivore kein Vitamin A entgiften. Sie können aber Vitamin A aus Betakarotin gewinnen. Vitamin A ist Bestandteil einer Ernährung, welche viel gesättigtes Fett und Cholesterin enthält. Dadurch können sie leicht Herzkrankheiten entwickeln.

Ernährungsweisen, die wenig Ballaststoffe enthalten, wie es bei hohem Fleischverzehr der Fall ist führen häufig zu Krankheiten, wie entzündliche Ausstülpungen des Dickdarms (Divertikulitis), Hämorrhoiden und Entzündungen des Blinddarms.

Tierisches Fett und Protein kann zu diversen Krankheiten führen, wie Herzkrankheiten, Fettsucht, Krebs (der Brust, der Prostata, des Dickdarms, der Lungen und der Bauchspeicheldrüse), Diabetes Typ 1 und 2, Gallensteinen, Nierensteinen, Osteoporose, Alzheimer, Eisenmangel bei Kindern (Anämie), Grauen Star, Durchfall durch Salmonellen, E.coli-Bakterien, Campylobacter und Clostridia.

Vegetarische Ernährung bedeutet für den Menschen: weniger Herzkrankheiten, mehr als 50 % Reduzierung der Sterblichkeitsrate bei allen Krebserkrankungen, niedrigerer Blutdruck, weniger Osteoporose, geringeres Schlaganfallrisiko, weniger Fettleibigkeit, weniger Diabetes, höhere Lebenserwartung, höherer Energielevel, ein hoher Level an natürlichen

Antioxidantien, ein besseres Lebensgefühl, weniger Schädlichkeit für den Planeten.

Hier noch mal die Unterscheidungsmerkmale und Gemeinsamkeiten in tabellarischer Form:

Merkmal	Fleischfresser	Pflanzenfresser	Mensch
Gesichtsmuskeln	Wenige, an der Schläfe befindlich, um das Maul aufreißen zu können	Gut ausgebildet	Gut ausgebildet
Körperbau	Torpedoförmig zum schnellen Jagen, lebenswichtige Teile geschützt	Zur Nahrungssuche optimiert, teilweise schnell und ausdauernd, teilweise lebenswichtige Körperteile geschützt	Zur Nahrungssuche optimiert, ausdauernd, lebenswichtige Körperteile ungeschützt vorn
Gebiss	Fangzähne, scharfe spitze Backenzähne zum Zerreißen der Beute	Keine Fangzähne, abgeflachte Backenzähne zum Zermalmen der Nahrung	Keine Fangzähne, abgeflachte Backenzähne zum Zermalmen der Nahrung
Kieferbewegungen	Vertikal, wie Scheren	Nach vorn und horizontal, seitlich	Nach vorn und horizontal, seitlich
Mundöffnung	Groß, kann Wasser nicht saugen, muss es mit der Zunge schlecken (Katze, Löwe)	Klein, mit der Möglichkeit, Wasser zu saugen, durch Zähne geschlossen	Klein, mit der Möglichkeit, Wasser zu saugen, durch Zähne geschlossen
Kauen	Nein, schluckt Beute in großen Stücken	Ja, Nahrung wird im Mundraum zerkleinert und dann geschluckt	Ja, Nahrung wird im Mundraum zerkleinert und dann geschluckt
Speichel	Ohne Verdauungsenzyme	Mit Enzymen	Mit Enzymen

Magen	Sehr groß, Magensäure sehr sauer	Klein, teilweise mehrere Mägen, Magensäure weniger sauer	Klein, Magensäure weniger sauer
Dünndarmlänge	3 bis 6 fache Körperlänge	10 bis 12 fache Körperlänge	10 bis 12 fache Körperlänge
Dickdarm	Einfach, kurz, gerade	Lang, komplex, unterteilt in sackähnliche Abschnitte	Lang, unterteilt in sackähnliche Abschnitte
Leber	Kann toxisches Vitamin A von Fleisch entgiften	Kann toxisches Vitamin A von Fleisch nicht entgiften	Kann toxisches Vitamin A von Fleisch nicht entgiften
Nieren	Extrem konzentrierter Urin	Moderat konzentrierter Urin	Moderat konzentrierter Urin
Nägel	Scharfe Klauen	Abgeflachte Nägel oder Hufe	Abgeflachte Nägel

Vielleicht ist jetzt klarer geworden, dass wir eher Pflanzenfresser sind und das unsere Anatomie es nicht hergibt, zu jagen und zu töten. Außerdem sind

wir von den inneren Organen her nicht fähig, mit tierischer Nahrung adäquat umgehen zu können, was unseren Körper mittel- und langfristig krank machen muss.

Wir könnten Fleisch prima verdauen, wenn wir genügend saure Magensäure hätten und wenn wir Vitamin A entgiften könnten.

Es findet ein lange Zeit unbemerkter Vergiftungsprozess statt, mit all seinen negativen Konsequenzen.

Hier mal ein Video dazu: http://goo.gl/5j6REA

Und hier noch eine Broschüre von ProVegan, zu Beantwortung der Frage, warum Vegan die gesündeste Ernährungsform ist:

http://goo.gl/GsFavY

Warum essen wir dann aber Fleisch?

„Schatz, der Braten hat aber heute vorzüglich geschmeckt. Was hatten wir denn?

„Och, das war die süße Katze, die uns vor ein paar Tagen zugelaufen war."

„Urghhh"

Was sich so lustig liest, hat einen ernsten Hintergrund. Warum essen wir lebende und fühlende Wesen und würden unter keinen Umständen andere lebende und fühlende Wesen essen? Also Schwein und Kuh ja, aber niemals Hund oder Katze?

Nun, das hat mit unserem Denken oder Nicht(nach-)denken oder auch Verdrängen zu tun.

Eigentlich war der Braten köstlich, aber wenn wir wissen, was es ist und wie es unter Umständen sein Leben verloren hat, dann ist die Wahrnehmung auf einmal eine ganz andere.

Für dieses auf der einen Seite Fleischessen und auf der anderen Seite „Nicht Fleisch essen können" gibt es eine Bezeichnung. Die Autorin Melanie Joy nennt es: ***Karnismus.***

Unsere Wahrnehmung ist größtenteils von unserer Kultur geprägt. Bei den allermeisten uns bekannten Tieren käme uns nicht im Traum der Gedanke, dass wir diese essen könnten. Nur bei einer kleinen Anzahl denken wir, dass diese genießbar sind.

Wir können bei den Tieren, die wir essen keine Verbindung herstellen, zwischen der Portion auf dem Teller und dem lebenden Wesen und wie es sterben musste. Wir wissen natürlich, dass es sterben muss, nur blenden wir es aus. Es schmeckt doch so gut. Diese fehlende Verbindung blockiert unsere Gefühle und Gedanken gegenüber dem Tier sowie unsere Wahrnehmung der Realität.

Es handelt sich bei Karnismus um ein unsichtbares System aus Überzeugungen, das uns seit jeher dazu befähigt, Tiere essen zu können. Es ist eine vorherrschende, gewalttätige und verdrängende Ideologie, die tief in uns verwurzelt ist und die gesellschaftlichen Normen formt, denn Fleisch kann noch nicht ohne Tötung hergestellt werden.

Wir haben uns Verteidigungsmechanismen geschaffen, die uns ermöglichen inhumane Taten nicht vollständig zu realisieren. Unser Mitgefühl wird so ausgeschaltet.

Dies sind die Verborgenheit, der Aufbau von falschen Vorstellungen und die Wahrnehmungsverzerrung.

Verborgenheit sieht so aus:

Bisher gab es keinen Namen dafür, so brauchte man nicht darüber nachzudenken. Aber auch mit Namen kann man es ignorieren. Die getöteten Tiere und die Tötungsmaschinerie sieht man nicht oder blendet sie aus.

Die Wortwahl hat sich der Wahrnehmung angepasst. Man spricht von Tierhaltung und Fleischproduktion. Die Anzahl der getöteten Tiere ist uns nicht bekannt. Wussten Sie, dass es in Deutschland doppelt so viele Nutztiere wie Menschen gibt? Warum sehen wir die nicht? Wollen wir das überhaupt?

Aufbau von falschen Vorstellungen

Hilft das Verbergen nichts mehr, gibt es noch die Mythen, wie

Fleischessen ist normal

Als normal werden Überzeugungen und Verhaltensweisen der Kultur einer Gesellschaft bezeichnet. So sieht es auch mit dem Fleischessen aus. Als Rohköstler ist man hier ein Außenseiter und muss anerkennen, dass die meisten es als normal ansehen, Fleisch zu essen. Auch artgerechte Haltung und das „schonende" Töten, um an das begehrte Fleisch zu kommen, ist ein Widerspruch in sich, denn keiner hat das Tier gefragt, ob es sterben will.

Ein weiterer Mythos ist, dass diese Tiere ja nur deshalb existieren, weil wir sie essen wollen. Ohne diese Willenserklärung würden sie gar nicht auf der Welt sein. Nun ja, man stelle sich vor, der Mensch wäre in der gleichen Lage und hätte dieses Bewusstsein, am Ende eines kurzen Lebens „gefressen" zu werden.

Fleischessen ist natürlich

Unsere Vorfahren haben Fleisch gegessen, andere Tiere essen auch Fleisch und so weiter, lauten die Argumente.

Wie schon an anderer Stelle beschrieben, essen unsere nächsten Verwandten, die Schimpansen und Menschenaffen kein Fleisch. In der weiteren frühen Entwicklung der Menschheit war Fleischkonsum eher eine Überlebensstrategie in einer nicht mehr so obst- und gemüsehaltigen Vegetation. Jahrtausende lang wurde Fleisch auch nur roh verspeist. Guten Appetit.

Fleischessen ist notwendig

Warum? Ach ja, wegen des Proteins. Einige der stärksten Tierarten auf dem Planeten, Gorillas und Elefanten, sind Rohköstler. Auch einige bekannte Bodybuilder in der ganzen Welt ernähren sich ausschließlich roh und vegan. Siehe Textbeitrag an anderer Stelle.

In Blattgrün ist das Eiweiß in leicht verdaulicher Form (Aminosäuren) enthalten, wogegen es im Fleisch in nicht leicht aufnehmbarer Form vorliegt. Und wer würde schon behaupten, dass das milliardenfache Töten empfindsamer Individuen (»Nutztiere«) wirklich notwendig wäre?

3. Wahrnehmungsverzerrung

Wir sehen unser Essen nicht als einmal gelebt und gefühlt habende Individuen, mit eigenem Charakter und Vorlieben, sondern als abstrakte, vor uns verborgene Objekte. Essen wir etwa jemanden oder etwas? Wir kategorisieren in niedlich und zum streicheln und nicht niedlich und zum essen.

Durch gesellschaftliche Normen und unsere unbemerkten, unbewussten Denkmuster, tun wir den Kreaturen unendliches Leid an und werden dafür mit einem recht kurzen, übergewichtigen und kranken Leben „belohnt".

Hier hilft nur eine Bewusstwerdung. Kopf in den Sand bringt nichts. Wollen Sie die rote oder die blaue Pille?

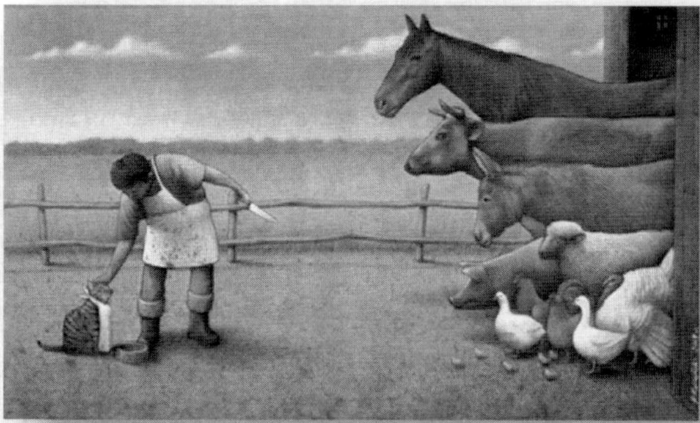

Quelle des Bildes: http://goo.gl/z1SYsP

Tierschutzgründe

Ich habe mit den Smoothies und gleichzeitig einer roh-veganen Lebensweise begonnen, um meine letzten (wieder) zugelegten Pfunde abschmelzen zu lassen und den Athleten herauskommen zu lassen.

Beschäftigt man sich aber näher mit den Beweggründen, warum andere Menschen eine rein pflanzliche Kost bevorzugen, stößt man immer wieder auf ethische und ökologische Argumente.

Nicht, dass ich diese nicht schon vorher kannte, ich habe sie aber stets ausgeblendet, weil das Fleisch doch so gut geschmeckt hat. Jetzt kommen sie aber in mein Bewusstsein und ich muss mich damit beschäftigen. Ich möchte hier nicht die Moralkeule schwingen oder behaupten, dass Veganer oder Rohköstler die besseren Menschen seien. Dazu bin ich noch zu kurz dabei, um mir dies anmaßen zu dürfen.

Vielmehr möchte ich auf einen Film verlinken, der Ihnen die Argumente gegen Massentierhaltung nahe bringt. Ich denke, dass Bilder hier mehr sagen, als Worte könnten. Dann spare ich mir den Platz, der an Ihren Verstand appelliert, weil wir es sowieso schon alle wissen.

http://goo.gl/PSGfhj

Der Kurzfilm von ProVegan http://goo.gl/7A4wou
Das Hörbuch von ProVegan http://goo.gl/hJUQf1

Was richtet der Konsum tierischer Produkte an

Gesichtet auf der Webseite von ProVegan

Der Konsum von Fleisch, Milch, Käse und Eiern erzeugt diese Konsequenzen:

Leidende und kranke Menschen:

Krankheiten wie Krebs, Herzinfarkt, Bluthochdruck, Diabetes, Übergewicht, Alzheimer, Demenz, Schlaganfall usw.

Leidende und kranke Tiere:

Grauenhaft qualvolle Tierhaltung, unsinnige und nicht auf den Menschen übertragbare Tierversuche, industrielle Schlachtung, teilweise ohne und oft mit fehlerhafter Betäubung, Tötung von männlichen Küken und Kälbern, da diese nicht „verwertet" werden können.

An Hunger sterbende Kinder und Erwachsene:

50 % der Weltgetreideernte und 90 % der Weltsojaernte werden für die Tiermast missbraucht, welches den Menschen für die Ernährung fehlt. Eine Milliarde Menschen hungern permanent. Jeden Tag sterben 6000 bis 43000 Kinder an Hunger.

Klimakatastrophe, zerstörte Umwelt, Artensterben:

Die Nutztierhaltung ist mit mindestens 51 % größter Verursacher klimaschädlicher Treibhausgase.

Zerstörung der Umwelt:

Die Produktion von 1 kg Fleisch verbraucht ca. 17 kg Getreide und ca. 10 bis 20 Tonnen Wasser. Unmengen von Gülle überschwemmen das Erdreich und belasten das Trinkwasser.

Das Schaubild: http://goo.gl/BXJX2g

Die Lösung:

Wissenschaftler haben eine Möglichkeit gefunden, viele Krankheiten im Vorfeld auszuschließen, indem

sie eine vollwertige pflanzliche Ernährung vorschlagen,

denn:

es wurde festgestellt, dass schon einmal Fleisch in der Woche das Risiko für Diabetes um 74% und Fisch um 38% erhöht im Vergleich zu Vegetariern.

Rotes Fleisch erhöht das Krebsrisiko um 20-60% (je nach Organ, Lungenkrebs 20%, Dick- und Mastdarmkrebs 24%, Leberkrebs 60%, Bauchspeicheldrüsenkrebs 43%).

Mehr als 8 Portionen Fleisch pro Monat bedeutet, sich einem fast fünffach höherem Risiko für Herz-Kreislauf-Erkrankungen auszusetzen.

Verzehr von Fleisch und Fisch verdoppelt das Risiko an Demenz zu erkranken. Fleisch- und Fetternährung erhöht das Risiko für Eierstockkrebs um den Faktor 2,5.

Milch von Kühen erhöht das Risiko für Typ II Diabetes und Multipler Sklerose beträchtlich. In der frühen Kindheit aufgenommen, erhöht es das Risiko für Typ I Diabetes um den Faktor 10,5.

Was uns verschwiegen oder worüber frech gelogen wird:

Die Kalziumbilanz der Milch ist n e g a t i v !

Es kommt zu Kalziumauslagerungen aus den Knochen, um die Übersäuerung durch die Milch- und Milchproduktezufuhr auszugleichen. Diejenigen mit dem höchsten Verbrauch an Milchprodukten hatten ein etwa doppelt so hohes Risiko für Hüftfrakturen im Vergleich zu denen mit dem niedrigsten Verbrauch. Milch ist sozusagen ein Kalziumräuber anstatt ein Kalziumspender. Dies lässt die Knochen porös werde, was wir dann landläufig als Osteoporose kennen.

PDF zur Milch: http://goo.gl/qxrxlh

Unter anderem* durch Fisch-, Fleisch- und Milchprodukte werden bedeutende Giftmengen aufgenommen. Fleisch und Milchkonsum erhöhen das Risiko für Dickdarmkrebs, Prostatakrebs, Gebärmutterkrebs, Brustkrebs und **Adipositas**.

Einschub: * Mit „unter anderem" ist gemeint, dass in den verarbeiteten Nahrungsmitteln, die uns in Hülle und Fülle in den Discountern und Supermärkten angeboten werden, auch noch zugesetzte toxische Stoffe enthalten sind. Monosodiumglutamat (MSG) als Geschmacksverstärker, getarnt als Hefeextrakt und unter anderen Bezeichnungen, Maissirup (High Fructose Corn Syrup) als Zuckerersatz, der noch viel schädlicher und dick machender als Zucker im Körper wirkt, oder Aspartam in Lightprodukten jeder Art.

Der Konsum von Eiern erhöht das Risiko für Schwangerschaftsdiabetes um 165%.

Bluthochdruck kann bei 85% der Betroffenen durch eine rein pflanzliche Ernährung in einem Jahr geheilt werden. Schlaganfälle treten nicht mehr auf.

Wir wissen es doch alle: Unsere falsche, aber gemeinhin als „normal" und „Standard" titulierte Ernährung lässt uns krank werden!

Hier mal ein Auszug aus Victoria Boutenkos Buch „Green for Life":

„Vor mehr als 75 Jahren wurde Otto Warburg der Nobelpreis verliehen für seine Erkenntnis, dass Krebs durch eine geschwächte Zellatmung ausgelöst wird, der ein Sauerstoffmangel auf der Zellebene zugrunde liegt. Warburg war der Ansicht, dass eine beeinträchtigte Zellatmung zu Gärung führe, was zu einem niedrigen pH-Wert (Übersäuerung auf der Zellebene) führt.

In der Studie, für die ihm der Nobelpreis verliehen wurde, veranschaulicht Dr. Warburg, was in der Umgebung einer Krebszelle vor sich geht: Eine normale gesunde Zelle erfährt eine ungünstige Veränderung, wenn sie nicht mehr ausreichend Sauerstoff aufnehmen kann, um Glukose abzubauen, wobei Energie freigesetzt wird.

Fehlt Sauerstoff, so greift die Zelle auf ein urzeitliches Ernährungsprogramm zurück - sie ernährt sich nun, indem sie Glukose im Wege der Gärung umwandelt. Die Milchsäure, die bei der Gärung entsteht, lässt den pH-Wert in der Zelle sinken (stört das Säure-Basen-Gleichgewicht) und zerstört so die Fähigkeit von DNS und RNS, die Zellteilung zu steuern. Nun können sich die Krebszellen ungehindert vermehren. Gleichzeitig verursacht die Milchsäure starke lokal begrenzte Schmerzen, weil sie die Enzyme der Zelle zerstört. Der Krebs zeigt sich als schnell wachsende äußere Hülle um einen Kern aus toten Zellen.

Dr. Otto Warburg beendete eine seiner berühmtesten Reden mit folgender Feststellung: ...niemand kann heute behaupten, dass man nicht weiß, was Krebs ist und was seine Ursache ist. Im Gegenteil: Es gibt keine Krankheit, deren Ursache besser bekannt wäre, sodass also Unwissenheit nicht länger als Ausrede für eine mangelnde Prävention gelten kann.

Otto Warburg erhielt den Nobelpreis, weil er nachweisen konnte, dass Krebs in einer anaeroben (sauerstoffarmen) oder sauren Umgebung gut gedeiht. Mit anderen Worten: ***Die Hauptursache für Krebs ist die Übersäuerung des menschlichen Körpers.*** *Als ich seine geniale Rede las, war er bereits seit Langem tot. Und ich fragte mich: Wenn seine Entdeckung so wichtig ist, dass man ihm dafür den Nobelpreis verliehen hat, warum weiß dann nicht jeder, was ein pH-Wert ist?"*

Wir kommen zu dem Schluss, dass die überwiegende Mehrheit aller Krebserkrankungen, Herz-Kreislauf-Erkrankungen und anderen Formen von degenerativen Erkrankungen mit der Durchführung einer pflanzlichen Ernährung einfach verhindert werden können.

Videovorträge von Professor Dr. Walter Veith

Hier finden Sie eine hochinteressante Vortragsreihe von Professor Dr. Walther Veith, die sich um unsere Ernährung, als auch um hinzugefügte Stoffe, die noch zusätzliche Gesundheitsprobleme mit sich bringen drehen. Sehr aufschlussreich und am besten nacheinander ansehen!

Er hat noch kontroverser diskutierte Videos zu anderen Themen gemacht, die ich aber hier nicht aufführe. Einfach dazu bei YouTube suchen.

Heilung durch Pflanzen (1)	http://goo.gl/A9uvpc
Degenerative Krankheiten (2)	http://goo.gl/PBy6F0

Alternativer Lebensstil (3)	http://goo.gl/yh5OXw
Fleischprodukte auf dem Prüfstand (4)	http://goo.gl/iQ78oc
Zusatzstoffe in Nahrungsmitteln (5)	http://goo.gl/1WqpG7
Risikofaktor Milch (6)	http://goo.gl/UO3DVc
Ernährung neu entdecken (7)	http://goo.gl/0lf3ZD

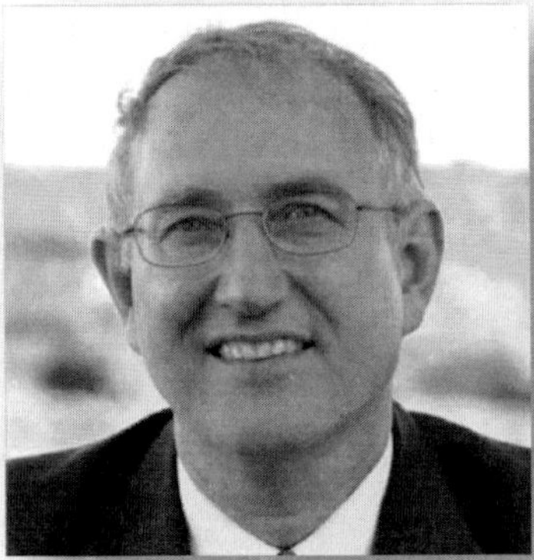

All diese Dinge habe ich aufgeführt, um klar darzulegen, warum wir tierische Produkte aus unserer Ernährung heraushalten sollten.

1. Sie vergiften **uns**, sie machen **uns** sauer, sie erzeugen Krankheiten, sie führen zu einem verfrühten Ableben – da wir rein körperlich keine Karni- und Omnivoren sind.
2. Tierische Kost ist immer verbunden mit Tierleid, massenhaften verborgenem Tiersterben, und einem unmäßigen Verbrauch an natürlichen Ressourcen.

Kommen wir jetzt zu einigen Gruppen von Menschen, die das erkannt und ihre Ernährung aus verschiedenen Motiven verändert haben, aber doch noch einem grundlegendem Irrtum verfallen sind:

Unterschiede zwischen Vegetariern, Veganern und Rohveganern

Vegetarier sind Menschen, die auf Fleisch verzichten. Dabei ist dieser Begriff eigentlich fehlbesetzt, denn der Wortstamm "veget-" geht auf die lateinischen Begriffe "wachsen, beleben), vegetus (=lebendig) und "vegere" (= beleben, beseelen) zurück. Es sollte also so sein, dass Vegetarier nichts

Totes, Unbeseeltes essen. Was essen Vegetarier denn so? Ich möchte hier gleich einschieben, dass ich nichts bewerte oder schlecht machen will. Es hat alles seine Berechtigung.

Grundsätzlich unterscheidet man vier bis fünf Arten von Vegetariern:

Ovo-Lakto-Vegetarier: Verzichten auf Fleisch und Fisch, essen aber Eier und Milchprodukte und sind damit die größte Gruppe der Vegetarier.

Ovo-Vegetarier: Essen kein Fleisch und Fisch, verzichten auf Milch- und Milchprodukte, meist aus gesundheitlichen Erwägungen, konsumieren dafür aber Eier.

Lakto-Vegetarier: Konsumieren ebenfalls kein Fleisch und Fisch, verzichten aber auch auf Eier. Dafür kommen Joghurt, Sahne und andere Milchprodukte auf den Tisch.

Pesco-Vegetarier: kein Fleisch, aber Fisch kommt auf den Tisch. Von Eiern und Milchprodukten weiss ich nichts.

Es geht also meistens um Verzicht von tierischen Produkten, wobei es einige Gruppen nicht so streng nehmen.

Und dann gibt es noch die **Pudding-Vegetarier** (wobei es hier noch andere Bezeichnungen gibt), die zwar kein Fleisch essen, aber ansonsten auch nicht viel gesünderes Naschwerk, wie Torten, Kuchen, Kekse, Schokolade, Gummibärchen (Gelatine!) und ähnliches konsumieren. Diese Gruppe würde ich eigentlich nicht zu den Vegetariern zählen. Dann kann man es auch gleich bleiben lassen. Der Gesundheit schadet es nicht unerheblich.

Kommen wir nun zu den Veganern:

Veganer: Da die Milch- und Eierproduktion untrennbar mit Massentierhaltung und deren ökologischen und tierrechtlichen Nachteilen verbunden ist, ist die konsequentere Weiterführung des Vegetarismus der Veganismus. Veganer verzichten nicht nur auf alle Lebensmittel vom Tier, zum Beispiel auch auf Honig, sie kaufen auch keine Lederprodukte oder Wollpullis. Diese essen aber vieles gekocht und auch industriell verarbeitete Lebensmittel, was der Gesundheit auch nicht immer zuträglich ist.

Und dann gibt es da noch die Roh-Veganer

Unter **Rohköstlern** gibt es auch einige interessante Unterscheidungen. Dies hängt meist davon ab, welchen „Guru" sie zuerst gelesen oder wem zugehört haben.

Hier nur mal ein paar Beispiele aus deutschen Landen:

Helmut Wandmaker...

... hat die Rohkost in Deutschland durch sein Buch "Willst Du gesund sein, vergiss den Kochtopf" populär gemacht. Seine Ernährungsempfehlungen basieren auf einer reinen Obstkost, welche ideal für uns sein soll.

Wildkräuter hält er für nicht genießbar und Obst- und Gemüsesäfte lehnt er ab.

Eine Kost nur mit Früchten ist in unseren Breiten wahrscheinlich eher nicht durchführbar. Dazu ist das Angebot zu begrenzt und wenn es wirklich organische Tropenfrüchte sein sollen auch recht teuer. Außerdem fehlen wichtige Mineralien und Vitamine, sowie Eiweiße, die man nur in Kräutern und Blattgrün findet. Das optimale wäre eine Kost, die auf Grünen Smoothies basiert, aber nicht ausschließlich daraus besteht.

Franz Konz...

... ist der Begründer der sogenannten URKOST.

Diese besteht hauptsächlich aus frischen Früchten, vor allem Tropenfrüchte. Hinzu kommen Wildkräuter, weil diese im Vergleich zu den gezüchteten Salaten oder Gemüsesorten einen viel größeren Anteil an Inhaltsstoffen besitzen. Ein kleiner Teil der Ernährung stellen bei Konz Nüsse, Samen und Wurzelgemüse dar. Ebenso wie die vegane Ernährung gehört für Konz ein ausgeglichenes Seelenleben und tägliche Bewegungsübungen zu seiner Urtherapie.

Wer genügend Wildkräuter isst, ist bestens versorgt und braucht sich über Eiweiß- oder Salzmangel keine Gedanken zu machen.

Guy Claude Burger…

… hat die „Instinkto"- Ernährung ins Leben gerufen. Man schaltet seinen Instinkt ein, um seine Nahrung auszuwählen. Dabei schließt man seine Augen, riecht an verschiedenen rohen Lebensmitteln und wählt sich dann das für diesen Zeitpunkt am besten riechende aus, um dieses dann ausschließlich zu essen. Tiere machen es auch so. Burger sagt, dass auch rohe tierische Produkte wie Fleisch, Innereien, Knochenmark, Fisch, Meeresfrüchte infrage kommen.

Er lehnt frisch gepresste Säfte ab und ist auch keine Sportskanone.

Das war die Ernährung, die ich vor 13 Jahren mal für einen Monat probiert hatte und die mich nicht befriedigt hat. Ich habe auch rohes Fleisch und Fisch gegessen. Hier muss man sehr auf die Qualität achten und es möglichst frisch oder getrocknet verspeisen. Nun ja, heute würde ich das nicht mehr machen.

Hier ein Video zur roh-veganen Lebensweise: http://goo.gl/wzPAqm
und noch eins von Urs Hochstrasser: http://goo.gl/5nMa8m

Ich bin der festen Überzeugung, dass die für uns am besten passende Ernährung aus ungekochter pflanzlicher Kost besteht, welche ein ausgewogenes Verhältnis von Früchten, Blattgrün und Nüssen und Fetten beinhaltet. Diese Kombination lässt uns die meisten, wenn nicht alle, sogenannten Wohlstandskrankheiten nicht mehr erleiden. Ja, diese Kost kann auch viele bereits bestehenden Krankheiten wieder rückgängig machen.

Hier mal eine Übersicht über die unterschiedlichen Kostformen und „meine“ Bewertung {Satire an}:

Kostform	Besteht aus...	Bewertung
Allesfresser	... allem, meist verarbeitete zerkochte Industriekost, Fleisch und andere tierische Produkte, teilweise und spärlich auch gesundes aus dem Pflanzenreich, unterschiedlichste Formen	Viele Grüße an den Herrn Doktor!
Vegetarier	... keinem Fleisch, aber auch anderen tierischen Produkten, gern auch gekocht und industriell verarbeitet, ansonsten pflanzlich	Inkonsequent, bleibt doch einfach Allesfresser, ihr Zipfl!
Veganer	... allem anderen als tierischen Produkten, die dann aber gerne gekocht, teilweise verarbeitete Produkte.	Ihr seid auf dem richtigen Weg. Und jetzt weiter nachdenken!
Rohköstler	... meist pflanzlicher roher Nahrung, die nicht höher als 42 °C erhitzt wurde und somit lebende Nahrung ist, welche enzymatisch wertvoll ist und Vitamine, Mineralien und Spurenelemente enthält!	(leider) radikal, aber natürlich!

/{Satire aus}

V
Rohkostrezepte

Ich bin eigentlich ein fauler Hund, wenn es um die Ernährung geht, und habe keine große Lust, stundenlang in der Küche zu stehen und zu kochen oder auch um roh-vegane Gerichte zuzubereiten. Um aber etwas Abwechslung in die Speisenfolge zu bringen, werden viele auf gesunde Rezepte Wert legen. Diese könnte ich jetzt hier im Buch veröffentlichen. Aber ich denke, dass sich da andere schon mehr Gedanken drüber gemacht haben und möchte hier auf ein paar Webseiten verweisen, die kostenlos ihre Rezeptideen zur Verfügung stellen: http://goo.gl/tu8E4b

In den Literaturtipps habe ich auch noch ein paar Bücher darüber aufgenommen.

Immer wieder lustig und erhellend sind die Rezepte-Videos von Markus Rothkranz:

Sind zwar auf Englisch, aber durch die lebendige Präsentation erübrigen sich die Worte.

Dicke Bohnen Rezept	http://goo.gl/mPFUXi
Durian Fruchtpudding	http://goo.gl/3fSA26
Mango Blaubeer Minze Knoblauch	http://goo.gl/df1TB9
Cracker und Käse	http://goo.gl/zqKGuR
Apfelmus und Babynahrung	http://goo.gl/xq4ruA
Kokosnuss-Joghurt	http://goo.gl/SqTXKn
Avocado Tropical Salsa	http://goo.gl/KXz1sv
Würziger Thai Rotkohl	http://goo.gl/K7ZLXi
Apfel Ravioli	http://goo.gl/5AwQsu

Und es gibt noch eine Menge mehr im Internet zu finden. Wie zum Beispiel diese Seite hier, wo Sie ein ganzes Sammelsurium von Rohkostrezepten finden werden:

http://goo.gl/Z2GfRK

Kreationen nach Internetrezepten

Ich habe ja mit den Grünen Smoothies meine Rohkosterfahrungen begonnen. Zusätzlich habe ich Tomaten, saure Gurken, Pilze etc. zwischendurch schnabuliert. Irgendwann stand mir aber der Sinn nach etwas mehr Abwechslung. Und so habe ich mir diese wirklich leckeren Salate gemacht:

Blumenkohlsalat

Für diesen Salat schnipseln wir uns folgendes klein:

- einen halben geputzten Blumenkohl
- eine rote Paprika
- zwei Tomaten
- eine Zwiebel
- eine halbe Avocado

Dazu geben wir etwas Olivenöl, Himalaja-Salz und Pfeffer und mischen alles gut durch.

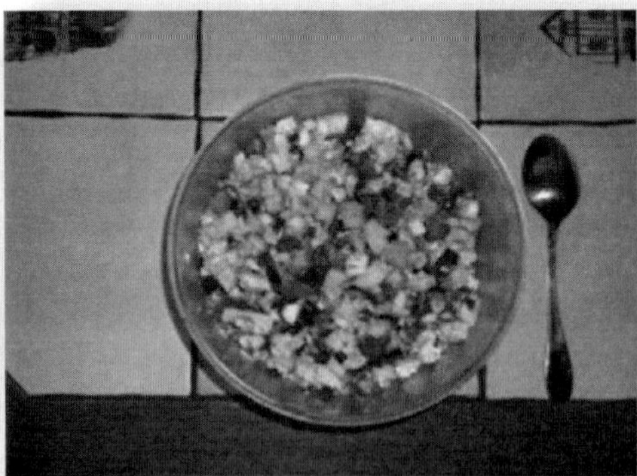

So, jetzt musste ich erst mal schnell ein Foto vom Salat machen, sonst wäre er weg gewesen ;-)

Lauch-Karotten-Apfelsalat

- den hellen Bestandteil eines großen dicken Stängels Lauch (Porree) oder zwei bis drei kleinerer und dünnerer vierteln und klein schneiden.
- einen Apfel vierteln, das Kerngehäuse entfernen, dann in kleine Teile schneiden
- zwei große Karotten kleinraspeln
- alles in die Salatschüssel geben
- eine halbe Zitrone auspressen und zusammen mit etwas Olivenöl, Himalaja-Salz und schwarzem Pfeffer gut durchmischen und etwas ziehen lassen

Voilà:

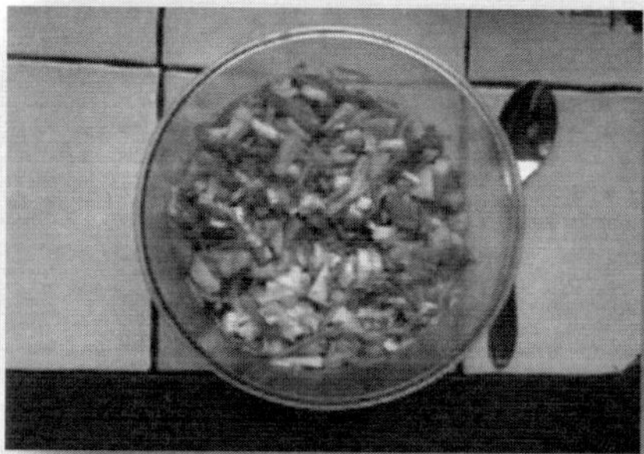

Aber auch die grünen Bestandteile sind echt zu schade, um sie wegzuwerfen. Schließlich haben Sie diese beim Händler mitgewogen und bezahlt. Also habe ich einen Selbstversuch gestartet und die grünen „Blätter“ gewaschen, kleingeschnetzelt, einen Apfel auch klein geschnitten, eine halbe Zitrone ausgepresst und etwas Olivenöl drangemacht sowie mit Himalaja-Salz, Pfeffer und Muskat abgeschmeckt. Ein paar gehackte Mandeln haben auch noch Zugang gefunden. Hier das Ergebnis, welches echt klasse geschmeckt hat.

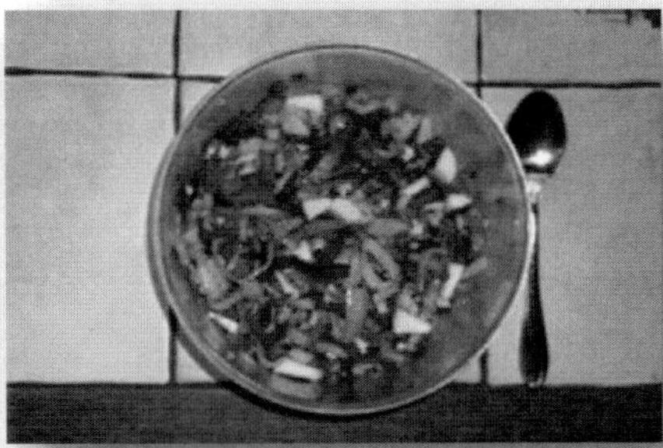

Stangen-Selleriesalat

- einen Bund Stangensellerie waschen und inklusive der grünen Blätter in kleine Teile schneiden
- ebenso einen Apfel und eine Zwiebel klein würfeln und mit zum Sellerie geben
- eingeweichte Rosinen (eine Handvoll) mit hinzu geben
- klein gehackte Nüsse können auch mit rein
- eine Vinaigrette aus 2 Esslöffel Apfelessig, Balsamico oder einen anderen Essig mit gutem Öl (Walnussöl) mischen und mit Himalaja-Salz und Pfeffer würzen
- dann alles gut durchmischen und etwas durchziehen lassen

Schmeckt sehr lecker!

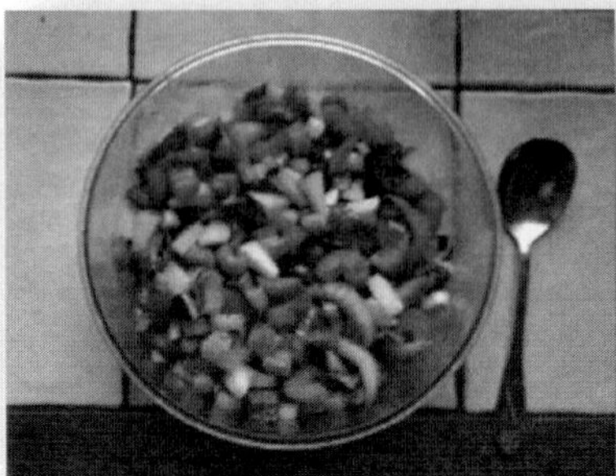

Rotkrautsalat

- einen kleinen halben Rotkohlkopf klein schneiden oder raspeln und in eine Salatschüssel geben
- eine Handvoll Rosinen dazu geben
- ein paar gehackte Nüsse oder Mandeln in die Schüssel geben
- einen Apfel klein schneiden und hinein damit
- eine Zwiebel ebenso klein würfeln und hinzugeben
- den Saft einer ganzen Zitrone drauftraüfeln
- zwei Esslöffel Apfelessig und zwei Esslöffel gutes kalt gepresstes Öl (vielleicht Olivenöl) mit Himalaja-Salz und frischen gemahlenen Pfeffer mischen und dazu geben oder alles extra hinzugeben und den Salat ordentlich durchmischen und durchziehen lassen

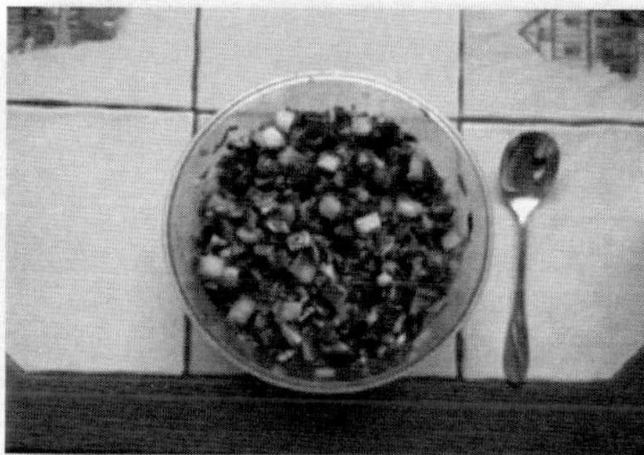

Schmeckt herrlich süßsauer und macht lange satt. Ein Fest für die Geschmacksnerven!

Fruchtiger Kohlrabisalat

- man nehme einen bis zwei Kohlrabi, schneide sie in kleine Stücke, alternativ können sie auch im Mixer kleingehäckselt oder in dünne Streifen oder Scheibchen geschnitten werden
- eine Orange und dazu noch eine halbe Zitrone auspressen, mit Himalaja Salz und Currypulver abschmecken
- eine weitere Orange klein schneiden und an die Kohlrabi geben
- den Saft hinzugeben, gut durchmischen und für eine halbe Stunde durchziehen lassen

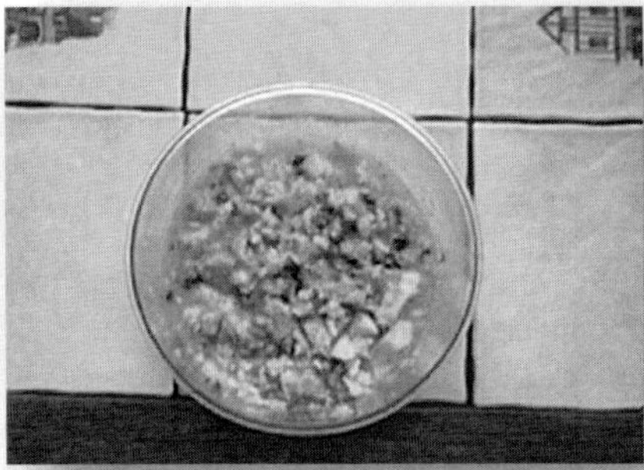

Schmeckt hervorragend frisch und fruchtig!

Zucchini - Tomatensalat mit Basilikum

Nehmen Sie:

- zwei große oder vier kleine Zucchini und schneiden Sie sie in kleine Stücke inklusive der Schale. Vorher abwaschen und das Endstück entfernen.
- drei bis vier große Tomaten, abwaschen, in Würfel schneiden und zu den Zucchini geben.
- ein paar Blätter frischen Basilikum klein schneiden und in den Salat mischen.
- ein bis zwei Löffel Olivenöl, etwas Meersalz und Pfeffer hinzugeben.

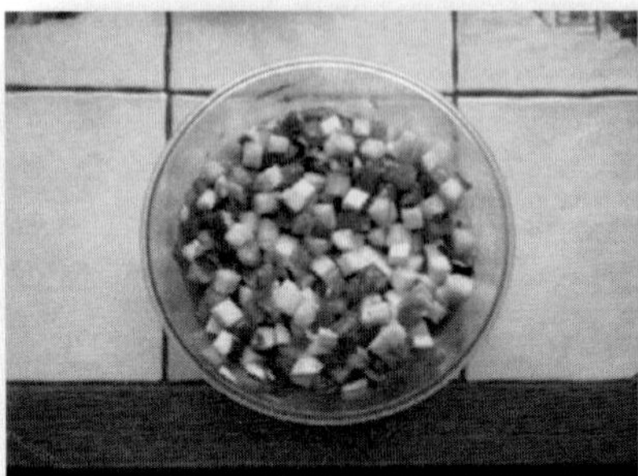

Alles etwa eine Stunde ziehen lassen und dann schmecken lassen.

Weißkohl-Apfel-Salat

Man nehme:

- einen halben Weißkohlkopf (nicht zu groß), den Strunk rausschneiden, den Rest klein schneiden und in eine Salatschüssel geben
- mit Himalaja Salz bestreuen und durchkneten. Salzsole geht auch und ist schon flüssig. Alles durchkneten und eine viertel Stunde stehen lassen
- dann Olivenöl und Pfeffer hinzugeben.
- einen säuerlichen Apfel in kleine Streifen schneiden, eine halbe oder ganze Zitrone darüber träufeln. Dann zum Weißkohl geben und alles gut durchmischen.
- eine viertel Stunde ziehen lassen

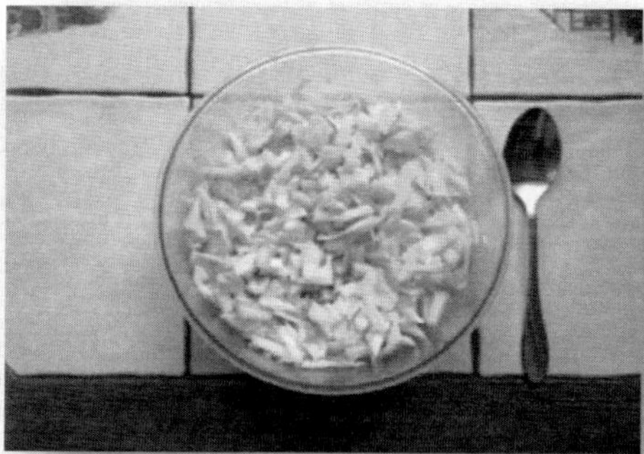

Brokkoli-Paprika-Salat

Hierfür brauchen wir:

- Brokkoliröschen von einer Pflanze ohne Stiel, zerkleinert
- eine rote Paprika, klein geschnitten
- einen Apfel, auch klein geschnitten
- drei TL Olivenöl
- einen Schuss Weinessig
- Himalaja-Salz, Pfeffer, etwas roher Senf (Rezept dafür: http://goo.gl/HhGxr3)

Alles gut durchmischen, etwas durchziehen lassen und genießen. Demnächst probiere ich ihn zusätzlich mit Zwiebeln und Tomaten.

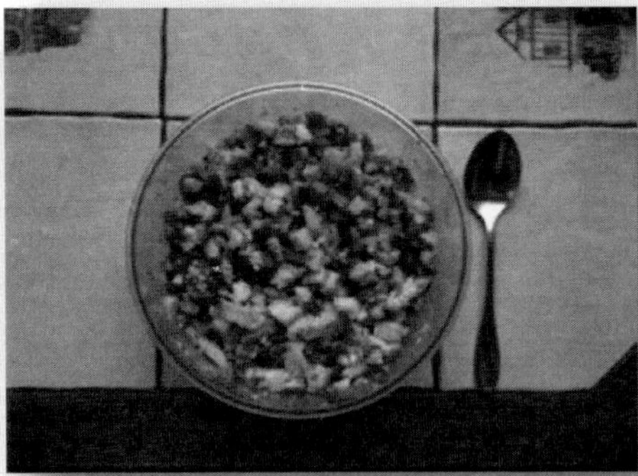

Suppen (super einfach, roh, schnell zubereitet und schmackhaft)

Indische Bananen-Curry-Suppe

- zwei Bananen, einen halben Apfel und 50 g Mandeln in einen Mixer geben und gut pürieren
- drei EL kalt gepresstes Öl, 300 ml warmes Wasser, Himalaja Salz, Pfeffer, Currypulver je nach Geschmack ebenfalls in den Mixer geben
- zwei weitere Bananen, die andere Hälfte des Apfels, ein Bund Schnittlauch klein schneiden und in die pürierte Suppe geben

Guten Hunger!

Feurige Tomatensuppe

- eine reife Avocado schälen, Kern entnehmen, 5 große Tomaten in grobe Stücke schneiden und in Mixer geben
- eine Chilischote und 150 ml warmes Wasser ebenso in den Mixer Mixer geben
- gründlich pürieren, bis eine gleichmäßige cremige Suppe entsteht
- eine kleine Zwiebel und ein paar Basilikumblätter oder Petersilie klein schneiden und hacken und unterrühren
  Hmmm ...

Popeyes Lieblingssuppe (Spinat, wer hätte das gedacht? ;-))

- drei große Tomaten vierteln und in Mixer geben, ebenso eine Handvoll Spinat sowie eine geschälte Knoblauchzehe, ein Schuss Sojasoße und 100 ml warmes Wasser
- alles gründlich pürieren
- eine weitere Handvoll Spinat in feine Streifen schneiden, eine kleine Zwiebel fein hacken und unter die pürierte Masse heben

N Guten! (wie man in Franken sagt)

Quelle für diese drei Suppenrezepte und viele weitere leckere Rohkostrezepte: http://goo.gl/PP0S7K

Rohkost-Eintöpfe

Wenn Sie sich jetzt fragen, was der Unterschied zwischen Rohkost-Suppen und -Eintöpfen ist, dann sage ich mal vereinfacht, dass Eintöpfe eher vollständige ganze Mahlzeiten sind, die auch von der Konsistenz her noch dicker sind als Suppen. Aber hier ist in Wirklichkeit keine klare Grenze zu ziehen. Eigentlich bestehen beide aus einem im Mixer mit ca. 40 Grad Celsius warmem Wasser und zugegebenem Blattgrün, sowie verschiedenen Gemüsen und Gewürzen mehr oder weniger dickflüssigen Brei, der zu dem noch mit festen Bestandteilen der Gemüse nachträglich versetzt wird.

Was sich so emotionslos schreiben lässt, schmeckt in Wirklichkeit aber sehr lecker. Daher hier mal ein Rezept, welches super satt macht und extrem lecker schmeckt.

Italienischer Rohkosteintopf

In den Mixer geben wir

- zwei große Tomaten (in Stücke geschnitten)
- 300 g Spinat
- eine halbe große oder eine kleine Zucchini (vorher in Scheiben geschnitten)
- eine rote Paprika (klein geschnitten)
- eine Frühlingszwiebel
- eine Handvoll frischen Basilikum

- Pfeffer, zwei Zehen Knoblauch, Himalaja-Salz, Cayennepfeffer nach Geschmack
- 100 ml Lemon Juice
- 300 ml Wasser (warm)

Alles gut durchmixen. Wenn Sie es wärmer mögen, dann den Mixer etwas länger auf hoher Stufe laufen lassen.

Jetzt haben wir die Basis für unseren Eintopf. Geben Sie noch nach gut dünken kleine Tomatenstücke, Zucchinistücke, Stücke von gelben und orangenen Paprikas sowie eine klein geschnittene Frühlingszwiebel hinzu und genießen Sie.

Das Rezept stammt aus diesem Video (leider auf Englisch):

http://goo.gl/El94C1

Tipp: *Machen Sie es doch einfach mal so: Bereiten Sie sich einen großen Salat zu, nehmen die Hälfte davon in den Mixer und pürieren Sie es zu einer sämigen warmen Masse und geben diese dann zu Ihren restlichen Salat hinzu. So haben Sie einfach einen leckeren Rohkosteintopf gezaubert, der dann auch teilweise schon „vorverdaut" ist und so noch bekömmlicher verstoffwechselt wird. Es ist auch eine willkommene Abwechslung zu „immer nur Salat". Würzen Sie ruhig noch mal nach und geben zum Mixen mit dem Stößel unter Umständen etwas warmes Wasser hinzu.*

Fruchtbrei mit Obststücken

Hier kommt jetzt was für die Leckermäulchen unter uns Rohkost-Fans. Nachmittags hat man manchmal nicht immer Lust auf einen Smoothie oder einen Salat. Da habe ich mir überlegt, einfach ein paar Früchte zu nehmen, diese teilweise zu mixen und andererseits bissfest auf einem tiefen Teller zu platzieren.

Dazu packe man in den Mixer …

… zwei Bananen, zwei Mandarinen, ein paar Weintrauben, einen halben Apfel oder eine Birne (Zusammenstellung kann beliebig variieren), dazu einen TL Rohkostkakao.

Auf niedrigster Stufe mithilfe des Stößels kurz durchmixen, bis sich eine breiige Substanz erkennen lässt.

Auf dem Teller ...

... platziere ich eine Banane, einen halben Apfel oder Birne, Weintrauben, Pflaumen, eine Mandarine (alles in Stücke und Scheibchen geschnitten, variiert natürlich auch von Mal zu Mal), darüber ein paar Rosinen und Mandel- oder Nusssplitter. Über alles gieße ich dann den Fruchtbrei und würze auch noch etwas mit Zimt. Lecker!

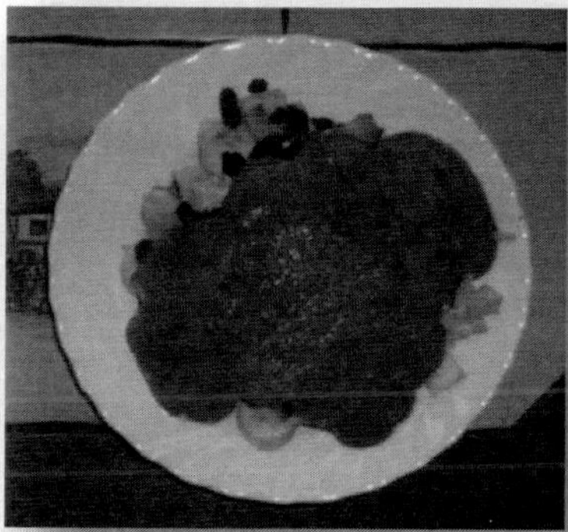

Im Sommer friere ich die Bananen im Tiefkühler für 3 Stunden ein und machen mir ein leckeres Eis im Mixer, in dem ich mir auch noch ein paar Beeren oder anderes Obst mit den Bananen mitmixe.

Rohkost-Kuchen (Grundrezept)

Der Boden

- zwei Tassen nicht eingeweichte rohe Nüsse (Mandeln, Walnüsse, Macadamia, Pecanüsse, etc.) in den Mixer geben und grob pürieren
- dazu eine Tasse getrocknete Datteln geben und
- etwas Himalaja Salz sowie Gewürze wie Zimt oder Muskat
- alles noch ein wenig pürieren, sodass eine gleitfähige Masse entsteht, die dann als Boden ausgestrichen werden kann
- ab damit in den Kühlschrank für eine halbe Stunde

Die Füllung

- sechs Tassen frische Früchte
- zwei Teelöffel Zitronensaft
- eine Tasse Datteln, zehn Minuten eingeweicht

- zwei Tassen der Früchte, Zitronensaft und die Datteln ohne Wasser in den Mixer geben und eine Soße herstellen
- über die restlichen vier Tassen Früchte die Soße gießen und alles Vermischen. Nehmen Sie am besten eine Schale.
- holen Sie den Kuchenboden aus dem Kühlschrank und verteilen Sie die Obst-Mischung darüber
- dann noch mal in den Kühlschrank für ein bis zwei Stunden

Guten Appetit!

So machts Nadine Hagen: http://goo.gl/VvYc1g

Keimlinge und Sprossen

Seit kurzem bin ich auch unter die „Sprösslinge" gegangen, sprich ich habe mit dem Keimen begonnen. Ganz einfach aus dem Grund, um im nahenden Winter Enzyme, Vitamine, Mineralien, Biss und Geschmäcker für Salate und Grüne Smoothies vorrätig zu haben.

Was macht die Keimung und Keimlinge (Sprossen) so wertvoll?

Der Nährstoffgehalt steigt gegenüber dem Samen um mehrere hundert Prozent und ist auch viel höher als in der späteren fertigen Pflanze. Der Gehalt an Mineralien, Vitaminen und sekundären Pflanzenstoffen muss so hoch sein, um der heranwachsenden Pflanze die besten Möglichkeiten zum Gedeihen zu geben. Das können wir für uns ausnutzen.

Gekeimt werden können Getreide, wie Gerste, Hafer, Hirse, Mais, Weizen oder Roggen, Hülsenfrüchte, wie Erbsen, Bohnen oder Linsen. Auch Kresse, Leinsamen oder Reis sowie Sonnenblumenkerne eignen sich dafür.

Sprossen können und sollten roh gegessen werden. Sie werden zu Salaten oder Rohkostplatten gereicht und eignen sich zur Zugabe zu Blattsalaten wie Chicorée oder Kopfsalat oder zu Obst wie Bananen, Feigen oder

Johannisbeeren. Je nach Sprossenart sollten sie vor dem Verzehr mit kaltem Wasser gewaschen oder (ganz) kurz blanchiert werden. Zarte Sprossen wie beispielsweise die Kresse sofort verwenden, da sie schnell welk werden.

Gezogen werden Sprossen auf relativ einfache Art und Weise. Man benötigt dafür lediglich ein Keimgerät, wie man es zum Beispiel hier findet:

http://goo.gl/3TEO6s

Man bekommt diese Geräte aber auch in einem Bioladen oder im Reformhaus. Hier kann man dann auch gleich die Samen kaufen und spart sich die Versandkosten. Achten sollte man darauf, dass es sich um Bio-Samen handelt.

Es geht auch einfacher aber nicht ganz so komfortabel, mit einem feuchten Papiertuch auf einem Teller, ein Löffel voll der Samen darauf verteilen.

Um den Keimvorgang beginnen zu lassen brauchen die Samen etwas Wasser und Wärme. Zu Beginn eignet sich meist ein nicht zu heller Platz bei Zimmertemperatur. Dann ab dem zweiten Tag brauchen die Keimlinge Licht, jedoch nicht mit direkter Sonneneinstrahlung. Bitte nicht zu viel Flüssigkeit hinzufügen, sonst tritt Fäulnis auf oder unerwünschte Schimmelpilze. Aber spülen Sie die Samen trotzdem zwei Mal pro Tag durch. Sauberkeit ist sehr wichtig.

Nach drei bis 4 Tagen können Sie dann Ihre Sprösslinge ernten und genießen.

Ich habe mich entschieden, Kresse und Radieschen fürs Erste zu probieren. Beide enthalten viel Chlorophyll und sind für Smoothies und Salate geeignet. Radieschenkeimlinge schmecken (für mich überraschenderweise) nach scharfen Radieschen. Beim Drogeriemarkt DM habe ich mir auch Bio-Weizen (1,25 Euro für ein Kilogramm) gekauft und werde mir demnächst Weizengras selber ziehen. Möglicherweise brauche ich dazu etwas Blumenerde.

Update: Hat funktioniert und ich hab es in den Grünen Smoothie getan.

Hier meine Radieschensprossen:

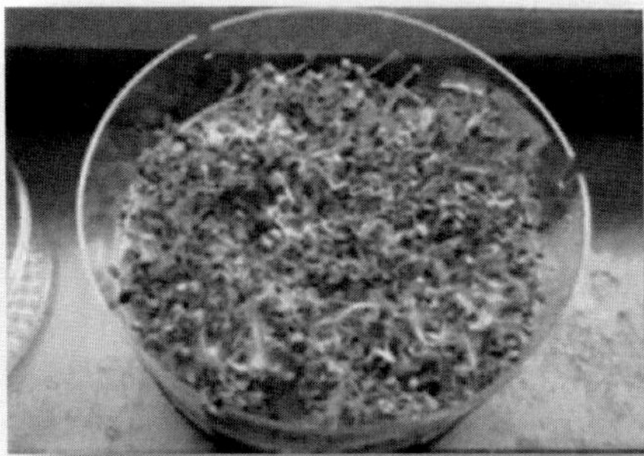

Empfohlene Verarbeitungsmethoden für Rohkost

Um Gemüse haltbarer, noch höherwertiger und auch schmackhafter zu machen, haben wir ein paar Möglichkeiten, die ich hier kurz vorstellen möchte. Es handelt sich um Fermentierung, Trocknung und Marinierung.

Fermentierung

Die bekannteste Form der Fermentierung oder milchsaurem Vergären ist die Herstellung von Sauerkraut. Aber auch andere Gemüsesorten, wie Gurken, Karotten, Sellerie, Rettich, Rote Beete usw. können milchsauer vergoren werden, um sie haltbar zu machen.

Das geschieht sehr einfach. Gemüse wird gehobelt, damit aus den Schnittflächen der Gemüsesaft austreten kann, leicht gesalzen, geknetet oder gestampft, um noch mehr Saft austreten zu lassen. Die gesamte sehr verdichtete Masse soll im, mit einem Deckel versehenen, Fermentations-Behälter mit Flüssigkeit bedeckt sein, um Kontakt mit Sauerstoff zu vermeiden. Anstatt Wasser zuzugeben, sollte so viel eigener Saft aus dem Gemüse austreten, wie möglich. Alles sollte gut mit dem Saft bedeckt sein.

Bei der Fermentation können Gase austreten. Daher ist ein fest verschlossener Behälter nicht zu empfehlen. Man kann etwas Salz hinzugeben oder es lassen. Himalaja-Salz sorgt für eine längere Haltbarkeit und verstärkt natürlich den Geschmack. Es funktioniert aber auch ganz ohne Salz. Mit Salz hält sich die Struktur des Gemüses besser.

Nach wenigen Tagen oder Wochen kann es dann bereits verzehrt werden. Die Jahreszeit hat einen starken Einfluss auf die Fermentationsdauer und die Haltbarkeit. Im Sommer läuft diese schneller ab als im Winter.

Die Milchsäure-Bakterien sorgen dafür, dass Gemüse besser verdaut werden kann, da Mineralien jetzt für den Körper optimal verfügbar sind. Die Bakterien haben auch einen positiven Einfluss auf unsere Darmflora, welche durch jahrzehntelange Fehlernährung und / oder Antibiotika in Mitleidenschaft gezogen wurde.

Vergorenes Gemüse ist auch prima, um im Winter mit Vitaminen versorgt zu sein, und stellt eine willkommene geschmackliche Abwechslung in Salaten oder einzeln gegessen dar.

Trocknen oder Dörren

Um der Eintönigkeit zu entgehen, die bei jeder Ernährungsweise auftreten kann, empfiehlt es sich, Abwechslung in den Speiseplan zu bringen und für raffiniertere Rezepte oder als Snack andere Zutaten hinzuzufügen.

Beispielsweise lassen sich Obst und Gemüse trocknen oder auch dörren. Bei der Eigenherstellung im Backofen oder in einem Dörrgerät sollten immer frische und unversehrte Früchte und Gemüse Verwendung finden. Nicht unreif oder überreif, fleckig oder mit Wurmbefall. Kerngehäuse und Stiele sollten entfernt werden.

Je dünner die Scheiben, desto kürzer die Dörrzeit. Um Oxidation zu verhindern, empfiehlt sich der Einsatz von Zitronenwasser. Getrocknete Obstschalen können als Früchtetee verwendet werden.

Zu schnelle Trocknung lässt das Dörrgut hart werden. Dörrobst muss sehr gut auskühlen und wird dann dunkel, trocken und luftdicht gelagert und sollte auf Schwitzwasser und Schimmel kontrolliert werden.

Einfach, kostenlos aber mäßig befriedigend ist die Trocknung an der Luft. Energie- und damit kostenintensiv, dafür aber kurz, ist das Trocknen im 40 °C Backofen mit spaltbreit geöffneter Tür.

Schneller geht das Trocknen mit einem Dörrapparat, welches die Hitze mit Heizspiralen erzeugt und per Gebläse im Gerät verteilt, wobei feuchte Luft nach außen transportiert wird. Dörrgeräte werden in verschiedenen

Preiskategorien angeboten. Die Geräuschentwicklung, Qualität des fertigen Dörrguts, Platzbedarf und Zeit für das Dörren unterscheiden diese. Teurere Geräte, vielleicht sogar mit Zeitschaltuhr sind schneller und bequemer und bringen ein ebenmäßigeres Ergebnis als billig wirkende und laute Geräte. Hier sollten Sie sich gut beraten lassen. Suchen Sie nach Sedona und Excalibur.

Trockenobst und -gemüse besitzen keine Konservierungsstoffe aber ein konzentriertes Aroma und sind reich an wertvollen Ballast- und Nährstoffen, die weitestgehend erhalten bleiben.

Der Zuckergehalt kann aber bis zu sechs Mal höher sein als bei frischem Obst. Getrocknetes Gemüse kann als Suppengemüse für Rohkostsuppen Verwendung finden.

Marinade oder Dressing

Marinieren nannte man in Zeiten der christlichen Segelschifffahrt das Haltbarmachen von Gemüsen und Fleisch zur Versorgung der Seeleute mit Vitaminen und nicht schnell verderblichen Nahrungsmitteln. Daher auch der Begriff **Marinade**. Es wurde mit Salz, Pfeffer, Zitronensaft und zum Beispiel Nelken gearbeitet.

Heutzutage benutzen wir den Begriff Marinade auch für Salatdressings (eher cremig) oder Vinaigretten (eher flüssig), welche nicht unbedingt länger haltbar machen, sondern eher im Geschmack abrunden und verfeinern sollen.

Das Grundrezept dazu besteht aus Öl, Essig (auch Weinessig oder nussige Essigsorten), Himalaja-Salz und Pfeffer. Statt des Essigs kann auch Zitronensaft verwendet werden. Zusätzlich können noch andere Gewürze hinzugefügt werden.

Hier mal ein paar Vorschläge:

Avocado-Dressing Orange

- Saft aus zwei Orangen, ½ kleine Avocado, Salatgewürz, Paprika extrascharf, Cayennepfeffer,
- Orangensaft und Avocado mixen. Mit den Gewürzen abschmecken.

Die Vinaigrette

Für die klassische Vinaigrette 3 EL Essig, Salz, Pfeffer und 1 Prise Zucker verrühren. 4 EL Öl mit einem Schneebesen darunter schlagen. Oder einfach alle Zutaten in ein Schraubglas geben, verschließen und kräftig schütteln.

Und so können Sie das **Salatdressing** variieren:

- **aromatisch**: 2 EL gehackte Kräuter und eine fein gewürfelte Schalotte unterrühren
- **scharf-süß**: Statt Zucker 1 TL Honig und 1 TL Senf unterrühren
- **fruchtig**: Statt Essig Orangensaft nehmen und 1/2 TL geriebene Orangenschale unterrühren

Essig vs. Balsamico

An Stelle von Essig kann auch Balsamico verwendet werden. Vereinfacht kann man sagen, dass Balsamico ein edlerer Essig ist, da er länger und häufig auch anders vergoren wurde. Dadurch ist er dickflüssiger, balsamartiger und auch teurer als Würzessig. Es gibt verschiedene Qualitätsgrade. Richtig edle Balasamici können Preise wie genau so lange gelagerte Weine erreichen. Probieren Sie sich einfach mal durch das Angebot der Supermärkte. Letztendlich entscheidet Ihr Geschmack.

Hier einige Dressing-Rezepte für die roh vegane Salatküche

http://goo.gl/e4xanm

Empfohlene Utensilien für den Rohkostalltag

Sicher könnten Sie mit Ihren schon vorhandenen Küchengerätschaften in die Rohkosternährung starten. Messer werden Sie schon besitzen, oder? Bis auf den fast unvermeidlichen Hochgeschwindigkeitsmixer von oben könnten noch andere Dinge Ihren Rohkostalltag versüßen.

Fangen wir erst mal damit an, **was Sie nicht mehr brauchen**:

Herd	außer wenn Sie noch für andere Familienmitglieder kochen müssen oder diese selber kochen wollen. Ansonsten könnte die Fläche zur Ablage für Obst und

	Gemüse herangezogen werden. Sie müssen aber den Herd nicht gleich ganz von der Wand reißen. Ich habe es zum Beispiel so gemacht, dass ich meinen Herd (2 uralte Elektroplatten, die mich arm gemacht haben) mit einem aus dem Baumarkt besorgten Arbeitsplattenrest abgedeckt habe und dieser Platz jetzt als Anrichte dient. Kann man aber wahrscheinlich nur machen, wenn man Single ist oder alle an einem Strang ziehen und mitmachen.
Backofen	kann noch zum Trocknen oder Dörren verwendet werden. Ist dann aber energieintensiv.
Mikrowelle	Aus wie schon oben beschriebenen Gründen.
Pfannen / Töpfe	eignen sich hervorragend als Kräutertöpfe
Kaffeemaschine	OK, hier will ich Gnade walten lassen ;-) Wenn Sie sie noch brauchen, dann werde ich sie Ihnen nicht abspenstig machen. Geht mir ja nicht anders.

Was wir brauchen:

Messer*, Gemüseschneider, Sparschäler, Gemüsereibe (gibt's auch elektrisch), Gemüsehobel, Schalen und Schüsseln in unterschiedlichen Größen, Schneidbretter, Gläser für Smoothies (ich habe einfach Gurkengläser mit Schraubdeckel genommen), Keimgerät für Sprossen und Gräser, Sieb(e), Frischhaltedosen (gibt's auch BPA-frei), Knoblauchpresse usw.

* ich warne vor scharfen Keramikmessern und zwar, weil ich mich damit zwei Mal derb geschnitten habe, bevor ich es dann knick knack entsorgt habe. Aber vielleicht habe ich mich auch nur zu blöd angestellt.

Für Fortgeschrittene und Ambitionierte:

Umkehrosmosefilteranlage, Glasballons, BPA-freie Plastikflaschen, Entsafter, Hochleistungsmixer mit Trocken- und Nassbehälter, wenn möglich, Stabmixer, Dörrgerät (Sedona) usw.

Das sind alles Vorschläge, die das Rohkostleben erleichtern. Es muss nicht alles und auch nicht alles auf einmal vorhanden sein! Und vielleicht ist die Liste auch noch nicht vollständig. Ich kaufe mir Dinge nach und nach, je nach dem, was ich gerade vorhabe und ausprobieren möchte.

Hier ein schönes Video von Nadine Hagen zu Utensilien, die Sie benötigen könnten:

http://goo.gl/VY0WQX

Nadine hat ganz frisch ein Buch herausgebracht, dass sich mit der Umstellung auf Rohkost beschäftigt. Dieses können Sie hier bestellen:

http://goo.gl/MOvCnb

Angst und Rohkost

Während des Verfassens dieses Büchleins habe ich bearbeitete Zwischenstände immer mal wieder an interessierte Bekannte und Verwandte gesandt. Ganz einfach deshalb, um zu erfahren, ob ich auf dem richtigen oder auf dem Holzweg bin.

Häufig wurde ich ermuntert, weiterzumachen. Aber auf der anderen Seite bekam ich auch immer wieder Reaktionen, die von einer Art Angst vor der Rohkost zeugen.

Hier die populärsten Ängste:

- Ich werde nicht satt von „nur Rohkost“.
- Ich vertrage Rohkost nicht.
- Bei Rohkost habe ich keinen Genuss.
- Rohkost ist nicht (mehr) natürlich für den Menschen. Wir haben uns über die Jahrtausende an Kochkost gewöhnt.
- Obst und Gemüse sind zwar gesund, aber für mich ist das nichts. Ich brauche was warmes im Magen.
- Ich kann nicht auf Fleisch verzichten. Das geht einfach nicht.
- Die Kochkost hat erst das Gehirn des Menschen wachsen lassen und uns dahin geführt, wo wir jetzt stehen.

OK, ich kann diese Aussagen sehr gut verstehen, denn ich habe früher genau so gedacht. Nichts und niemand hätte mich von meinen Fleischtöpfen und –pfannen wegbringen können. Und warum auch? Es gab ja keinen Anlass dafür. Ich war der Überzeugung, dass ich mich schon gesund ernähre, in dem ich verarbeitetes weitgehend weggelassen habe, auf Milchprodukte und Nahrungsmittel mit Zucker und Mehl verzichtete sowie gesundes Salz und sauberes Wasser konsumierte. Nie und nimmer wäre mir in den Sinn gekommen, dass die grundlegendste und für die meisten nicht denkbare Ursache vieler degenerativer Krankheiten im Allgemeinen und meiner Fettsucht im Speziellen (neben der Störung des Hypothalamus) in der Verspeisung erhitzter Nahrung liegt.

Wenn das Wort „Rohkost" fiel, dann hatte ich Bilder vom an der Möhre nagenden klapperdürren Freak mit Schweppes™-Gesicht oder von kargen Mahlzeiten mit einer halben Tomate und einem verwelkten Salatblatt auf dem Teller oder der spleenig grinsenden Ökomutti mit Spinatblättchen zwischen den vergilbten Zähnen im Kopf. Ähnliche Bilder herrschen sicher in den meisten Köpfen „da draußen" vor. Oder? Kopfkino!

Die Angst kann ich Ihnen nicht nehmen, denn die würde man erst loswerden, wenn man es selber probiert und vor allen Dingen richtig macht. Ich kann da auch nur aus meinem Erfahrungsschatz berichten und auf die Erfahrungen anderer verweisen, die zeigen, dass es nicht so ist.

Kurz zu den einzelnen Punkten. Wenn Sie das hier irgendwo schon mal gelesen haben oder noch lesen werden, dann ist das beabsichtigt, denn die Wiederholung prägt sich ein.

Ich werde nicht satt von „nur Rohkost".

Doch, das werden Sie. Vielleicht braucht es aber erst mal eine Art Umstellung, die mit Unwohlsein, Hunger und Entgiftungskrisen einhergeht. Ihr Vor-Rohkost-Stand ist der, dass Ihr Körper nicht genügend Nährstoffe aus der üblichen Kochkost erhält und suchtartig nach Sättigung aus eben dieser Kochkost verlangt. Dies ist konditioniertes, antrainiertes, anerzogenes Verhalten und bedarf eines Umlern- oder Erinnerungsprozesses.

Ihr Körper wird in kürzester Zeit aber lernen, dass er jetzt mit dem versorgt wird, was er so lange vermisst hat und was er dringend benötigt. Durch die faserreiche Vitalkost wird sich der Verdauungstrakt relativ schnell erholen und säubern und kann sukzessive die Nährstoffe besser aufnehmen und diese optimal zu den Zellen transportieren. Optimal versorgte Zellen senden Signale an das Gehirn, dass nichts mehr benötigt wird und kein Hunger mehr vorhanden ist. Ergo: Satt.

Das kann aber auch von Nachteil sein, wenn man, wie ich gerne isst. Man könnte noch mehr verdrücken, kriegt aber die Information, dass nichts mehr reinpasst und doch jetzt mal bitte Schluss ist mit der Fresserei.

Ganz leicht erreichen Sie diesen Zustand, wenn Sie Grüne Smoothies trinken, die innerhalb von 20 Minuten die Zellen sättigen. Auch durch die Regenerierung der Magensäure wird die ankommende Nahrung perfekt verdaut und macht lange satt. Also keine Angst vor dem kleinen oder großen Hunger.

Ich vertrage Rohkost nicht.

Das kann sogar ganz gut sein, dass Sie Rohkost nicht mehr vertragen. Wenn Sie mit dieser Annahme unwirsch auf einer Karotte kauen anstelle Ihres gewohnten knusprigen Hühnerbeins und mit dem Hintergrund der fehlenden Magensäure und eines verdreckten Darms gewaltig gärige Blähungen erzeugen, dann kann schon mal der Gedanke kommen, dass Rohkost nicht für jeden und auf jeden Fall nichts für Sie ist. Dann kommt noch Kopfschmerz, Unwohlsein, Fahrigkeit und Nervosität hinzu. Und schon ist das hehre Experiment gescheitert.

Hier hilft es erst mal zu wissen, weshalb man allgemein überhaupt Rohkost bevorzugen sollte und das persönliche WARUM zu klären. Das persönliche WARUM kann das hartnäckige Übergewicht oder die Krankheit sein, die man loswerden möchte. Das allgemeine WARUM, die Erkenntnis, dass nur lebende Nahrung optimal mit Enzymen, Mineralien und Vitaminen versorgt und dass der erbärmliche Rest eher das Gegenteil bewirkt.

Beginnen Sie auch hier langsam mit der Umstellung auf Rohkost und probieren Sie auch unbedingt Grüne Smoothies. Diese werden im Allgemeinen prima vertragen. Und nach einer Weile werden Sie merken: Auch ich vertrage Rohkost und sie tut mir gut.

Bei Rohkost habe ich keinen Genuss.

Klar, das war auch einer der Gründe, warum ich mich so lange geziert habe. Rohkost hat mich nicht befriedigt. Das schreibe ich ja auch in meinem ersten

Buch „Die Adipositas Kur". Ich habe lieber gedünstetes Gemüse gegessen, weil es mich eher zufrieden gestellt hat. Von der Konsistenz und vom Geschmack her.

Und wenn ich nicht das Problem des Wiederzunehmens nach der Kur gehabt hätte, dann wäre ich wahrscheinlich auch jetzt noch auf Kochkost und dieses Buch wäre nie geschrieben worden.

Nun zum Genuss. Ich bin Genussesser und würde auch nichts ohne Geschmack essen wollen. Da wo mir die „Möhre ohne alles" zu den Ohren raushängt, schmeckt mir der Möhrensalat mit Apfelstücken, Himalajasalz, Pfeffer, Olivenöl und Knoblauch hervorragend. Es ist nur eine Frage der Zubereitung. Wo das Wissen um die Zubereitung schmackhafter Rohkostgerichte fehlt, kann und sollte es erlernt werden, um Gefallen daran zu finden. Das Kochen muss(te) auch gelernt werden. Ich weiss, es ist natürlich mit Arbeit verbunden... Aber es lohnt sich!

Rohkost ist nicht (mehr) natürlich für den Menschen. Wir haben uns über die Jahrtausende an Kochkost gewöhnt.

Preisfrage: Für wen ist Kochkost noch „natürlich" außer für uns Menschen? Antwort: Für niemanden. Keine andere Spezies auf der Welt würde freiwillig und ohne menschliches Zutun denaturierte Speisen verzehren. Für alle ist Rohkost natürlich. Keiner kocht sich nur irgendetwas oder wird mit Bratpfanne und Kochtopf geboren. Nur wir ach so schlauen Menschen denken, dass wir ohne Kochkost nicht überleben würden. So weit her kann es mit der menschlichen Intelligenz nicht sein, wenn wir freiwillig Sachen als gesund für uns bezeichnen, die uns krank und fett machen und uns früh Gevatter Tod überstellen.

Wir haben uns nicht an Kochkost gewöhnt. Vielmehr ist es ein ständiger Kampf unseres Körpers gegen die Einflüsse degenerierter Nahrung auf unseren Organismus, den er letztendlich verlieren wird. Dann, wenn er nämlich keine körpereigenen Enzyme mehr zur Verfügung hat, wenn er von Mineralien und Vitaminen befreit auf keine eigenen Reserven mehr zurückgreifen kann, wenn er verstopft ist mit dem ganzen Müll, den wir jahre- und jahrzehntelang in uns reingefressen haben – ja, dann werden wir krank, dann werden wir fett, dann geht's in Richtung Urne.

Die meisten Menschen würden sich eher einen Fuß abhacken, anstatt auf Kochkost zu verzichten. Sorry, der musste jetzt sein ;-)

Obst und Gemüse sind zwar gesund, aber für mich ist das nichts. Ich brauche was warmes im Magen.

Mit warmem meinen Sie wahrscheinlich gekochte Speisen?! OK, das ist verständlich, aber süchtig. Wissen Sie, was mich am Veganismus stört? Veganer, mit ihren auf jeden Fall hehren Motiven, aufgrund der industriellen, unmenschlichen Massentierhaltung, auf Fleisch, Milch, Eier, Honig in ihrer Ernährung zu verzichten und die Lederjacken, Schuhe aus Tierhaut und Pelze meiden, wie der Teufel das Weihwasser, stört es nicht, wenn ihre doch so gesunde pflanzliche Kost **kaputtgekocht** wird. Das macht sie nämlich nicht viel wertvoller als die Kost der StiNos, der Stinknormalen.

Veganismus ist gerade dabei, der neue Trend für die besserdenkenden, besserverdienenden, einfach besseren Menschen zu werden. Ich will das gar nicht verurteilen, da es ein Schritt in die richtige Richtung ist. Nur ist es nicht konsequent zu Ende gedacht. Darauf bin ich aber schon eingegangen.

Ich kann nicht auf Fleisch verzichten. Das geht einfach nicht.

Stellen Sie sich mal vor, wie es gewesen wäre, wenn Sie vor sagen wir mal drei Millionen Jahren geboren worden wären. Ihre Eltern wären hauptsächlich Sammler gewesen. Jagen brauchte man noch nicht, da die klimatischen Bedingungen in Afrika ganzjährig eine Fülle an frischen pflanzlichen Nahrungsmitteln bereit hielten.

Das war erst nötig geworden, als die Auswanderung in unwirtlichere Gefilde mit kälteren Jahresabschnitten und kargerer Vegetation einsetzte. Feuer war lediglich ein Naturphänomen, wenn der Blitz eingeschlagen hatte. Sie haben im Einklang mit Ihrer Umgebung in einer Sippe oder Stamm zusammen gelebt und mussten nur töten, um sich gegen Raubtiere zu verteidigen.

Mit einsetzender „Ratio“, also dem Denken, kamen die ersten Menschen dann auf die Idee, dass man im Gegensatz zum damals herrschenden Konsens, sich natürlich zu ernähren, auch mal Raubtier spielen und sich andere Spezies „unter den Nagel reißen“ könne, um diese widernatürlich zu verzehren. Nun gut, man wusste ja damals nicht, dass der menschliche Verdauungstrakt nicht auf Fleischverzehr ausgelegt ist. Und beim Überleben hat es zudem auch geholfen.

Dieses Unwissen hat sich bis heute erhalten. Schließlich sterben wir nicht sofort daran, das zubereitete Fleisch schmeckt und die Verdauung scheint auch keine Probleme zu bereiten. Kommen Zipperlein, bringen wir sie natürlich nicht in direkte Verbindung mit unserem Essen. Wir gehen zum Arzt unseres Vertrauens und lassen uns eine Chemiekeule geben, die schon alles wieder ins Lot bringen wird. Ernähren wir uns halbwegs gesund, kann das auch sehr lange sehr gut gehen.

Tauchen dann aber Probleme, wie starkes Übergewicht oder Krebs oder andere degenerative Krankheiten auf, suchen die Menschen nach Hilfe. Die Doofen sterben zwar nicht (gleich) aus, aber die Intelligenteren beginnen zu erkennen und zu akzeptieren, woran es liegt. Und nur ganz ganz wenige bewusste Menschen sind dann in der Lage, die Vernunft walten zu lassen, und ernähren sich wieder, wie es die Natur für die Spezies Homo Sapiens vorgesehen hat, gesunden an Körper und Geist und haben ein langes, erfülltes Leben.

Wozu zählen Sie sich?

Fleischverzehr, meistens in gekochter oder gebratener Form (weil anders schmeckt Fleisch ja nach kalter Leiche) ist eine jahrtausendealte Konditionierung, weitergegeben von Generation zu Generation. Es wurde vor nicht all zu langer Zeit, in der wir uns noch erheblich mehr bewegt haben, auch nur selten verzehrt. An Feiertagen oder als berühmter „Sonntagsbraten". In der heutigen bewegungsarmen Zeit darf es dann auch schon mal täglich Fleisch oder Wurst sein. Fleisch ist mein Gemüse – laut Heinz Strunk (Ich liebe den Humor von Heinz Strunk!)

Selber wollte ich auch nicht vom Fleische lassen. Um keinen Preis der Welt. Ich kann diese Angst also sehr gut verstehen. Hier geht es nur auf der Schiene des intellektuellen Erkennens und / oder des persönlichen Leides, welches man nicht mehr bereit ist zu ertragen. Die Entscheidung liegt, wie immer übrigens, bei Ihnen.

Die Kochkost hat erst das Gehirn des Menschen wachsen lassen und uns dahin geführt, wo wir jetzt stehen.

Ich mache es kurz: Nicht auszudenken, wie schön und friedlich und gerecht unsere Welt wäre, wenn die Kochkost und der Fleischverzehr nie Einzug gehalten hätten. Oder finden Sie diese Welt, die ein Produkt unserer (kranken?!) Hirne ist, so in Ordnung?

Hier mal der Link zu einer brandneuen Webseite, die aus anderer Sicht (31!) Gründe für eine rohköstliche Ernährung nennt:

http://goo.gl/tNmUuR

Was gern bei veganer Rohkost falsch gemacht wird

- Es wird im Grunde **zu wenig gegessen**. Bedenken Sie, dass zum Beispiel grünes Blattgemüse oder auch normales Gemüse sehr wenig Kalorien hat. Machen Sie sich einen Salat, dann müssen Sie diesen sehr gut kauen, um ihn gut zu verdauen und alle Nährstoffe zu erhalten, was aber meist nicht gemacht wird oder geschafft werden kann.

- Wenn Sie Hunger haben, während Sie vegane Rohkost praktizieren, machen Sie etwas falsch. Essen Sie mehr. Das ist die einzige Kostform, wo Sie so viel essen sollen und können, wie Sie wollen.

- Das hat aber nichts damit zu tun, dass Sie sich nicht ein wenig hungrig werden lassen sollten, bevor Sie wieder etwas essen oder einen Grünen Smoothie genießen. Dann nehmen die Zellen 100 % auf. Ansonsten nur ca. 15 %. Ich weiß, dass das schwer ist und ich mache das auch nicht immer. Das kommt noch aus der Zeit, wo wir uns überfressen haben. Lassen Sie sich Zeit und vergeben Sie sich dieses.

- **Einzellertum!** Suchen Sie sich Gleichgesinnte! Sie sind nicht der oder die Einzige, die oder der sich auf vegane Rohkost umstellt oder es praktiziert. Man hat aber in der Anfangszeit das Gefühl, dass dies so wäre. Kaufen Sie sich Bücher, in denen Menschen ihre positiven und negativen Erfahrungen teilen, Ihnen Rezepte geben und auf Ihrem Weg begleiten.

- Es gibt auch einen reichen Erfahrungsschatz im Internet. Foren, Blogs, Gruppen (zum Beispiel auf Facebook oder Yahoo). Wir leben im Informationszeitalter. Vernetzen Sie sich. Es geht auch im persönlichen Kontakt. Und der ist eigentlich das, was letztendlich zählt.

- Kombinieren Sie **nicht zu oft fetthaltige Nüsse und zuckerhaltige Trockenfrüchte**. Essen Sie auch nicht lediglich Nüsse oder nur Datteln oder Rosinen. Diese Kombination oder das alleinige Essen dieser Nahrungsmittel lässt das Gewicht leicht ansteigen. Vertrauen Sie Ihrer Intuition und konsumieren diese beiden Bestandteile nur in kleinen Mengen zusammen mit einer chlorophyllhaltigen und nährstoffreichen Nahrung.

Orientieren Sie sich Pi mal Daumen an ...

... der Rohkostpyramide

Sehr selten oder sparsam:
Kaltgepresste Öle
Kräuter, Weizengras, Seegras etc.

Gelegentlich:
Nüsse und Saaten

Sprossen und Hülsenfrüchte

Häufig:
Obst und Gemüse als Mahlzeiten und rohe Zwischenmahlzeiten.

Als Grundnahrungsmittel:
Viel Blattgrün vorzugsweise in Grünen Smoothies.

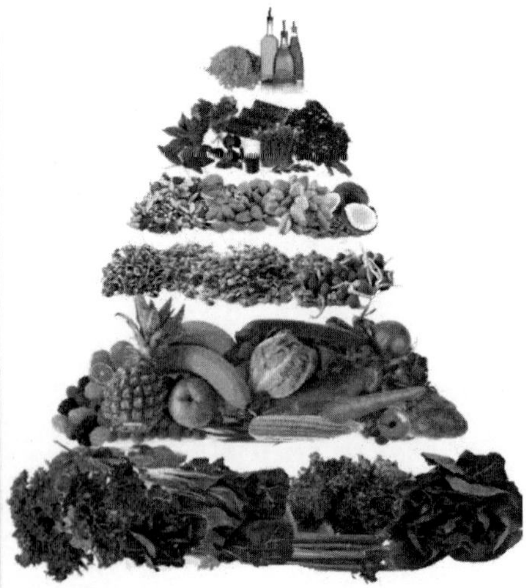

- Häufig fehlt auch die Abwechslung und es wird immer das Gleiche gegessen. Hierin liegt eine große Gefahr, wieder in die Kochkost abzurutschen. Eignen Sie sich in kleinen Schritten einige leckere Rohkostrezepte an. Diese müssen nicht unheimlich kompliziert sein, sondern sollten einfach und schnell mit wenigen Zutaten zubereitet werden können. Dazu gibt es einiges im Internet oder in Büchern zu finden. In Ihrer Nähe gibt es sicher auch einige Gleichgesinnte, die mit Rezepten und Erfahrungen weiterhelfen können. Aber das war ja schon Punkt 2. Sie sind nicht allein. Auch wenn es (noch) so aussieht.

Wenn mir ein Salat oder eine Speise langweilig wird, dann suche ich mir etwas Neues und bereite es mir zu.

- Viele Rohköstler und Kochkost-Veganer orientieren sich bei ihrer Essensauswahl an Fertigprodukten, die als „Ersatz“ für herkömmlich bekannte tierische Produkte herhalten sollen. Diese haben sicher ihre Vorteile, sind aber auch recht teuer und hochkalorisch und sollen den Verstand etwas austricksen, da sie eine „normale“ Ernährungsweise, die gesellschaftlich eher anerkannt ist, vortäuschen. So täuscht sich derjenige aber meiner Meinung nach nur selber und ist noch nicht vollkommen überzeugt, von seiner neuen Lebensweise. Als Übergang ist das aber OK. Letztendlich schenkt uns die Natur alles in der Form, die ideal und perfekt ist. Man muss sich auch keine Salate oder roh-vegane Kuchen herstellen, aber es hilft dabei, etwas mehr Abwechslung zu haben.

- Vielleicht könnte man zu der Überzeugung kommen, dass diese Ernährungsweise sehr kostspielig ist, wenn man sich häufig von diversen verarbeiteten, aber noch weitgehend unzerstörten Nahrungsmitteln ernährt. Ich habe die Erfahrung gemacht, dass ich nicht mehr Geld ausgebe, als wenn ich auf Kochkost wäre. Ich muss allerdings auch aufpassen, dass ich nicht immer das Gleiche esse und mehr Abwechslung in den Speiseplan bringe.

- Unordnung! Schaffen Sie sich Platz in Ihrer Küche um Ihr Essen zuzubereiten. Viele herkömmliche Geräte werden Sie nicht mehr brauchen. Eine unaufgeräumte Küche lädt nicht zum Verweilen, geschweige denn zum freudvollen Mahlzeitenzubereiten ein.

- Fehlende Lebensmittelauswahl! Haben Sie immer genügend unterschiedliche Obst- und Gemüsesorten bereit liegen. Sie sollten aber nur dasjenige da haben, auf das Sie auch Appetit haben. Hier hilft ein wenig Planung. Ich plane meist für den aktuellen Tag oder vielleicht noch den nächsten, wenn ein Wochenende ansteht oder ein Feiertag mit geschlossenen Geschäften.

- Ich habe auch festgestellt, dass sich im Laufe der Umstellung auf Rohkost die Vorlieben für einzelne Obst- und Gemüsesorten gewandelt haben. Einmal war ich scharf auf saure Gurken, dann wieder auf Champignons oder auch mal auf Rosinen. Dann gab es wieder Phasen, wo ich diese nicht mehr leiden konnte. Es wandelt sich. Hören Sie auf Ihren Appetit. Momentan bin ich ein Olivenjunkie und liebe scharfe Peperoni.

  Dies ist ein ganz wichtiger Punkt, der wahrscheinlich mit entscheidet, ob Sie weiter rohköstliche Vitalkost zu sich nehmen oder wieder zur Kochkost zurückkehren. Wenn es beginnt, fade zu werden, Ihnen ein Obst oder ein Gemüse nicht mehr schmeckt, welches Ihnen vorher vorzüglich geschmeckt hat, dann ist das ein ganz normaler Vorgang. Wie schon oben geschrieben, der Geschmack wandelt sich. Und zwar verlangt Ihr Körper immer das, was er gerade am meisten braucht, um irgend einen Mangel damit abzudecken.

  Bei den Boutenkos ist das auch aufgetreten. Als ihnen der immer gleiche Salat aus den Ohren hing, gingen sie in eine örtliche Salatbar und aßen erst verschiedene Gemüse- und dann Obstsorten. Und jeder hatte eine andere Auswahl auf dem Teller. Bei Sergej waren es Mangos und Blaubeeren, bei Valya Feigen und Oliven. Sie kamen öfter und meist waren es die gleichen Dinge, die sie aßen.

  Als sie dann später bei einem Arzt vorstellig wurden, der Sergej riet, Mangos und Blaubeeren zu essen, um seine Bauchspeicheldrüse zu unterstützen und Valya Oliven und Feigen, da diese gut gegen ihr Asthma wären, wussten sie, dass sie sich auf die Weisheit ihres Körpers verlassen können.

  Es ist also nicht verwunderlich, wenn sie eine unbestimmte Zeit lang immer wieder Appetit auf ein und dieselbe Speise haben und dann auf einmal überhaupt nicht mehr.

  Das wäre dann der richtige Zeitpunkt, sich mit weiteren alternativen Rohköstlichkeiten zu beschäftigen und diese in den Alltag zu integrieren. Irgendwann würde jede Speise langweilig werden, wenn es nur noch diese zu essen gäbe.

Und denken Sie auch daran, dass Ihr Ziel ist, schlank zu werden und dieses dann auch noch prima halten zu können. Obendrein gibt's eine bombastische Gesundheit, Energie hoch 10 und voraussichtlich ein langes gesundes Leben.

Verstopfung, Blähungen, unregelmäßiger Stuhlgang

Ich möchte Ihnen hier ein paar Tipps geben, damit Sie den in der Überschrift genannten Dingen möglicherweise nicht begegnen oder jedenfalls wissen, woran es liegen könnte, wenn Sie sich auf Rohkost umstellen oder schon länger dabei sind.

Am Anfang, wahrscheinlich jeder Ernährungsumstellung, kann es zu Beschwerden kommen, die mit der neuen Essensweise und mit noch vorhandenen unsauberen Zuständen in Ihrem Verdauungskanal zu tun haben.

Der Darm ist durch die jahrzehntelange Fehlernährung mit gekochten, denaturierten Speisen sowie Milch und Fleisch, auf die er gar nicht ausgelegt ist, dahingehend verschmutzt, dass er mit Toxinen und Schlacken (Ablagerungen, die uralt und steinhart sein können) belastet ist. Dadurch kommt letztendlich nicht mehr viel von den Nährstoffen im Blut und in den Zellen an, da sozusagen der wichtigste Pförtner seinen Dienst nur noch nach Vorschrift macht und dies immer weniger kann, je dauerhafter er geschädigt wird.

Vielleicht ist auch schon die Mikrobenbilanz in den negativen Bereich abgerutscht. Das heißt, es fehlen (gute) Darmbakterien, die dabei helfen, die ankommende Nahrung aufzuspalten und den Aufbau sowie den Erhalt der Darmschleimhaut unterstützen und darüber hinaus an der Abwehr von (schlechten) Viren, Pilzen und Bakterien beteiligt sind, die sich sonst vermehren können.

Wird das Gleichgewicht der Darmflora durch falsche Ernährung oder / und Medikamente ins Wanken gebracht, haben wir den schwarzen Peter gezogen. Wenn wir ihn nicht bis zum Ende des Spiels behalten und verlieren wollen, müssen wir ihn loswerden. Das heißt aber nicht, dass ihn ein anderer ziehen soll, sondern nur, dass wir ihn selber für uns nicht mehr haben wollen.

Kommt jetzt unvermittelt gesunde Nahrung an, weiss er erst mal gar nicht viel damit anzufangen und lässt ordentlich gären, was zu den berüchtigten Furzattacken führt. Durchfall ist nicht selten. Oder ein Ausbleiben des Stuhlgangs für eine bestimmte Zeit. Natürlich auch das Aufblähen des Bauches.

Hier würden sich erst mal eine gründliche Darmreinigung und Einläufe anbieten, die weiter unten beschrieben werden. Und / oder auch die anfängliche Zuführung von probiotischen Darmbakterien.

http://goo.gl/9ddTkR

Sie sollten sich auf jeden Fall anfangs mit den Beschwerden anfreunden, da diese fast unvermeidlich sind. Hier könnte man der Meinung sein, dass man Rohkost, also unsere naturgegebene Nahrung nicht verträgt. Es ist aber „nur" ein Umgewöhnungsprozess und der ist meist mit Unannehmlichkeiten verbunden. Wenn der Darm rein und mit guten Bakterien besiedelt ist, verträgt er Rohkost wieder.

Nichtsdestotrotz kann es aber auch im Folgenden dazu kommen, dass wir ordentlich blähen, verstopfen oder mit Stuhlproblemen zu kämpfen haben.

Es handelt sich um das was, wieviel davon, in welchen Kombinationen und wann wir essen, das diese Dinge hervorrufen kann.

Mit Verstopfung ist nicht der ausbleibende Stuhlgang gemeint, sondern das aufgeblähte Völlegefühl nach einer Mahlzeit, die wir entweder falsch kombiniert haben, von der wir zu viel oder zu einem falschen Zeitpunkt gegessen haben. Oh Gott, essen kann ja so kompliziert sein. Naja, jedenfalls bis man sich die Prinzipien einverleibt hat. Dann sollte alles gut funktionieren.

Nun im Einzelnen

Falsche Kombination von Nahrungsbestandteilen

Generell gilt, dass Monomahlzeiten das Beste und Verträglichste ist, was man essen kann. Das heißt, Bananen, Tomaten oder Gurken zum Beispiel, ohne alles gegessen, verursachen keine Schwierigkeiten.

Wasserhaltige Früchte werden schneller verdaut als beispielsweise schwer verdauliche Nüsse. Ein Rohkostkuchen mit Nuss-Trockenfrüchte-Boden liegt schwerer im Magen (Blähbauch) als eine Wassermelone. Daher würde ich davon auch nur zu ganz besonderen Anlässen naschen.

Einfachzucker (Obst) und Mehrfachzucker (stärkehaltiges Gemüse) gemeinsam verspeist, verursachen Alkohol und Winde im Darm. Daher nicht zusammen essen. Grüne Smoothies sind davon ausgenommen, da Blattgemüse nicht zum stärkehaltigen Gemüse zählen. Sie sind sehr bekömmlich, da durch die Zerkleinerung schon vorverdaut.

Zu viel Fett (Öle, Avocados, Nüsse) alleine oder in Kombination mit Früchten können den Blutzuckerspiegel steigen lassen und außerdem zu Durchfall und auch Blähungen führen. Tierisches Eiweiß (das wir ja jetzt sowieso nicht mehr essen, gelle) und Kohlenhydrate zusammen gegessen verursachen Blähungen.

Trinken zu den Mahlzeiten oder danach kann zur Verdünnung der Magensäure führen, die dann das Essen nicht mehr richtig zersetzen kann. Zwanzig Minuten vor dem Essen kann getrunken werden.

Der falsche Zeitpunkt

Pausen zwischen den Mahlzeiten sind wichtig. Faustregel: mindestens zwei bis drei Stunden zwischen den Mahlzeiten verstreichen lassen, damit sich Nahrungsmittel mit unterschiedlicher Verdauungsgeschwindigkeit nicht vermischen können.

Nach der TCM (traditionelle chinesische Medizin) sollte das Frühstück zwischen 7 und 9 Uhr eingenommen werden, wenn der Magen sein Aktivitätsmaximum erreicht hat. Das gleiche Prinzip gilt, wenn es ums Abendessen geht. Hier sollte auch recht früh gespeist werden, da nach 17 Uhr der Magen sein Aktivitätsminimum erreicht. Jedenfalls ist es nicht ratsam, noch eine große Mahlzeit einzunehmen, wenn es gleich danach ins Bett gehen soll. Dann kann es zu Schlafproblemen, Völlegefühl oder Blähungen kommen. Das kann ich auch nicht immer einhalten, ist aber eine Überlegung wert.

Die Reihenfolge

Erst leicht verdauliches, wie zum Beispiel Gurken, danach schwerer verdauliches, wie Nüsse. Sollte die Regel sein. Aber wer hält sich schon immer daran?

Das Falsche überhaupt?

Gibt es Nahrungsmittel, mal abgesehen von den toten, verarbeiteten, degenerierten, die uns eher Energie rauben, als uns schenken? Nun, hier bewegen wir uns in einem Bereich, der zwar durch gewöhnliche Muskeltests erwiesen wurde, der aber meiner Meinung nach die Auswahl an schmackhaften Gerichten stark einschränkt. Besonders, wenn man auf genau diese Nahrungsmittel „abfährt" und nicht aus seinem Speiseplan streichen möchte. Die Rede ist von Andreas Schauffert, der herausgefunden hat, dass bestimmte Nahrungsmittel uns mit Energie versorgen und andere uns Energie rauben. Hier mal eine Liste der Produkte mit den entsprechenden Energiewerten:

http://goo.gl/8KaAPr

Zum Beispiel haben Zwiebel, Tomate und Blumenkohl energieraubende Eigenschaften. Hmm, ich will aber darauf nicht verzichten, da zum Beispiel Tomaten eine meiner Lieblingszutaten in Salaten sind. Entscheiden Sie! Bei Karotten, die auch nicht optimal sein sollen, merke ich es aber selber. Da bekomme ich Verstopfung.

Zu viel?

Laut TCM sollten wir nur ca. 80 % dessen essen, was wir essen würden, bis wir satt sind. Das heißt, vor dem Sättigungsgefühl aufhören. Das ist sicher einer der schwersten Grundsätze, der einzuhalten sinnvoll wäre. Das Gleiche betreiben die Japaner, die den Ausspruch verwenden: Man sollte nach dem Essen immer noch ein bisschen Appetit auf mehr haben.

Zu schnell?

Verdauung beginnt im Mund. Nicht hinunterschlingen. Langsam essen. Alles gut kauen. Soweit die Theorie. In der Praxis denke ich da nicht lange nach und esse ohne nachzudenken, wie schnell oder langsam ich esse. Nun ja, irgendwoher müssen ja die zeitweiligen Blähungen kommen.

Machen Sie aber keine Wissenschaft aus der Esserei, sondern genießen Sie die Speisen. Mit der Zeit wird es einfacher werden und sie werden automatisch die Dinge vermeiden, die Ihnen nicht bekommen.

Der Stuhl...

... sollte mit Rohkost und Grünen Smoothies nicht mehr übel riechen, optimalerweise schön braun, voluminös und locker sein und keine Streifen in der Schüssel und nur geringe Spuren am Papier hinterlassen. Und es sollte zwei bis drei Mal am Tag „passieren“. Ist er hart oder schleimig, kommt nur selten, ist irgendetwas von den obigen Dingen nicht in Ordnung. Aber jeder Tag bietet neue Chancen, die Ernährungsweise und die Verdauung auf Vordermann zu bringen. Also keine Panik!

Ist Roh-Vegan sexy? Aber ja!

Für viele Menschen ist Rohkost überhaupt nicht attraktiv. Häufig spuken in den Köpfen die Bilder von abgemagerten, körnerfressenden Ökogestalten herum, die alles andere als attraktiv daherkommen. Dabei ist das lediglich ein Vorurteil, welches heutzutage gar nicht mehr stimmt. Sicher wird man immer noch auf den ein oder anderen Knochenkasper stoßen, der sich asketisch gibt. Auch diese haben ihre Berechtigung. Nur geht es auch ganz anders...

Einer der Rohkost so richtig attraktiv macht und auch so aussieht, ist Markus Rothkranz, ein mit vier Jahren mit seinen Eltern aus Deutschland ausgewanderter Deutsch-Amerikaner mit einem netten kölschen Dialekt, wenn er denn mal deutsch spricht und hier weilt.

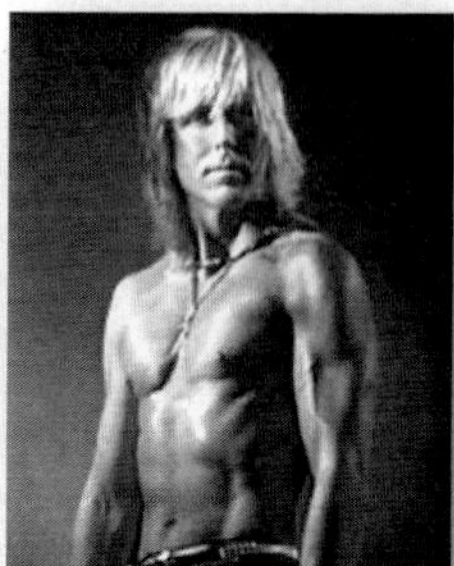

Markus Rothkranz ist mittlerweile 50 Jahre alt, hier auf dem Foto 45, sieht aber aus wie 30. Er ist (m)eine große Inspiration. Und er ist ein inspirierender Sprecher in den Vereinigten Staaten und auch öfter mal in Deutschland zugegen.

Nicht nur er, auch viele andere männliche und weibliche Rohköstler sehen jünger und attraktiver aus, als man es für deren Alter denken würde.

Hier mal ein kleiner Test, wie alt Sie die folgenden Personen schätzen würden.

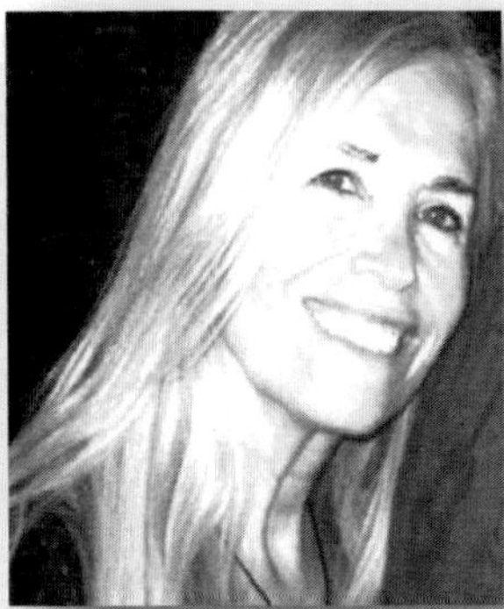

Mimi Kirk, Rohköstlerin, Rohkostautorin, Jahrgang 1938

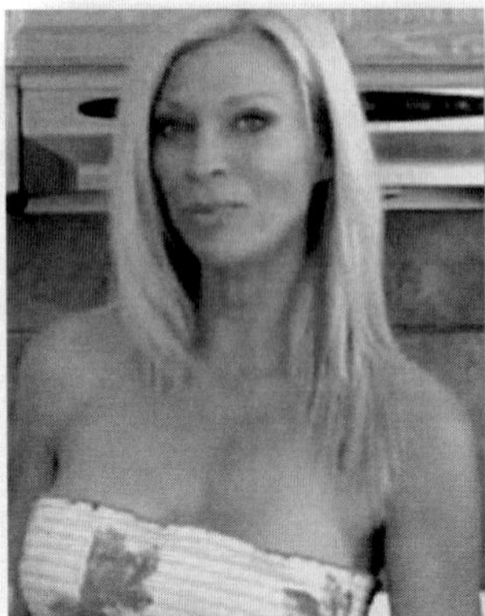

Carol Brotman, Rohkost-"köchin", 44 Jahre alt

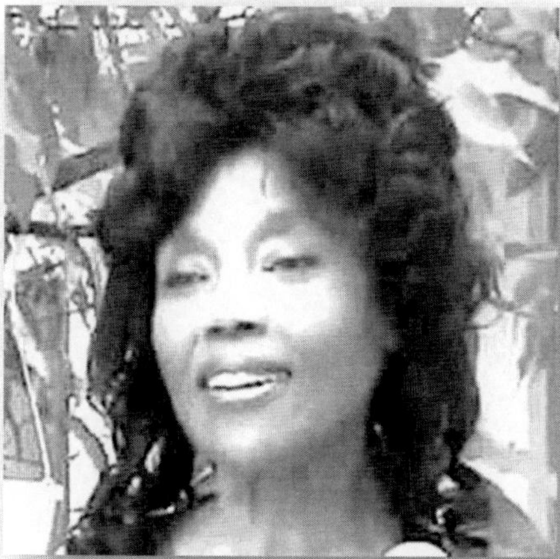

Anette Larkins, Rohkostpromoterin und Buchautorin, Jahrgang 1942

Und hier noch ein paar junge Männer:

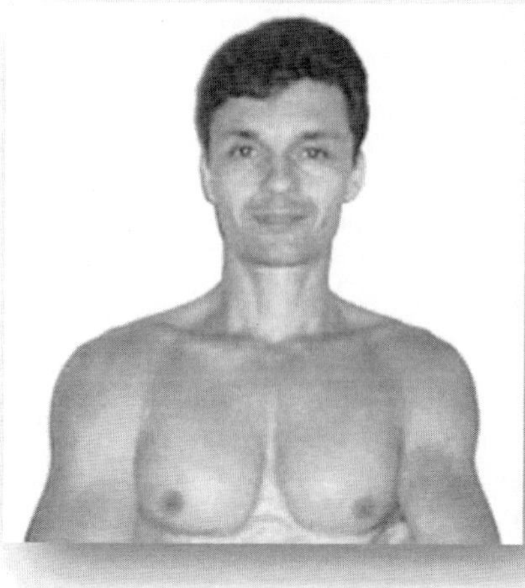

Roger Haeske, bekannt als der 40+ Teenager bei YouTube, aktuell 45 Jahre alt.

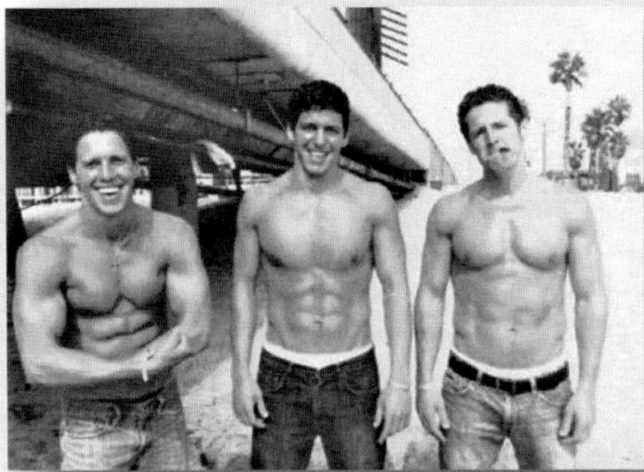

Die „Raw Brahs“, auf deutsch, die rohen Brüder, www.rawbrahs.com

Und noch ein paar hübsche Damen:

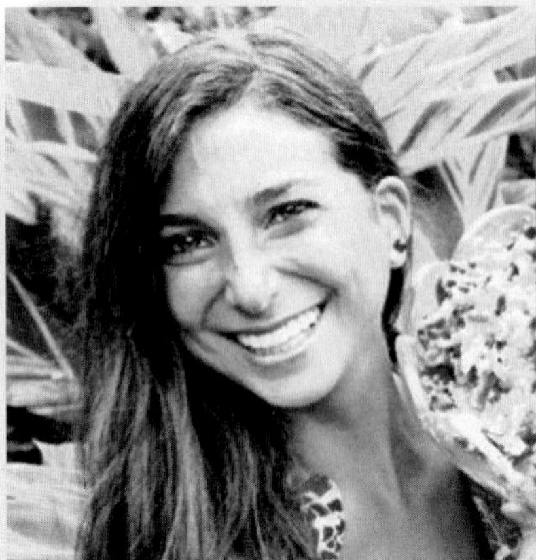

Kristina Carrillo-Bucaram, eine der bekanntesten Rohkost-Aktivistinnen im englischsprachigen Internet www.fullyraw.com

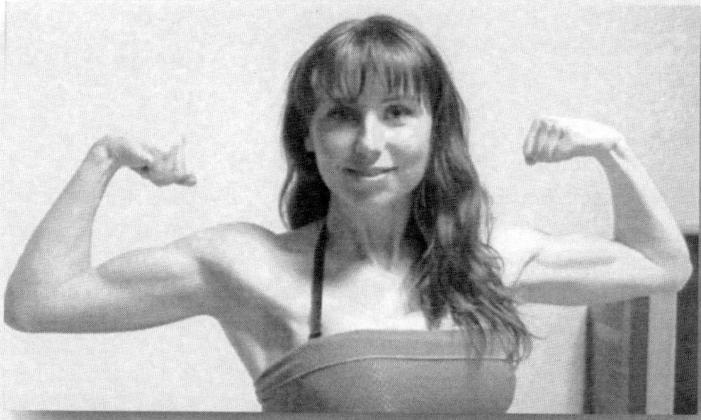

Freelee, The Banana-Girl, Bloggerin, www.thebananagirl.com

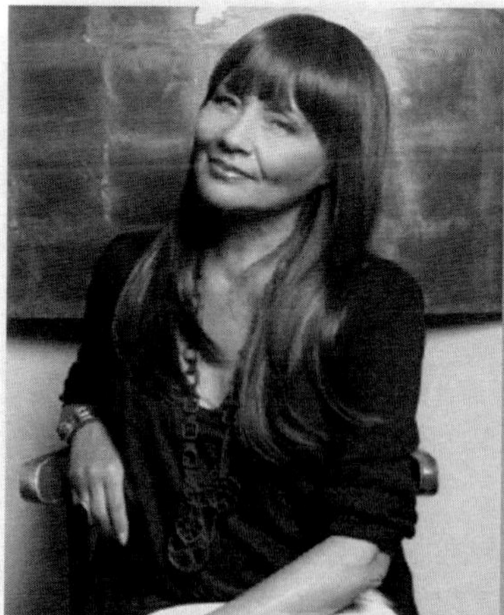

Karyn Calabrese - Sexy mit 65 http://goo.gl/uMMQD6

So, das soll es erst mal gewesen sein mit hoffentlich motivierenden Bildern und der Erkenntnis, dass man jung, sexy und gesund sein, bleiben und wieder werden kann, wenn man sich 100 % von Rohkost ernährt. Sie finden eine Menge dieser Leute, wenn Sie bei Google und YouTube suchen. Viele habe ich auch rausgelassen, weil es einfach den Rahmen dieses Buches sprengen würde.

Suchen Sie nach:

David Wolfe, Ka Sundance (Die Rohkostfamilie), Nadine Hagen, Frederic Patenaude, Attila Hildmann (nicht 100 % roh), Dave The Raw Food Trucker (hat mit Rohkost 200 Pfund abgenommen), Dan McDonald, "The Life Regenerator", Clent Manich (hat ebenso 200 Pfund mit Rohkost abgenommen) usw. usf.

VI
Erfahrungen zur zweiten Hälfte der Diätphase

Dieses Buch nimmt Sie mit auf eine (meine) Reise zu einem für mich akzeptablen Gewicht und zu einem athletischen Körper. Nicht um mich unbedingt als narzisstische Persönlichkeit präsentieren zu wollen, sondern um Ihnen ein Beispiel zu geben, was unter Umständen möglich ist, wenn der Wille zu einer dauerhaften befriedigenden Veränderung und das Durchhaltevermögen dafür groß genug sind. Und ich kann Ihnen versprechen, das ist es bei mir. Obwohl ich auch Fehler mache und zukünftig machen werde. Das ist menschlich und das sollten Sie auch bei sich erkennen und verzeihen lernen.

Ich hatte, wie schon bei DAK um die 93 / 94 kg eine unheimlich lange Stagnationsphase, wo sich wochenlang nichts bewegte. Diese hatte ich bei DGAK auch. Grund dafür ist das letzte hartnäckige Fett am Bauch und den Beinen, das einfach keine Ruhe geben will. Es ist darauf zurückzuführen, dass ich zu viel des Guten gegessen, zu viel Fett in Form von Nüssen, Avocados und Olivenöl zu mir genommen und oh Gott, oh Gott auch wieder teilweise rückfällig geworden bin in Bezug auf tierisches Protein mit milchhaltiger Knoblauchsoße und Schafskäse. Ganz einfach, um auch mal wieder einen anderen Geschmack im Mund zu haben. Ich streue Asche auf mein Haupt, sehe es aber nicht als tragisch an, da ich es ja erkannt habe und dies ändern konnte.

Bemerkt habe ich die Stagnation natürlich auf der Waage und auch am Körper selber, wo hartnäckigerweise der Schwabbelbauch und die

Fettschicht am Gesäß und den Beinen noch nicht leise Servus und Adé sagen wollten. Ich musste also meine Strategie ändern.

Als erstes habe ich erkannt, dass ich einfach zu viel gegessen habe und zu viele Grüne Smoothies getrunken habe. Ich war nämlich immer so gestopft und satt wie eine Weihnachtsgans, dass ich unmöglich mehr hätte essen können. Es waren ca. 3 Liter Grüne Smoothies, ein großer Salat am Vormittag und ein kleinerer am Abend. Ich habe dann die Literzahl von 3 auf 2 gesenkt, und dabei den Anteil an Blattgrün beibehalten sowie den Fruchtanteil verringert, was alleine schon eine Verbesserung der Kalorienbilanz war, den Fruchtzuckeranteil verringerte und dadurch den prozentualen Anteil an Nährstoffen aus dem Blattgrün erhöht habe. Den Wasseranteil im Smoothie habe ich von 700 ml auf 450 bis 500 verringert.

Bei den Salaten habe ich das ölhaltige Dressing und auch wenn es nur Olivenöl war, ebenso verringert und mehr Essigvariationen beigemischt. Ganz auf das gute Öl wollte ich aber auch nicht verzichten.

Zu den Salaten habe ich immer „gut" Himalaja-Salz hinzugegeben. Das ist aber, wie ich feststellen musste, gar nicht nötig, wenn man von den anderen leckeren Gewürzen ausreichend hinzugibt. So wird der Wasseranlagerung in den Fettzellen entgegengewirkt. Ganz auf Salz würde ich aber auch nicht verzichten. Dieses ist wichtig, aber nicht in den Mengen, wie ich es normalerweise verwendet habe.

Auch die Menge an Salat habe ich spaßeshalber mal halbiert und ich muss sagen, das reicht auch. Ich bin nicht mehr ganz so voll und etwas hungriger auf die nächste Mahlzeit. Und wenn wir etwas! hungriger sind, dann nimmt der Körper mehr auf, als bei immer noch vorhandener Sattheit.

Mein Training habe ich erweitert. Ich habe mir ein paar gute Laufschuhe gekauft und gehe drei bis 4 Mal in der Woche eine Stunde laufen. Zusätzlich zum Badminton und Krafttraining. Beim Laufen verbrennen Sie mehr Kalorien in kürzerer Zeit als zum Beispiel beim Radfahren und es werden mehr Muskeln dazu in Aktion versetzt. Wenn Sie auf Waldboden laufen oder im Park werden auch die Gelenke nicht zu sehr belastet. Bei erheblichem Übergewicht würde ich aber erst mal mit Spaziergängen beginnen, die dann irgendwann in leichten Trab übergehen können. Auf jeden Fall sind gute, stabilisierende Laufschuhe anzuraten.

Das Ziel war die Eliminierung der letzten krankhaften Fettzellen und ein Gewicht um die 80 kg – sowie die Stabilisierung dieses Gewichts. Aber das mit dem Gewichts war mehr Wunsch- oder Falschdenken, denn ich habe in den letzten Monaten erheblich an Muskelmasse hinzugewonnen und musste erkennen, dass sich dieses niedrige Gewicht nicht erreichen lässt. Jedenfalls nicht, wenn man die erarbeiteten Muskeln behalten will. So habe ich es akzeptiert, dass ich um die 90 kg + bleibe und meinen Körper Zug um Zug umbaue. Es geht hier nicht mehr um Gewichtsverlust um jeden Preis – und das ist ganz speziell mein persönlicher Weg, der sich wahrscheinlich von Ihrem dahingehend unterscheidet, dass Sie vorerst „lediglich" Gewicht verlieren möchten.

Ich musste mir in Erinnerung rufen, dass das Buch von Dr. Simeons ja „Pfunde ***und*** Zoll" heißt und dass es nicht nur um das Gewicht geht, sondern auch um den Umfang und die Rückbildung, wenn nicht gar Auflösung der letzten verbliebenen krankhaften Fettzellen. Auch die Haut muss langsam „mitkommen". So bemerke ich, dass obwohl sich nichts auf der Waage tut, doch die Haut- und Fettschicht graduell fester wird, sich das Bindegewebe also strafft. Ich brauche also Geduld, Geduld und nochmals Geduld.

Da ich irgendwann ja dieses Buch veröffentlichen wollte, sich aber mein persönlicher Prozess zum Traumkörper noch etwas hinzieht, habe ich beschlossen, das Buch jetzt herauszubringen und selber sowieso mit der Rohkost und der Bewegung im Allgemeinen und dem HCG im Speziellen weiterzumachen. Unter diesem Gesichtspunkt ist das folgende Kapitel zu betrachten.

Statistik und Fotos

So, dann kommt jetzt der Teil mit der Analyse der Abnahmeerfolge. Ich habe es, anders als bei der normalen Adipositas Kur hier in 5 Kiloschritten aufgeschrieben, da ich nicht mehr so viel abzunehmen hatte.

Die ersten 5 Kilo in 5 Tagen

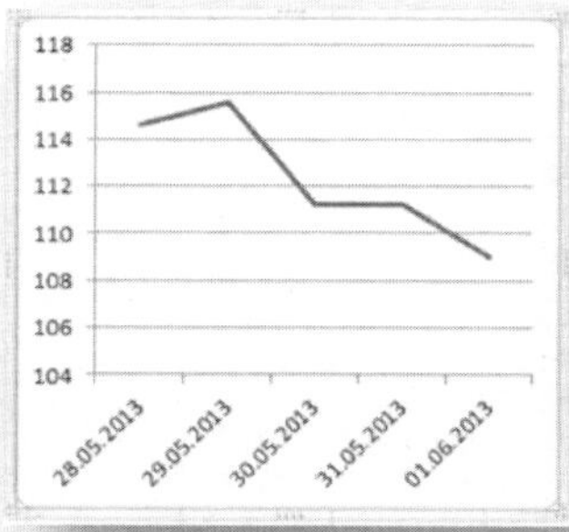

Wie zu erwarten war, gingen die ersten Kilos in enormer Geschwindigkeit runter. In den ersten Tagen scheidet man immer zuerst viel Wasser aus. Das ist trotzdem erstaunlich, da ich ansonsten mit der EGO-Ernährung aus gekochtem Eiweiß und Gemüse nichts abgenommen hatte. Und ich habe mich mit Grünen Smoothies richtig satt getrunken. Zusätzlich gab es noch Tomaten und saure Gurken. Toll!
Ein Tag Gewichtsanstieg, zwei Tage Gewichtsverlust, ein Tag Stagnation

5 Kilo mit Fressrückfall in die Kochkost (oh oh)

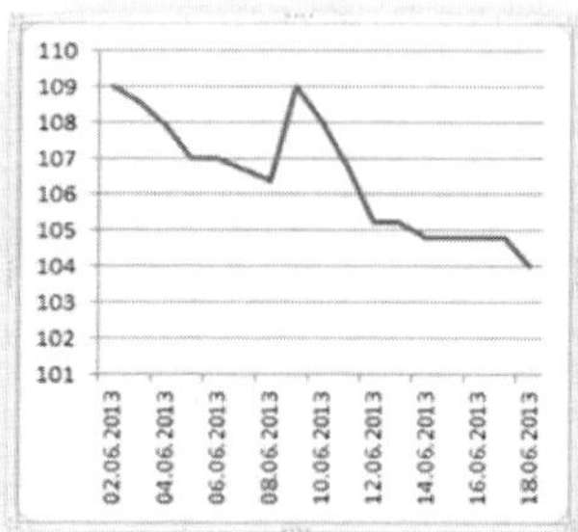

Diese Phase dauerte 17 Tage. Just in der Mitte bekam ich auf einmal einen mächtigen Jieper nach Brot und allem, was noch da war aus der Kochkostzeit. Und das nach einer Flasche Weißwein, die einfach alle Sicherungen hat rausfallen lassen. Daher die Haiflosse, die aber auch bedeutet, dass es am nächsten und übernächsten Tag wieder steil bergab ging. Ich schwöre, das war der bisher einzige Rückfall und soll es auch bleiben.

Es gab einen Tage mit höherem Gewicht am nächsten Tag. Zehn Mal fiel das Gewicht. An 4 Tagen stockte es.

Die dritten 5 Kilo – im Zickzack nach unten

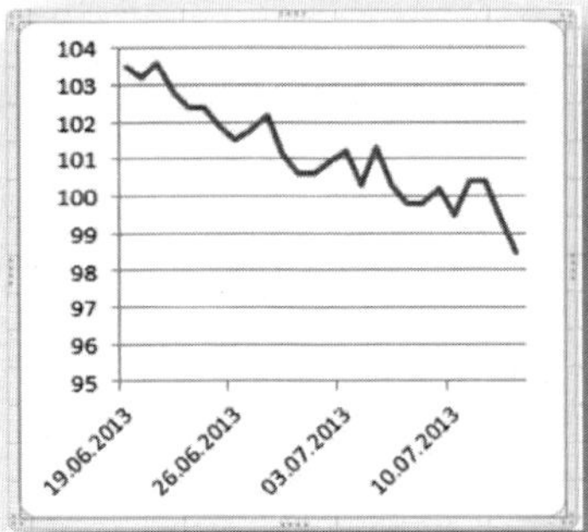

In meinem Buch „Die Adipositas Kur“ hatte ich einmal erreichte Gewichtsstände beibehalten und erst bei einem erneut niedrigeren Gewicht den Zähler nach unten gedreht. Das heißt aber auch, dass ich Schwankungen nach oben ausgeblendet habe. Hier bin ich jetzt „ehrlicher“ und führe diese mit auf. Einfach auch, um zu zeigen, dass es völlig normal ist, wenn das Gewicht mal steigt und fällt. Wichtig ist, dass die Tendenz oder der Trend in die richtige Richtung zeigt.

Diese Phase dauerte 26 Tage.

Insgesamt gab es 8 Tage mit höherem Gewicht am nächsten Tag. Dreizehn Mal war das Gewicht am nächsten Tag geringer. An 4 Tagen stockte das Gewicht.

Die vierten 5 Kilo – Fehler, Fehler, Korrektur

Diese Phase war geprägt von Stagnation und Gewichtsanstieg, da ich meine neuste Entdeckung (Kokosmilch aus dem Penny) an die Smoothies getan habe. Pro anderthalb Liter nur 100 ml, was aber mit 191 kcal zu Buche schlägt. Außerdem besitzt es 90 % Fett. Gepaart mit der Hitze des Sommers, einer Weinschorle am Abend, war es so fast unmöglich, abzunehmen.

Außerdem denke ich, dass die Salate, die ich mit Olivenöl angemacht habe, auch das ihre zum kleinen „Zwischenhoch" beigetragen haben:

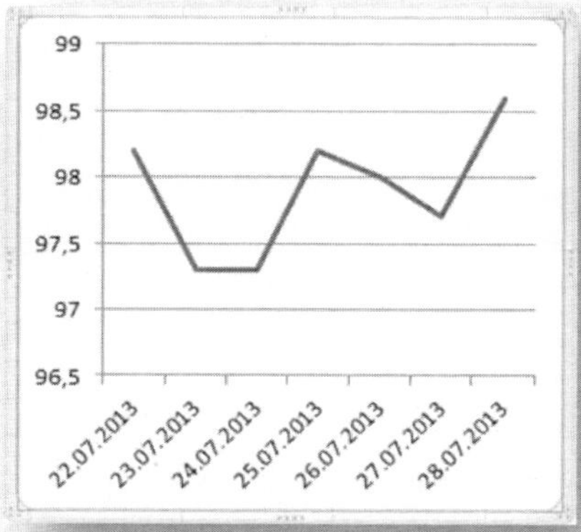

Meine Konsequenzen daraus:

- keine Kokosmilch mehr in den Smoothie (Fett und Kalorien)
- erst mal nur noch moderat Salate, und wie am Anfang, mehr Gemüse und Obst in Einzelportionen (zu viel)
- keinen Wein mehr (Alkohol)

Ich schreibe dies hier in aller Deutlichkeit, um Sie vor diesen Fehlern zu bewahren.

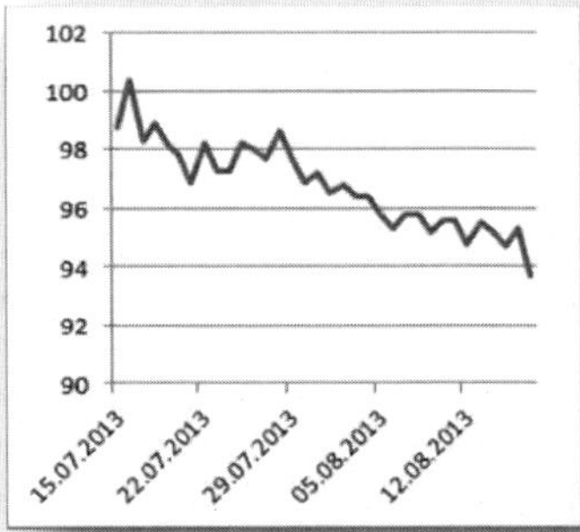

Diese Phase dauerte 33 Tage.

Es gab 11 Tage mit höherem Gewicht zum nächsten Tag. 18 Mal konnte ich einen Gewichtsverlust am nächsten Tag verzeichnen. An 3 Tagen war das Gewicht gleich dem Vortagsgewicht.

Dann ging eine ungeheuer lange Zeit lang nichts mehr hoch oder runter. Ich habe mich nicht mehr gewogen, da das Gewicht einfach konstant geblieben ist. Und ich habe es so angenommen, wie es ist. Ich konzentriere mich jetzt auf den Körperumbau, bei dem auch das Gewicht gleich bleiben kann und / oder geringfügig schwankt. Aufgrund des Trainings bildet sich Muskelmasse. Das Fett schmilzt langsam, verfestigt sich immer mehr. Das heißt, es schwabbelt immer weniger. Die Haut bildet sich auch weiter zurück. Nur auf der Waage tut sich eben nicht mehr viel.

Was mir aber wichtiger ist:

- dass sich jetzt langsam der athletische Körper herauskristallisiert, wie ich es anvisiert habe
- dass ich jetzt immer zellulär gesättigt bin und keine Angst mehr davor habe zuzunehmen, und auch nicht mehr dagegen ankämpfen muss
- dass sich dadurch der Stresspegel enorm gesenkt hat
- dass ich meine Ernährungsform gefunden habe, bei der ich mich energiegeladen und gesund fühle und bei der ich bleiben werde
- dass sich die Falten aus dem Gesicht verabschieden und meine natürliche Haarfarbe wieder zum Vorschein kommt

Sicher ist noch nicht alles so, wie ich es mir wünsche. Es könnte schneller gehen mit der Hautstraffung. Aber hier ist Geduld gefragt und Konsequenz.

Aktuelle Bilder werde ich von Zeit zu Zeit auf meiner Unterwebseite

http://www.Die-Gruene-Adipositas-Kur.de/Bilder.htm

veröffentlichen. Die Bilder auf Seite 153 sind die aktuellsten, aufgenommen zum Zeitpunkt des Erscheinens dieses Buches. Also Ende November 2013.

Mein Ziel ist aber noch etwas entfernt. Im ersten Buch hatte ich auch Jon Gabriel erwähnt, der ähnlich wie ich von knapp 190 kg Körpergewicht mit seiner speziellen Methode, der Gabriel-Methode, mehr als 100 kg abgenommen hat. Er hat dazu ein paar Jährchen gebraucht und nicht wie ich unter ein Jahr. Allerdings ist er jetzt so schlank und seine Haut hat sich so prima zurückgebildet, dass niemand mehr erkennen kann, dass er mal soo dick gewesen ist. Das will ich auch erreichen – und ich denke, dass ich das schaffen werde. Es braucht nur Konsequenz, die richtigen Parameter und Zeit. Hier mal ein Bild von Jon Gabriel:

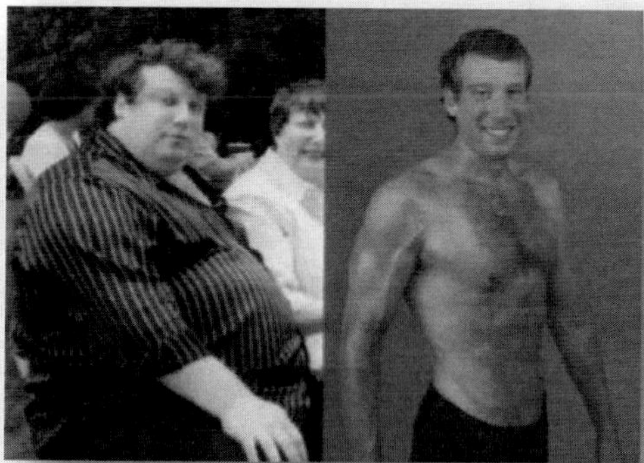

So, dann hier mal ein paar schreckliche Bilder aus einem anderen Leben mit 190 + kg:

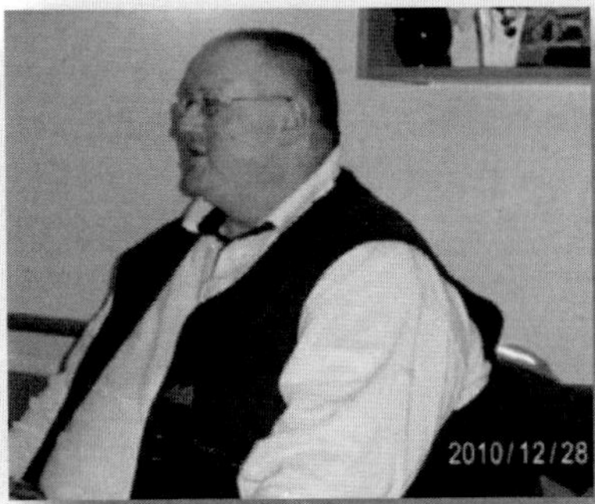

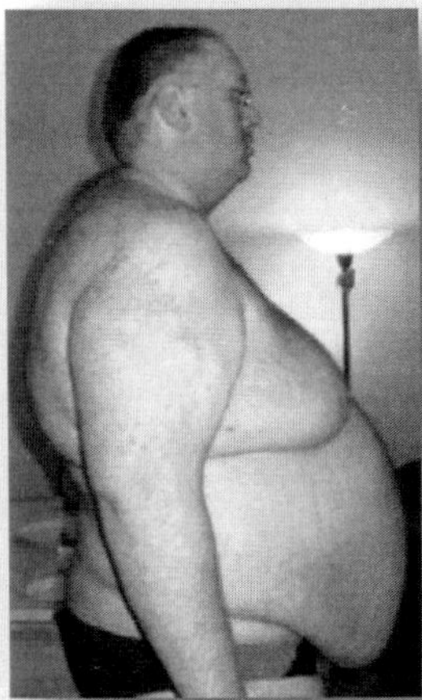

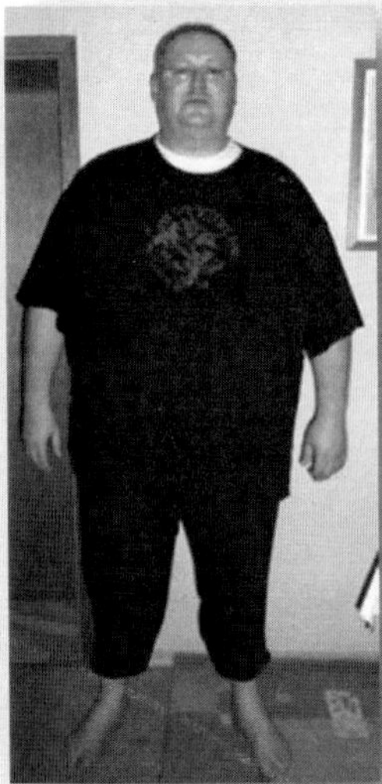

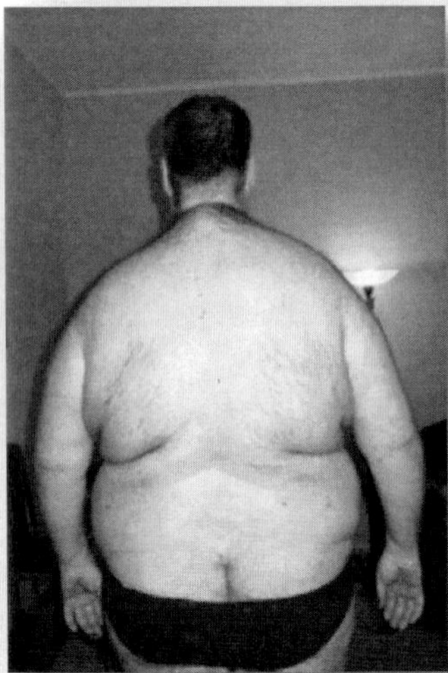

Und hier die aktuellen Bilder mit 90 kg:

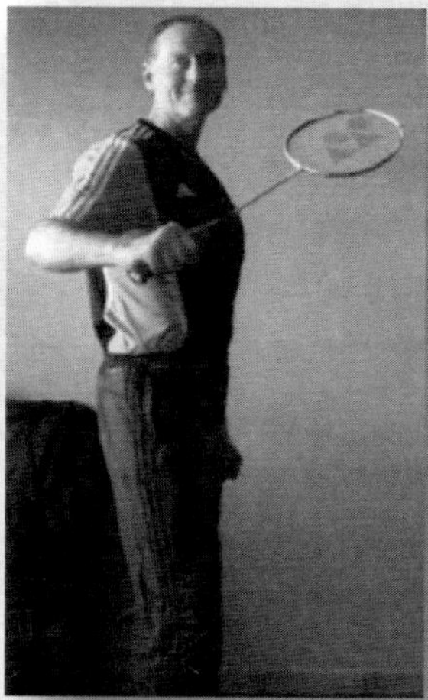

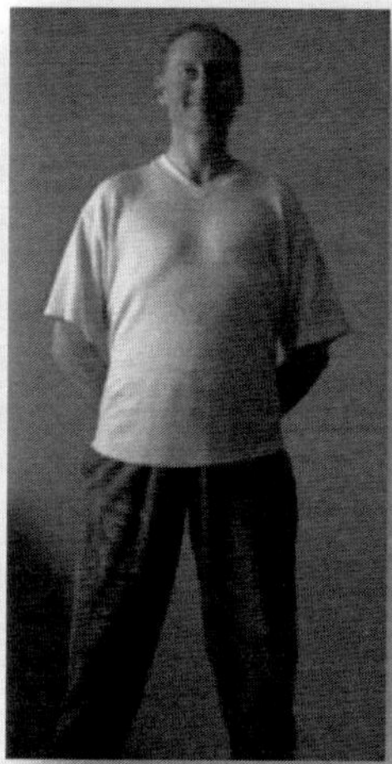

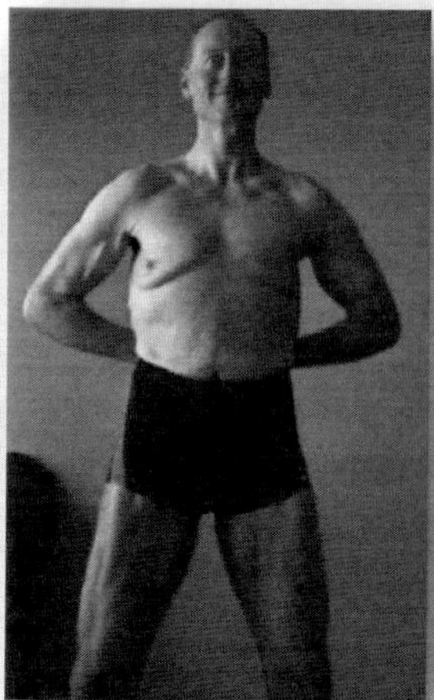

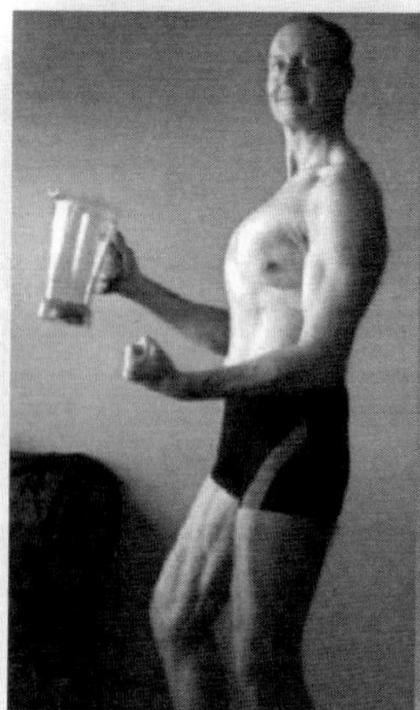

Diese Bilder wurden nicht bearbeitet, nur geschnitten.

Die DGAK – Checkliste

1. Diese Kur wird viel besser ablaufen, wenn Sie sie vorausplanen und sich vorbereiten. Hier ist eine Liste, damit Sie nichts vergessen oder übersehen.

2. Lesen Sie dieses Buch in allen Teilen vollständig durch, auch mehrmals kann nicht schaden. Laden Sie sich auch die vollständige Übersetzung von Dr. Simeons Werk als PDF herunter. Und auch das Aterhov-Buch sowie die Lesung der China Studie.

3. Lesen Sie vorab mehrere Bücher zur Rohkosternährung und zu Grünen Smoothies.

4. Machen Sie ein Vorherbild von sich. Sie werden froh sein, dies gemacht zu haben, weil Sie dann mit dem Nachherbild vergleichen können.

5. Nehmen Sie vorab Ihre Maße. Wenigstens den Bauchumfang über dem Nabel. Mit jedem Kilo sollten Sie einen Zentimeter verlieren. Ist aber nicht gesagt, es kommt auf Ihre Statur an. Ich habe nur einen halben Zentimeter pro Kilogramm abgenommen.

6. Suchen Sie sich Gleichgesinnte im Internet

   http://www.Ketario.de

7. Werden Sie sich über Ihre persönliche Bereitschaft klar.

   Beantworten Sie sich die folgenden Fragen:

- Schaffe ich es, das Programm für die erforderliche Zeit durchzuhalten?
- Wie leicht kann ich das Programm in mein alltägliches Leben einbauen?
- Welche Opposition oder Unterstützung werden ich von Familie und Freunden haben?
- Unterstützt mich mein Arzt?
- Mache ich die Kur alleine oder mit meinem Arzt zusammen?
- Habe ich genug Geld, mir alles Notwendige zu kaufen?

- **<u>Bin ich wirklich bereit, mein Leben zu verändern?</u>**

  - *Seien Sie sich Ihrer Motivation sehr bewusst. Dies hier ist keine Wischi-Waschi-Diät. Es ist wahrscheinlich der tiefgreifendste Wandel in Ihrem Leben hin zu Gesundheit, einem schlanken Körper und einem langen Leben!*

  - *Seien Sie sich Ihrer Leidensgeschichte und Ihrer Entschlossenheit bewusst, ohne die Sie diese Kur und die darauffolgende lebensbegleitende Rohkost nicht schaffen werden.*

  - *Werde ich an Rohkost Freude haben und diese genießen können?*

  - *Können Sie pflanzliche Rohkost in Ihr Leben, Ihren beruflichen Alltag einbauen? Steht Ihre Familie hinter Ihnen? Gibt Ihr Arzt grünes Licht oder ist er skeptisch? Wissen Sie genug und haben sich ausreichend informiert?*

  - *Klären Sie Ihren Gesundheitszustand ab und fragen Ihren Behandler, ob es generell Einwände gegen eine Umstellung auf Rohkosternährung gibt.*

  - *Akzeptieren Sie, dass es sich bei der Kochkost um eine erworbene Sucht handelt, die Sie eventuell manchmal einholen könnte.*

  - *Denken Sie daran, dass sich bei der Umstellung auf Rohkost Entgiftungserscheinungen zeigen könnten, besonders wenn Sie lange Zeit ungesund gelebt haben, und / oder besonders fettleibig sind. Kalkulieren Sie diese mit ein!*

- Wie viel Gewicht will ich verlieren?
- Wie viel homöopathisches HCG benötige ich dafür?
- Wie viele Runden werde ich brauchen?
- Welche wichtigen Ereignisse, wie Urlaube oder Feierlichkeiten liegen in der Zeit der Kur an?

Haben Sie sich entschlossen, dann besorgen Sie sich folgende Dinge:

✓ Einen Hochleistungsmixer (siehe Kapitel Mixerfrage)
✓ Bestellen Sie das homöopathische HCG

http://www.die-gruene-adipositas-kur.de/aktuell/index.html

✓ Erwägen Sie die Besorgung und die Verwendung von hochwirksamen Mitteln für die Entgiftung Ihres Organismus und des Hypothalamus, gegen Parasiten und für die Hautrückbildung. Entscheiden Sie sich, ob und welche Entgiftungs- und Reinigungsmethoden Sie verwenden wollen und besorgen sich die jeweiligen Dinge und Mittel. Frau Jochims berät Sie gerne.

Informationen ab Seite 187.

✓ Kaufen Sie eine Küchenwaage und eine Personenwaage, wenn noch nicht vorhanden. Nehmen Sie die Personenwaage mit, wenn Sie auf Reisen gehen. Jedenfalls in der Diät- und Stabilisierungsphase. Das ist sehr wichtig, um Ihr Gewicht kontrollieren zu können und gegebenenfalls gegensteuern zu können.

✓ Kaufen Sie alle Dinge ein, die Sie für die Kur benötigen. (siehe oben). Denken Sie daran, auch die Lieferzeiten bei Onlinebestellungen einzukalkulieren.

✓ Denken Sie über sauberes Wasser und Himalaja-Salz nach.

✓ Entscheiden Sie, ob Sie alle fett- oder ölhaltigen Stoffe auf Ihrer Haut und in Ihrer Ernährung vermeiden wollen. Wenn ja, dann kaufen Sie sich diese vorab.

Bereiten Sie sich geistig auf die Diätphase vor.

1. Wählen Sie aus, ob Sie den sanften Einstieg oder den sofortigen Einstieg durchführen wollen.

I. Der sanfte Einstieg besteht aus einem allmählichen Einfließenlassen von Grünen Smoothies und Rohkost parallel zur „normalen" Kochkost. Der Vorteil ist eine eventuell sanftere Entgiftung und das langsame Gewöhnen an Rohkost.

II. Der sofortige Einstieg bedeutet das vollkommene Verlassen der

Kochkosternährung und die 100%igen Rohkosternährung mit Grünen Smoothies. Das war mein Weg und ich habe ihn nicht bereut.

2. Beginnen Sie auf jeden Fall mit der Einnahme von homöopathischem HCG, wenn Sie vollständig bei Grünen Smoothies und Rohkost angelangt sind. Sie brauchen keine Ladetage einzuhalten. Machen Sie so lange weiter, wie Sie mögen und / oder bis Sie Ihr Traumgewicht erreicht haben.

3. Benutzen Sie die Exceldatei für Ihre Gewichtsprotokollierung und die Mahlzeitenplanung.

4. Wiegen Sie sich jeden Tag nach dem Aufstehen und nachdem Sie die Blase geleert haben und tragen Sie die Ergebnisse in die Exceltabelle ein.

5. Setzen Sie sich Zwischenziele für die Gewichtsabnahme.

***

Beginnen Sie, sich geistig auf die Stabilisierungsphase einzustellen.

- Notieren Sie Ihr Gewicht am letzten Tag der hHCG-Einnahme.

- Haben Sie dies erreicht, setzen Sie das hHCG ab und ernähren sich mindestens noch einmal so lange von Rohkost und Grünen Smoothies. Dies ist dann die Stabilisierungsphase.

- Wiegen Sie sich täglich in der Stabilisierungsphase.

- ***Sollten Sie nach dieser Phase wieder zur Kochkost zurückkehren, machen Sie dies auf jeden Fall wie einen sanften Ausstieg, um nicht gleich die volle Breitseite an Nebenwirkungen zu bekommen. Vielleicht können Sie sich ja auch dazu durchringen, einen großen Teil Rohkost oder zumindest die Grünen Smoothies weiterhin zu nehmen.***

- ***Sie werden wahrscheinlich feststellen, dass Sie durch gekochtes Essen wieder zunehmen. Versuchen Sich sich dann auf einen geringen Anteil an Kochkost heranzutasten und einen Großteil rohes zu essen.***

Im weiteren Verlauf nach der Stabilisierungsphase

Genießen Sie einfach weiter Ihre Grünen Smoothies und die Rohkostpalette.

Bringen Sie Abwechslung in Ihre Rohkostküche, damit Sie nicht in Versuchung kommen, wieder in die Kochkost zurückzufallen. Würzen Sie gut und auch exotisch, wie Sie es mögen. Lernen Sie, wie man schmackhafte Gerichte schnell und energiesparend zubereitet.

Wenn die erste Euphorie vorüber ist, dann beginnt die eigentliche Herausforderung. Hier entscheidet sich, ob Sie aus lauter Langeweile mal wieder was Gekochtes probieren wollen oder sich weiter zu neuen Rohkostrezepten vorwagen werden. Seien Sie sich dieser Gefahr ebenso bewusst. Es handelt sich um eine Sucht und womöglich ist diese nicht so schnell überstanden.

Sie werden immer reiner und gesünder, je länger Sie zu 100 % Rohkost verspeisen. Daher kann es, falls Sie nach längerer Zeit wieder Kochkost essen, zu zeitweisem verstärktem Unwohlsein kommen. Nehmen Sie das als unmissverständliches Zeichen, dass Kochkost **nicht** gesund ist, Ihnen schadet und Sie langsam krank macht.

Krankheitsgewinn

Dies ist ein sehr wichtiger Punkt, der den Unterschied ausmacht, zwischen: „Ich mach die Kur und will gesund werden." und „Nee, das ist nichts für mich. Ich suche weiter oder will so bleiben, wie ich bin."

Krankheitsgewinn bedeutet, dass ich irgendwelche Vorteile habe, die mein Leiden und meinen Frust über die Situation noch übersteigen. Ich bekomme zum Beispiel mehr Aufmerksamkeit und bin von anstrengenden Aufgaben befreit, zu denen ich, wenn ich schlank wäre, hinzugezogen werden würde.

Mir hat z. B. der Psychocoach Andreas Winter gesagt, dass ich mich gerne vor sinnlosen Aufgaben drücke, die mir keinen Vorteil bringen, zum Beispiel der (kostenlosen) Hilfe bei einem Umzug von Bekannten, und dass ich deshalb fettleibig geworden sei. Von anderen werde ich in diesem Zustand nicht mehr als leistungsfähig angesehen und brauche deswegen nicht zu helfen. Ich hatte Herrn Winter vorher gesagt, dass ich nichts mehr hasse, als sinnlose Aufgaben zu verrichten. Und er sagte, dass dies eine clevere Strategie von mir sei, deshalb dick geworden zu sein.

Ich fand, dass das irgendwie eine dumme Strategie sei, denn wenn ich in Kauf nehmen sollte, so auszusehen und zu leiden, nur um anderen nicht (umsonst) helfen zu müssen, dann ist das einfach nur 'strunzdumm'. Und so ist es auch nicht. Ich wollte nichts mehr, als endlich schlank zu sein, und dafür habe ich große Mühen und vor allem Kosten auf mich genommen.

Vielleicht geht es Ihnen aber so oder ähnlich. Möglicherweise ziehen Sie irgendeinen körperlichen, psychischen oder seelischen Vorteil aus Ihrer Situation, der Sie dazu bewegen könnte, nichts zu verändern.

Mir ist folgender Fall in Erinnerung: Da saß ein Mensch im Rollstuhl, obwohl er diesen eigentlich nicht mehr gebraucht hätte. Daraufhin angesprochen, sagte die Person, dass es sie mehr Aufmerksamkeit und Rücksichtnahme von ihrer direkten Umgebung erfahren lassen würde. Und auf diese besondere Zuwendung wollte die Person nicht mehr verzichten.

Was könnte nun dicke Menschen dazu bringen, ihr Gewicht behalten zu wollen?

- Man wird von schweren Tätigkeiten ausgenommen, kann vielleicht nicht mehr arbeiten und müsste dies wieder, wenn man schlank wird. Gut, das ist ein Argument, aber irgendjemand hat das Wörtchen „Nein“ erfunden.

- Man verliert vermeintlich seine Gemütlichkeit und wird vermehrt zu körperlichen Aktivitäten hinzugezogen. Das ist aber eine Fehleinschätzung. Ich kann auch als Schlanker gemütlich bleiben, und: Körperliche Aktivitäten machen auch wieder Spaß und sind nicht mehr anstrengend, sondern fallen leicht.

- Veränderungen beängstigen, und eventuell besteht auch die Angst, sein Ziel erneut nicht zu erreichen. Das heißt, man will lieber in seiner Komfortzone bleiben. Bei extrem dicken Menschen gibt es allerdings so gut wie keine Komfortzone mehr. Da gibt es oft nur noch Leid.

- Aufgrund einer negativen traumatischen Erfahrung in der Vergangenheit hat sich eine Person entschlossen, nicht mehr attraktiv für das andere oder gleiche Geschlecht sein zu wollen, und zieht es vor, dick zu bleiben.

- Ist ein Mensch schwerst adipös und kann sich nicht mehr aus dem Bett bewegen, bekommt er (notgedrungen) intensivere Pflege und Zuwendung, als wenn er keine Gebrechen hätte.

... und vieles mehr

Was auch immer Sie für Vorteile davon haben, dick zu sein: Überlegen Sie sich, ob es wert ist, diese Vorteile für ein selbstbestimmtes, glückliches und schlankes Leben einzutauschen.

Häufig gestellte Fragen

Ich kann nicht auf Fleisch verzichten. Brot und Nudeln und ... sind mir wichtig. Warum wollen Sie mir das wegnehmen, Herr Jünemann?

Ich will Ihnen nichts wegnehmen! Wenn Sie das Buch bis hierher gelesen haben, dann gehe ich davon aus, dass Sie sich die Argumente für eine fleischlose, rohe und pflanzliche Kost gut durchgelesen haben. Es ist nun mal unsere naturgegebene Ernährungsweise. Ich selber habe das Zeit meines Lebens nicht wahrhaben wollen und konnte auch nicht auf „mein Fleisch" verzichten. Irgendwie gehört(e) das ja auch zu einem guten Leben dazu.

Unabhängig davon, wie die Menschen dazu gekommen sind, sich von Fleisch und allgemein von erhitzten Speisen zu ernähren. Es ist und bleibt Kosmonautennahrung, die wir nicht für das Überleben und Gesundbleiben benötigen. Viel mehr ist sie die originäre Ursache dafür, dass wir krank und fett werden und uns eines sozial verträglichen Frühablebens sicher sein können.

Auch wenn wir älter werden als frühere Generationen, so ist doch eine Trendwende zu erkennen. Heute geborene Kinder könnten früher sterben und eine noch kürzere Lebensspanne haben, als ihre Eltern. Wer sagt denn, dass unsere Leben nach 70 oder 80 Jahren enden muss? Sind Krankheiten, wie Demenz, Siechtum im Alter, Pflegebedürftigkeit usw. eigentlich normal und gottgegeben? Wäre es nicht toll, wenn wir gesund und geistig fit 120 oder 130 oder noch älter werden und den Kochkostessern unserer Generation die Blumen jahrzehntelang ans Grab bringen könnten? Wenn Sie dies mit Ja beantworten sollten (einige wollen das aber nicht), dann sehen Sie verarbeitetes Essen als einen wichtigen Nagel zu Ihrem Sarg an – und vermeiden es.

Entscheiden müssen Sie aber selber. Abnehmen werden Sie auch mit der normalen Adipositas Kur. Wenn Ihr Hypothalamus noch nicht zu sehr geschädigt war, dann halten Sie danach auch Ihr Gewicht. Sie lernen aber nicht, wie Sie langlebig, gesund und munter weiter durchs Leben marschieren können.

Ich habe gehört, dass man Obst und Gemüse nicht mischen soll. Wie steht es da mit grünem Blattgemüse und Obst?

Blattgrün (Spinat, Grünkohl, Kräuter und Salate) gilt bei uns zwar als Gemüse, ist aber eine eigene Gruppe. Man kann ohne weiteres Blattgrün mit süßem Obst mischen, da es keine Stärke enthält. Es ist auch viel nährstoffreicher, weniger kalorienhaltig als Wurzelgemüse und enthält Chlorophyll.

Wie sieht es mit der Supplementierung von Vitamin B12 aus? Ich habe gehört, dass Veganer dieses nicht mit der Nahrung aufnehmen.

Hierüber gibt es unterschiedliche Meinungen. Die einen sagen, dass man Vitaminpräparate schlucken soll und andere nehmen überhaupt nichts weiter ein und fühlen sich wohl. Vitamin B12 wird normalerweise im Dickdarm durch Bakterien gebildet, allerdings nicht absorbiert, sondern ausgeschieden. Bei vorwiegend rohköstlich lebenden Bevölkerungsteilen in Indien wurden mehr Vitamin B12 - produzierende Bakterien auch im Dünndarm gefunden. Das hängt mit den hygienischen Bedingungen dort zusammen, wo die Notdurft meist auf Feldern verrichtet wird und Wasser anstatt Papier zum Reinigen benutzt wird. Durch das so verschmutzte Wasser kommen die Bakterien des Dickdarms wieder in den Verdauungstrakt und können nun im Dünndarm B12 produzieren, welches dort aufgenommen werden kann. Der Körper an sich soll es sehr lange speichern können. Wer aber nicht über den indischen Weg gehen will, und wer will das schon, der kann sich auch mit Vitamin B12 Präparaten behelfen:

http://goo.gl/wNvHrx

Es wurde auch behauptet, dass Vitamin B12 sowohl in Algenprodukten wie Chlorella und Spirulina als auch in Sojaprodukten wie Tofu enthalten ist. Es hat sich leider herausgestellt, dass es hier um sogenannte B12-Analoge handelt. Die Struktur ist ähnlich der B12 Vitamine wird vom Körper aber nicht absorbiert.

Warum ist Vitamin B12 überhaupt so wichtig?

Es unterstützt die Stoffwechselaktivitäten, vor allem im Bereich des Nervensystems und ermöglicht die Bildung roter Blutkörperchen.

Außerdem erfüllt es wichtige Aufgaben bei der Entgiftung von Toxinen in der Leber, ist bei der Energieherstellung (ATP Bildung) der Mitochondrien unerlässlich, hilft bei der Entgiftung von Stoffwechsel-Endprodukten und Stickstoffoxid, ist für die Bildung von DNS von großer Bedeutung. Aber auch für den Aufbau der schützenden Myelinscheiden, welche die Nervenbahnen umgeben und wie für die Produktion von Neurotransmittern und Botenstoffen im gesamten Nervensystem unentbehrlich.

Fehlt Vitamin B12 kann es zu diesen Symptomen führen:

Aphthen im Mund, kreisrunder Hautausschlag, kreisrunder Haarausfall, Depression, Schlafstörungen, eingeschlafene Hände und Füße, schmerzhafte Hüftgelenkarthrose, Gleichgewichtsstörungen, Muskelschwäche, Impotenz, Geruch- und Geschmacksverlust, Paranoia, Neuropathie (Ameisenlaufen und Prickeln in den Extremitäten), Schleimbeutelentzündung der Gelenke, chronische Urtikaria, Brustkrebs, Makula-Degeneration und kleine Fetteinlagerungen um und auf den Augenlidern.

Ich habe Probleme mit dem Blutzucker. Können Sie mir in Bezug auf Früchte und deren Zucker etwas raten?

Ja. Wenn Sie zusätzlich zu einer „normalen" Ernährung mit vielen gesättigten Fetten, vielen Kohlenhydraten und Eiweißen auch noch einige Früchte am Tag essen, welche vielleicht einen hohen glykämischen Index aufweisen, dann könnte ihr Blutzucker Schwankungen verzeichnen. Das ist aber nicht so, wenn Sie sich zum Beispiel ausschließlich von Früchten ernähren, da diese zur Fruktose auch noch Ballaststoffe, Vitamine und Mineralien in einem Gesamtpaket mitliefern. Es wurde nachgewiesen, dass diese Ernährungsweise den Blutzuckerspiegel eher normalisiert, als aus dem Ruder laufen lässt. Noch besser sieht die Bilanz aus, wenn Sie zu den Früchten noch Blattgrün und anderes Gemüse essen. Das wäre dann die perfekte Ernährung, wenn dieses roh und unverarbeitet genossen wird.

Ich bin Diabetiker. Soll ich Früchte vermeiden?

Nein, das müssen Sie nicht. Die Ursache von Diabetes, wenn nicht genetisch bedingt, ist der Verzehr einer gekochten! hochkalorischen, sehr fettigen, mit tierischen Proteinen belasteten Nahrung. Früchte und Zucker würden diesen Umstand dann natürlich noch verschlimmern. In dem Maße, wie Sie Ihr Körperfett verringern, sich wieder bewegen (können), bei einer rohen niedrigkalorischen, fettarmen und von tierischen Bestandteilen freien Ernährungsweise bleiben, verbessert sich auch Ihr Diabetes. Wenn Sie lediglich Früchte und chlorophyllhaltiges Gemüse in Grünen Smoothies, aber auch separat zu sich nehmen, hat dies keine negativen Auswirkungen auf Ihr Diabetes. Ganz im Gegenteil.

Ich habe empfindliche Zähne. Sind da Früchte nicht kontraproduktiv und schädigen die Zähne noch mehr?

Zahnprobleme sind natürlich nicht von der Hand zu weisen, wenn Sie aus einer Ernährungsweise her rühren, die reich ist an Zucker und Kohlenhydraten. Diese vermehren im Mund die Säuren und die Bakterien, die die Zähne angreifen und für Karies sowie empfindliche Zähne verantwortlich sind. Eine reine Fruchtkost, besonders wenn Sie nur oder häufig säurehaltige Früchte essen, würde die Probleme noch verschlimmern.

Essen Sie diese daher nur einmal pro Tag und putzen sich mit Abstand von mindestens 20 Minuten danach die Zähne. Sofort danach ist schlecht, da in dem Moment der schützende Zahnschmelz von den Fruchtsäuren angegriffen wird und wir ihn so gleich runterputzen würden. Kombinieren Sie zum Beispiel Orangen, Zitronen, Limetten mit grünen Blättern, die die Säure etwas abmildern. Besondere Vorsicht ist bei getrockneten Früchten geboten, da diese sehr zuckerhaltig sind und den Mundbakterien viel „Futter“ geben. Ideal wäre die Mischung im Grünen Smoothie.

Haben Sie empfindliche Zähne oder entwickeln diese beim Umstieg auf rohe Frucht- und Gemüsekost (so, wie es bei mir war), also wenn Sie ein Ziehen beim Verzehr von Süßem, Saurem oder Kaltem bekommen, dann liegt es wahrscheinlich an freiliegenden Reizleiterkanälchen.

Im gesunden Gebiss sind die Reizleiterkanälchen immer verschlossen. Entweder durch Zahnfleisch im Bereich des Zahnhalses oder durch Zahnschmelz im Bereich der Krone. Diese natürliche Abdeckung kann verloren gehen und die Reizleiterkanälchen freiliegen. Reize werden dadurch bis zum Zahnnerv geleitet und lösen dort die Schmerzreaktion aus. Mit einer desensibilisierenden Zahnpasta, wie zum Beispiel ***Sensodyne Classic©*** können Sie dem entgegenwirken. So habe ich es jedenfalls gemacht und bin nun schmerzfrei. Ich habe Wert darauf gelegt, dass sie kein Fluorid enthält, da wenn dieses über die Lymphbahnen und die Mundschleimhaut aufgenommen wird, unter anderem die Schilddrüse (zer)stören kann!

Lassen Sie auf jeden Fall Ihre Zähne vom Zahnarzt untersuchen und gegebenenfalls behandeln. Er kann Ihnen auch eine andere gute Zahnpasta empfehlen. Achten Sie aber darauf, dass es kein Fluorid enthält und schauen Sie sich dieses Video von TimeToDo.ch an:

http://goo.gl/dfOqGD

Ist der Zucker in Früchten nicht genau so schlimm, wie raffinierter Zucker?

Nein, ist er nicht, denn raffinierter Zucker ist aus Früchten, Rüben und Zuckerrohr gewonnener und industriell bearbeiteter Zucker, der keine pflanzlichen Ballaststoffe, keine Vitamine, keine Mineralien und auch keine Enzyme mehr mitliefert, die ihn in Schach halten könnten, und die Verdauung unterstützen. Dieser Einfachzucker geht direkt ins Blut, treibt den Blutzuckerspiegel in die Höhe, verschlimmert Diabetes und vieles mehr. Ich denke, dieser Unterschied wird Ihnen immer bewusster. In verarbeiteter Form, im Zusammenspiel mit Weizenmehl, Milch, gehärteten Fetten usw. ist es einer der schlimmsten Krankheitstreiber, die es gibt.

Die Natur irrt sich nie und liefert uns perfekte Nahrungsmittel in ihrer ursprünglichen Form, die uns nicht schädigen, wenn sie ausschließlich, unverarbeitet und nicht erhitzt konsumiert werden. Eigentlich einfach, aber für viele schwer zu akzeptieren.

Ist es nicht ungesund, nur rohe und pflanzliche Nahrung zu sich zu nehmen? Ist das nicht auch viel zu wenig, was ich während DGAK zu mir nehmen darf?

Nein, es ist nicht ungesund. Ich bin davon überzeugt und habe an anderer Stelle schon ausführlich beschrieben, dass rohe pflanzliche Nahrung unsere natürliche Quelle der Ernährung ist. Ist die Nahrung gekocht oder anderweitig denaturiert, enthält sie keine lebenden Enzyme mehr, wenig aktive Vitamine und Mineralien, die unseren Körper und seine Zellen noch effektiv nähren können.

Es ist ein wunderbarer Trick, dass Sie mit dieser rohen Kost alles erhalten, was Sie brauchen und überdies noch sehr wenig Kalorien damit aufnehmen. Insbesondere durch die Grünen Smoothies bekommen Sie durch das Aufschließen der Chlorophyll-Zellwände alle Nährstoffe, die Sie je brauchen werden. Und zwar auch, ohne Ihren Gesamtumsatz erreichen zu müssen. Sie werden sich satt und zufrieden fühlen, Ihre Energie wird bombastisch sein.

Überdies bewirkt das zusätzlich aufgenommene homöopathische HCG, dass in Ihrem Körper täglich zusätzlich viele Kalorien durch das abgebaute krankhafte Fett zur Verfügung stehen. Sie werden dadurch fast gar keinen Hunger verspüren und sich topfit und wohl fühlen.

Ginge es denn nicht auch ohne homöopathisches HCG und nur mit Rohkosternährung und Grünen Smoothies?

Hier kommt das wirklich Neue an DGAK, was ich sonst noch nirgendwo gelesen habe. Wahrscheinlich würden Sie auch ohne das hHCG abnehmen und sich wohlfühlen. **Nur gehen wir hier auf Nummer Sicher und stellen auch unseren Hypothalamus auf einen niedrigeren Setpoint ein. Durch das hHCG wird bewirkt, dass sich der Hypothalamus resetet, quasi auf den Zustand eingeregelt wird, wie er bei normalgewichtigen Menschen vorzufinden ist.** Das heißt, er wird das einmal erreichte Gewicht dann sicher auf einem viel niedrigeren Level zementieren, wenn Sie den Anweisungen, die für DGAK viel einfacher als bei der normalen DAK sind, folge leisten und das Gewicht auch nach dem Absetzen des hHCG in der Stabilisierungsphase mit Rohkost und Grünen Smoothies stabil halten.

Der wirkliche Unterschied zur normalen Adipositas Kur ist hier, dass Sie jetzt dem Körper seine natürliche Nahrung geben, nichts gekochtes, nichts denaturiertes mehr zumuten und er so ganz von selbst das für ihn passende Gewicht halten kann.

Meine Erfahrungen gingen ja dahin, und ich schreibe nicht `**leider**` dahin, dass ich feststellen musste, dass ich nach dem Abschluss der Kur wieder an Gewicht zugelegt habe. Ich habe lange gerätselt, was es denn gewesen sein konnte, da ich alles weggelassen habe, was mich vermutlich hat zunehmen lassen. Bis ich dann erkannt habe, dass es die Zeit meines Lebens unverdächtige Kochkost gewesen ist.

Muss ich Sport treiben, um Erfolg zu haben?

Absolut Nein. Es wird bei Dr. Simeons ausdrücklich gesagt, dass Sport nicht notwendig ist. Das heißt aber nicht, dass es verboten wäre, Sport zu treiben. Nur sollten Sie es nicht übertreiben, da an Tagen mit starker körperlicher Belastung eine Wasseranlagerung auftreten kann und diese dann eine Abnahme verhindert. Wenn Sie bisher Sport getrieben haben, dann können Sie dies auch weiterhin tun. Nur nicht mehr exzessiv. Lassen Sie es langsam angehen. Spaziergänge sind prima, aber keine Gewaltmärsche. Mit fallendem Gewicht werden Sie immer mehr Lust auf Bewegung bekommen. Nur langsam eben.

Werde ich Hunger haben?

Nein. Anders als bei der normalen Adipositas Kur können Sie hier so viel essen und Grüne Smoothies trinken, wie Sie mögen. Vielleicht können Sie sich noch erinnern, dass ich auch bei DAK das Essen von Gemüse nicht begrenze. Besonders nicht das rohe. Essen Sie rohes Gemüse, aber auch Früchte, bis Sie satt sind. Eine Kalorienbegrenzung gibt es nicht. Diese kommt durch die natürliche Sättigung ganz von selber. Versuchen Sie, die Grünen Smoothies als Hauptspeise zu sehen und den Rest als zusätzliche Kost. Sie werden schnell wohlig satt sein und dabei das richtige Fett wie von selbst loswerden.

Wahrscheinlich ist es die Entgiftung und die Entwöhnung von der bisherigen Essensroutine, die einen ein bisschen mürrisch machen kann. Diese Phase(n) können von ein bisschen Kopfschmerzen und Unwohlsein begleitet sein. Hier dürfen Sie dann auch eine Aspirin einnehmen. Aber höchstwahrscheinlich werden Sie das nicht müssen. Trinken Sie viel und lenken Sie sich ab, wenn es dazu kommt. Sie werden sich in den allermeisten Fällen sehr gut fühlen.

Es ist auch wichtig, noch einmal zu erwähnen, dass Sie

- drei Mal am Tag nicht mehr als 2 Sprühstöße hHCG (bezogen auf „HCG Komplex“ der Salvator Apotheke) oder
- drei mal 5 Globuli C30 (Homeda / Remedia) einnehmen sollten.

Nehmen Sie mehr, kann das unter Umständen ein Hungerauslöser sein.

Werde ich im Winter nicht schrecklich frieren, wenn ich nichts mehr warmes zu mir nehme?

Da ich selber noch keinen Rohkostwinter erlebt habe, verweise ich mal auf ein aktuelles Video von Nadine Hagen:

http://goo.gl/Olmb5W

Wie lange kann ich Die Grüne Adipositas Kur durchführen? Mehrere Runden oder in einem Rutsch?

Da Sie auf homöopathisches HCG keine Immunität erwerben können, können Sie prinzipiell die Diätphase so lange durchziehen, wie Sie mögen. Sie können aber auch mehrere Runden machen.

Bei der grünen Variante der Adipositas Kur ist es sogar so, dass Sie, wenn Sie denken, dass Sie genug abgenommen haben, einfach die Globuli / Tropfen weglassen und weiterhin roh und pflanzlich speisen. Ihr Appetit, Ihre Intuition und Ihr Verstand werden Ihnen sagen, was und wie viel Sie essen sollen. Sie werden merken, dass Sie eigentlich viel weniger brauchen und viel schneller satt sein werden, als bei herkömmlicher Kochkost. Ihre Zellen sind genährt.

So gehört unkontrolliertes Überessen der Vergangenheit an. Sie sollten nur nach der Diätphase noch etwa die gleiche Zeit, wie diese gedauert hat, darauf achten, dass Sie ihr Gewicht halten und so den Setpoint einzementieren. Das wird Ihnen leichter gelingen als bei der normalen Adipositas Kur, da hier die Störfaktoren Kochkost und denaturiertes, totes und tierisches Essen wegfallen.

Ist die Grüne Adipositas Kur nur bei Fettsucht gut oder kann ich damit auch abnehmen, wenn ich als nur übergewichtig gelte?

Selbstverständlich können Sie die Kur auch durchführen, wenn Sie „nur“ als übergewichtig gelten. Der Leidensdruck ist bei übergewichtigen Menschen ebenso vorhanden wie bei morbid adipösen. Dieser ist immer subjektiv. Wenn Sie allerdings wie einer der Klitschkos aussehen, könnten Sie auch als übergewichtig gelten, haben allerdings kein abnormales Fett am Körper. Schauen Sie sich einfach Ihren Körper an und wenn Sie ringsum Fett mit den Händen fassen können, dann sind Sie ein Kandidat für diese Kur. Lesen Sie bei Dr. Simeons über die grazile Dame. Sie werden staunen.

Bildet sich die Haut zurück?

Ja, die Haut bildet sich besser zurück als mit herkömmlichen Diätmaßnahmen, da verstärkt und ausschließlich die krankhaften Fettanhäufungen abgebaut werden, die direkt unter der Haut lagern. Aber geben Sie Ihrer Haut ein wenig Zeit, besonders wenn Sie viel abzunehmen haben.

Sie können die Rückbildung der Haut aktiv unterstützen, indem Sie Ihr Bindegewebe (Elastin und Kollagen) mithilfe von OPC stärken und so die Haut glatt und elastisch halten. Was OPC ist und warum es gerade jetzt wichtig ist, erfahren Sie im Kapitel **OPC als Antioxidans (Zellschutz)**.

Wie wichtig ist die Flüssigkeitsaufnahme?

Viel zu trinken ist sehr wichtig, da Ihr Körper das Wasser dringend braucht, um seine Aufgaben erfüllen zu können. Er hat ein paar wichtige zusätzliche Aufgaben jetzt in der Diätphase. Dazu zählen unter anderem der Abtransport der aufgelösten Fettzellen und die Reinigung des Verdauungstraktes von uralten Ablagerungen. Außerdem werden über den Urin Giftstoffe ausgeschieden. Da Sie mit den Grünen Smoothies schon Wasser aufnehmen, müssen Sie nicht mehr so viel zusätzlich hinzufügen. Anderthalb bis 2 Liter sollten es aber schon sein.

Ist Alkohol während der Diätphase erlaubt?

Hier scheiden sich die Geister. Ich habe die Erfahrung gemacht, dass es mein Körper mal so und mal so toleriert. Manchmal hatte ich am nächsten Tag einen Gewichtszuwachs, nachdem ich Weißwein getrunken hatte und manchmal hatte ich weniger auf der Waage. Ich denke, dass ein wenig Alkohol nicht schaden wird. Bei der normalen, wie bei der Grünen Adipositas Kur. Hierin unterscheiden sich die Empfehlungen, die ich in meinem ersten Buch gemacht habe. Natürlich sollten Sie es auch nicht übertreiben ;-)

Ist HCG ein Hormon?

Humanes Choriongonadotropin oder kurz HCG ist im weiteren Sinne ein Hormon und im engeren Sinne ein Glykoprotein. Man kann nicht ganz von der Hand weisen, dass es sich um ein Hormon der Hormonklasse Proteine und Polypeptide handelt. Hierbei handelt es sich um komplizierte Eiweiße

(Protein) und teilweise Zuckerverbindungen (Glykol). In dieser Klasse befinden sich wenig fettliebende und große Moleküle, die meist gespritzt werden müssen. Andere Vertreter sind Insulin, Oxytocin oder Glukagon.

HCG wird nur während der Schwangerschaft und nur bei Frauen gebildet. Dieser Fakt ist schon mal eine Unterscheidung zu „normalen" Hormonen. Die anderen beiden Hormonklassen sind Steroidhormone (Testosteron, Kortisol) sowie Amine und Abkömmlinge von Aminosäuren (Adrenalin, Thyroxin).

Wenn Sie verständlicherweise Respekt vor Hormonen haben und deshalb DAK und DGAK aus diesem Grund ablehnen, dann habe ich eine gute Nachricht. Es ist kein HCG mehr in den homöopathischen Tropfen und Globuli enthalten. Durch die homöopathischen Potenzierungen (Verdünnungen) ist nur noch die Information auf einer Trägersubstanz enthalten, aber kein körperliches HCG. Die Trägersubstanz kann Alkohol oder kolloidales Wasser sein.

Die Wirkung ist aber genau die gleiche, wie bei echtem HCG. Schwangerschaftstests prüfen normalerweise auf HCG, das kurz nach der Empfängnis vom weiblichen Körper gebildet wird. Nehmen Sie das homöopathische HCG, schlägt ein Schwangerschaftstest nicht an. Im Gegensatz zu Tests unter Gabe echten HCGs. Übrigens auch bei Männern.

Es gibt auch keine negativen Begleiterscheinungen, mit ansonsten bei homöopathischen Mitteln üblichen 'Störfaktoren' (Antidote), wie Menthol, Kaffee oder Kampfer, die die Wirkung homöopathischer Mittel normalerweise aufheben können. Nur falls mal ein Homöopath nachfragt ;-)
HCG hat die überlebenswichtige Aufgabe, während der Schwangerschaft das Ungeborene zu versorgen. Als nette Zugabe ist es die einzige Substanz, die dem Hypothalamus auch bei nicht schwangeren Frauen und Gott sei Dank ebenso bei Männern signalisiert, das abnormale Fett zu verbrennen und dann auch noch das neu erreichte Gewicht zu stabilisieren.

Gibt es Anzeichen einer Verweiblichung bei Männern oder einer Vermännlichung bei Frauen durch die Einnahme von hHCG?

Nein, das ist nicht der Fall! Es wird massiv abnormales Fett für die Nährstoffzufuhr herangezogen. Die einzige Wirkung ist die Neuformung des Körpers und die Heilung der Krankheit Adipositas.

Warum das homöopathische HCG? Was ist der Unterschied?

Homöopathisches HCG ist die Potenzierung und Verstärkung des Informationsgehalts von echtem HCG. In hHCG ist kein HCG mehr enthalten. Aber die Information für den Hypothalamus ist enthalten. Es wirkt genauso wie echtes HCG, was den Schluss aufkommen lässt, das der Hypothalamus sowieso nur die Information aus dem echten HCG benötigt und dieses nicht unbedingt für den Erfolg „vor Ort" sein muss.

Der große Vorteil von hHCG ist die unkomplizierte und schmerzfreie orale Einnahme im Gegensatz zur Injektion bei echtem HCG. Außerdem kann keine Immunität gegenüber HCG aufgebaut werden, was wesentlich längere Kuren gestattet. In unserer heutigen Zeit, wo die Adipositas–Epidemie grassiert, und viele Menschen immer schwerer und schwerer werden, ist es ein entscheidender Vorteil, die Kur länger durchführen zu können.

Werde ich mein Haar verlieren, wie bei Dr. Simeons gelesen?

Hier muss ich Erfahrungswerte einbringen. Anders als in DAK beschrieben, kann es in seltenen Fällen doch zu leichtem Haarausfall bei der Anwendung von homöopathischem HCG Haar kommen. Allerdings führe ich das nicht direkt auf homöopathisches HCG zurück, sondern auf einen latenten Nährstoffmangel, der bei DGAK eher behoben wird, als das er auftritt. Notfalls können Sie immer noch mit Vitaminen und Mineralien supplementieren. Das Haar wird aber auf jeden Fall nachwachsen, wenn es überhaupt zum Ausfall kommt.

Warum habe ich bisher noch nichts über die Adipositas-Kur nach Dr. Simeons erfahren?

Das ist eine gute Frage. Angenommen, Sie würden davon profitieren, das bestimmte Merkmale wie Fettsucht und Übergewicht bei Menschen auftreten, hätten Sie dann daran Interesse, dass sich diese Dinge ändern, oder würde es Ihnen gefallen, wenn Sie diese Merkmale ursächlich produzieren und dann daran verdienen, dass die Menschen alles versuchen, diese schlechten Merkmale wieder loszuwerden? Natürlich dürften diese nicht verschwinden, sonst würden Sie kein Geld mehr verdienen.

Wären alle Menschen gesund und würden sich roh und pflanzlich ernähren, würden einige Interessengruppen keinen Profit mehr einfahren.

Da wären auf der einen Seite die Nahrungsmittelproduzenten. Damit sind nicht unsere Bauern gemeint, die die Rohstoffe erzeugen, sondern diejenigen Industriezweige, die daraus verarbeitetes, totes Essen herstellen. Mit den ursprünglichen Rohstoffen ist nicht viel zu verdienen und niemand fettleibig zu machen. Schließlich sind Übergewicht und Fettsucht ein relativ neues Problem der letzten ca. 150 Jahre mit epidemieartigen Auswüchsen in den letzten Jahrzehnten des alten und der ersten Dekade des neuen Jahrtausends.

Seit Zucker raffiniert, Mehl verfeinert, Salz seiner Mineralien und Spurenelemente beraubt und als das Gift NaCl (Kochsalz) verbreitet wird, Zucker durch Maissirup ersetzt oder durch das Nervengift Aspartam in Lightprodukten substituiert und unser Essen mit Glutamat versetzt wird, ist „was faul im Staate". Diese Dinge machen uns krank und wirken verstörend auf den Hypothalamus und den gesamten Stoffwechsel. Manch einer stopft immer mehr von diesen Sachen in sich hinein, da diese „Lebens"-Mittel produziert werden, um uns süchtig zu machen.

Hat die Nahrungsmittelindustrie ein Interesse an einer wirksamen Behandlung und Heilung der Fettsucht? Eher nicht.

Als Zweites wären hier die Pharmaindustrie und die Medizinerkaste (inklusive der Kliniken und Ärzte) zu nennen, die an den Folgeerkrankungen der Fettsuchtepidemie wie z. B. Krebs und metabolischem Syndrom Unsummen verdienen. Der Begriff Syndrom wird manchmal für eine Zusammenfassung von verschiedenen Symptomen verwendet, die manchmal ursächlich nicht wirklich einzuordnen sind.

Alles von Appetit- und Fettverdauungshemmern über klinische Diäten, Diabetes- Schilddrüsen- und Blutdruckmedikamenten bis hin zu operativen Verstümmelungen wie Fettabsaugungen, Magenverkleinerungen, Magenbändern und dergleichen ist ein beträchtlicher Profitgenerator. Diese behandeln die Symptome und greifen an den falschen Stellen an. Im Jahre 2006 hat mir ein Professor an der Uni Erlangen, bei dem ich wegen meines Problems vorgesprochen habe, gesagt, dass man noch an der Ursache für Fettsucht forsche und dass dies noch etliche Jahre dauern wird.

Hat diese Gruppe ein Interesse daran, dass die Menschen gesund werden? Nein, denn wenn dem so wäre, dann würde ein beträchtlicher Teil der Gewinne für die Aktionäre entfallen. Und nur diesen sind die Konzerne verpflichtet. Sie müssen, systembedingt, Gewinne erwirtschaften.

Die nächste Gruppe sind die Anbieter von Diätprodukten (auch alternativen) und Fitnessgeräten. Würden wir uns normal bewegen und gesund ernähren und den Hypothalamus korrigiert haben, wären hier keine Gewinne zu erwarten.

Hat diese Gruppe Interesse an einer Zustandsänderung? Gott bewahre!

Sie sehen, niemand - außer uns selbst - hat Interesse daran, dass wir schlank und gesund sind. Daher haben Sie auch noch nichts von der HCG-Kur gegen Adipositas und Übergewicht gehört und gelesen. Wir können uns nur selber helfen, und das können wir jetzt.

Was muss ich beachten, um nach der Kur nicht wieder zuzunehmen?

Um nicht wieder zuzunehmen, ist es wichtig, dass Sie zuerst einmal die Stabilisierungsphase, in der Sie einfach weiter bei der Rohkost und den Grünen Smoothies bleiben, erfolgreich hinter sich bringen. Halten Sie Ihr Gewicht innerhalb des Ein-Kilogramm-Limits nach oben und nach unten wie beschrieben.

Vermeiden Sie Lightprodukte jeder Art, da diese anstatt Zucker meist das giftige Aspartam als Süßungsmittel oder andere dick machende Zutaten beinhalten. Lassen Sie alles weg, was Maissirup, Glutamat oder Kochsalz enthält. Hier ein Link zur Schädlichkeit von Aspartam:

http://goo.gl/a9NtWB

Jetzt mal Butter bei die Fische, Herr Jünemann. Sie haben geschrieben, dass Die Adipositas Kur die Ursache für Fettsucht ein für alle Mal beseitigt. Warum haben Sie dann wieder zugenommen?

Danke für die Frage. Diese ist berechtigt. Ich möchte zu bedenken geben, dass es verschiedene Grade der Störung des Hypothalamus und der Fettleibigkeit an sich gibt. Meine Störung war stärker ausgeprägt, als vielleicht bei anderen, die mit der Kur abgenommen und danach nicht wieder zugenommen haben. Das heißt, der Hypothalamus war noch nicht zu 100 % eingeregelt und durch die Fettzellen, die noch vorhanden waren, konnte sich das Gewicht wieder etwas hochschrauben. Aber eben auch nur bis zu einem bestimmten, viel niedrigeren Setpoint.

Ich gebe zu, dass ich mit dem Gedanken gespielt habe, mir die restlichen Fettzellen an Bauch und Hüften wegsaugen zu lassen. Die Ärzte, die ich darauf hin konsultiert habe, sagten mir, dass sie nur noch schneiden und straffen können. Eine Absaugung sei nicht möglich. Aber das wollte ich nicht. Das höchste der Gefühle war eine Straffung der Brust, wo einfach zu viel Haut vorhanden war.

Außerdem hatte ich ja noch das Problem zu lösen, wie ich trotz meiner EGO-Ernährung (Eiweiß, Gemüse, Obst) und hartem Training zugenommen habe. Und da bin ich auf die Rohkost gestoßen und habe erfahren, warum alles Gekochte auf den Körper toxisch und dick machend wirken kann. Es war sicherlich die nächste Lektion, die ich zu lernen hatte.

Diese wollte und will ich den Übergewichtigen, die vielleicht mit DAK abgenommen, aber ihr Gewicht nicht halten konnten, nicht vorenthalten. Und daraus ist dann dieses Buch entstanden. Möglicherweise der letzte Baustein für ein schlankes und zufriedenes Leben.

Wie viel hHCG benötige ich, wenn ich so und so viel abnehmen will?

Unabhängig davon, wie viel Sie geschlechtsspezifisch abnehmen können oder wollen, brauchen Sie für eine 40 Tage-Kur eine 20 ml - Flasche HCG Komplex der Salvator Apotheke (nur noch mit ärztlichem Rezept oder das eines Heilpraktikers bestellbar) und für eine 80 Tage-Kur zwei usw.

Eine 10 g – Globuli Packung der C30 Gonadotropin von Homeda, erhältlich über Onlineapotheken oder in Ihrer Apotheke vor Ort bestellbar, enthält ca. 1200 Globuli. Verwenden Sie davon, wie empfohlen drei mal fünf Stück am Tag, sollten diese für 80 Tage Kuranwendung ausreichen.

Frauen nehmen im Schnitt 250 g pro Tag ab und Männer 500 g. Anfangs nehmen beide mehr ab, was sich dann zum Ende hin verlangsamt.

Wie alt muss man sein, um die Grüne Adipositas Kur durchführen zu können?

Dr. Simeons hat in Indien „fette Jungs“ erfolgreich behandelt. Er schreibt, dass dies Jugendliche oder Teenager waren. Meine Annahme ist somit, dass man ab 13 Jahren so eine Kur machen kann. Es ist aber nicht auszuschließen, dass es auch bei Kindern funktioniert. Dies muss aber unbedingt mit einem

Arzt abgesprochen werden. Siehe auch „Die Grüne Adipositas Kur bei Kindern und Jugendlichen“

Müssen Frauen etwas wegen der Periode beachten?

In den Yahoo-HCG-Groups wird geschrieben, dass die Kur mit hHCG auch während der Menstruation durchgeführt werden kann. Nur an starken Perioden-Tagen sollten Sie mit der Einnahme pausieren. Ansonsten halten Sie sich bitte an die Empfehlungen, die Dr. Simeons in seinem Werk gegeben hat. Siehe Dr. Simeons Hinweise in Teil II.

Was mache ich, wenn ich ein paar Tage nicht abnehme?

Das ist vollkommen normal und Sie sollten diesen Umstand einfach akzeptieren. Ihr Körper hat sein eigenes Tempo und weiß, was er tut. Nehmen Sie mal für ein paar Tage oder Wochen (ja, das kann auch passieren) nicht ab, dann braucht er für diese Zeit Wasser, welches er anlagert, um die Fettzellen zu entleeren und aufzulösen.

Sie nehmen aber an Umfang ab. Wahrscheinlich befinden Sie sich dann auch gerade an einem alten Setpoint, also ein Gewicht, dass Sie mal für längere Zeit gehalten hatten. Diese Stagnationsphasen lösen sich immer auf, wenn auch manchmal erst nach ein paar Wochen! Sie brauchen nur Geduld und Vertrauen. Einen Apfeltag brauche ich Ihnen nicht zu empfehlen, da Sie ja sowieso alles roh essen (sollten).

Kann man mit Rohkost auch zunehmen?

Ja, das ist durchaus möglich. Und Sie können damit auch verhindern, dass Sie schnell genug abnehmen. Die wichtigsten Punkte, auf die man achten sollte, ist die übertriebene Zufuhr von zucker- und fetthaltigen Rohkostbestandteilen. Hier sind vor allem Nüsse sowie Trockenfrüchte und den daraus hergestellten Kuchenböden zu nennen. Aber auch Avocados sind recht fetthaltig. Diese enthalten gesundes Fett, ohne Frage, nur im Übermaß genossen, können diese die Abnahme verhindern.

Damit der Salat nicht so sehr zwischen den Zähnen quietscht, genehmigen wir uns häufig einen Schuss und manchmal auch einen Schuss zu viel des guten Olivenöls. Ebenso sollten Sie darauf achten, dass Sie nicht zu viel pure Obstsäfte gönnen. Diese können den Blutzuckerspiegel kurzfristig hochschießen lassen und somit eher Fett speichern, als es freizugeben.

Zusammenfassend ist zu sagen, dass Sie während der Diätphase eher fett- und fruchtzuckerarm essen sollten. Die Grünen Smoothies sind eine prima Alternative, da hier Blattgrün den kalorienarmen Part spielen und den Fruchtzucker des beigefügten Obstes neutralisieren. An einen Grünen Smoothie gehören auch keine Nüsse oder Öle. An die Salate bitte nur spärlich Öl gießen und auch mit dem Salz nicht zu verschwenderisch umgehen, da Salz Wasser in den Zellen bindet. Es gibt genügend herrliche Gewürze, die Sie verwenden können. Manche Salate, wie zum Beispiel Karottensalat brauchen allerdings Öl und Salz. Sonst schmecken sie einfach nicht.

Sie sollten so weit möglich auf gekaufte oder selbst zubereitete, aufwendig verarbeitete Rohkostspeisen verzichten, wie zum Beispiel Törtchen oder Konfekt, und es sich während der Diätphase nur selten genehmigen.

Benutzen Sie einfach Ihren gesunden Menschenverstand und überprüfen Sie gelegentlich Ihren Konsum, wenn Sie merken, dass Sie langsamer abnehmen oder sogar zunehmen. Bleiben Sie kalorien-, fett, - und fruchtzuckerarm und hören Sie in sich hinein, ob und wann das Sättigungsgefühl aufkommt. Das musste ich auch erst lernen.

Was mache ich, wenn ich Medikamente nehmen muss?

Wenn Sie Medikamente einnehmen müssen, sprechen Sie dies am besten (und auf jeden Fall!) mit Ihrem Hausarzt ab. Der weiß am besten, wie Sie eingestellt sind, und kann Ihre Werte checken. Gehen Sie nach ein paar Tagen oder Wochen wieder hin und sagen Sie ihm, dass Sie wissen möchten, ob aufgrund des neuen Gewichtsniveaus eine Anpassung der Dosis vorgenommen werden sollte. Lassen Sie sich ganz bewusst von ihm begleiten. Dann sind Sie auf der sicheren Seite. Bitte keine Alleingänge, die gefährlich für Ihre Gesundheit sein könnten!

Ist die Grüne Adipositas Kur nicht viel zu kompliziert und schwer durchzuführen?

Nein! Sie werden sehen, dass es die am einfachsten durchzuführende Diät ist, die Sie je gemacht haben. Am Anfang braucht es nur ein wenig Eingewöhnung in die neuen Abläufe. Dann stellt sich Routine ein. Ich gebe zu, dass ich Sie ein bisschen in die Richtung roh-vegane Lebensweise bringen möchte und das aus nachvollziehbaren Gründen. Sie werden sich nach einer Zeit der körperlichen Entgiftung und der Umstellung auf roh und pflanzlich nicht mehr so fühlen, als wären Sie auf einer Diät. Es wird Ihre ganz natürlich Ernährung werden.

Ist Rauchen OK?

Obwohl Rauchen schädlich für die Lunge und die Bronchien ist, ist dem grundsätzlich in Bezug auf die Grüne Adipositas Kur nichts entgegen zu stellen. Ich rauche selber elektrisch. Ups, noch ein Laster, neben dem Kaffee ;-)

Was mache ich, wenn ich in der Diätphase krank werde, zum Beispiel eine Grippe bekomme?

Das kann ich Ihnen aus eigener Erfahrung berichten. Ich hatte kürzlich eine sogenannte Eintagesgrippe und fühlte mich wie ein geprügelter Hund, mit Kopf- und Gliederschmerzen. An diesem Tag hatte ich keinen Appetit und keinen großen Hunger, noch hatte ich irgendeine Lust, mir etwas zu Essen zu machen oder einen Grünen Smoothie zu mixen. Also habe ich auf meinen Körper gehört und habe an diesem Tag gefastet oder einfach fast nichts gegessen, wenn man mal von einer oder zwei Bananen absieht, die ich abends gegessen habe. Ist ihr Körper krank, braucht er all seine Kräfte, um die Krankheit aus sich hinauszuschaffen. Dafür benötigt er nicht noch zusätzliches Nahrung, sondern eher Ruhe und viel Wasser. Haben Sie aber Hunger, essen Sie etwas. Nicht, dass es Ihnen noch schlechter geht.

Darf ich heiße Getränke wie Kaffee oder Tee bei einer rohköstlichen Ernährung eigentlich trinken?

Ich würde sagen, ja, denn Enzyme und Vitamine werden bei Nahrungsmitteln zerstört, die über 42 Grad Celsius erhitzt werden. Bei Getränken halte ich es nicht für besonders dramatisch. Wenn Sie allerdings die Inhaltsstoffe von Kaffee und Tee wie zum Beispiel das Koffein vermeiden wollen, dann lassen Sie es oder trinken koffeinfreien Kaffee (wie ich).

Es gab mal einen Werbespruch im Fernsehen „Etwas Warmes braucht der Mensch“. Warum sollte man sich diese Wärme nicht über einen Kaffee oder Tee holen?

Die Grüne Adipositas Kur bei Kindern und Jugendlichen

Ich habe mich entschlossen, etwas näher auf die Anwendung der Grünen Adipositas Kur bei Kindern und Jugendlichen einzugehen, da hier eine besondere Aufmerksamkeit der Umwelt und bei den betroffenen jungen Menschen selber angezeigt ist.

Mit hoher Wahrscheinlichkeit wird zuerst ein Erwachsener auf die Grüne Adipositas Kur gestoßen sein, dem nun die Aufgabe zufällt, darüber zu entscheiden, ob er diese dem jungen Menschen (seinem eigenen Kind oder einem anderen) zugänglich machen sollte und ob es überhaupt Sinn macht.

Hierbei ist nicht so sehr das Alter des Kindes oder Jugendlichen heran zu ziehen, sondern eher der Reifegrad. Also ist der Jugendliche in der Lage, überhaupt zu verstehen, was bei ihm aus dem Lot gegangen ist und weshalb diese oder jene Regel einzuhalten ist. Kann man dem Kind erklären, was in seinem Hypothalamus und seinem Körper los ist und wie er / sie es wieder einregeln kann?

Kann das Kind dafür ein Verständnis aufbringen, so ist das eigentliche Alter nicht ganz so wichtig. Für ein umfassendes Begreifen sollte es allerdings meiner Meinung nach mindestens 8 bis 9 Jahre alt sein. So als Untergrenze.

Mal abgesehen davon ist wie bei den Erwachsenen eine Leidensgeschichte ganz „hilfreich". Und das ist bei immer mehr kleinen Leuten heutzutage der Fall. Ich habe mich als Kind damals schon gefragt, warum gerade ich dick bin, wo ich auch nicht mehr esse als meine schlanken Schulkameraden, die sich dazu auch noch viel weniger bewegten als ich. Das fand ich schon damals ungerecht, wurde gehänselt, war im Sport eine Niete, obwohl ich in mehreren Sport-AGs war, wie zum Beispiel Handball oder Schwimmen. Ich war nicht wirklich adipös und wäre unter den heutigen fettleibigen Kindern vielleicht gar nicht aufgefallen. Aber in der damaligen DDR gab es lange nicht so viele dicke Kinder und da war man dann in der Schule „Mode" bei den Klassenkameraden.

Es wird heutzutage schon immer normaler, als Kind übergewichtig oder gar fett zu sein, doch ist der individuelle Leidensdruck sicher nicht kleiner geworden. Halten wir also fest, wenn das Kind oder der Jugendliche bereits unter seiner Situation leidet und etwas ändern möchte, ist die erste Voraussetzung erfüllt. Das gilt im Übrigen auch für Erwachsene. Ohne Leidensdruck wird es wahrscheinlich nicht funktionieren.

Zweitens, wenn Sie das Kind ansprechen, und ihm / ihr die Hintergründe erklären und was die Lösung sein könnte, bekommen Sie Aufschluss darüber, wie reif es reagiert und wie es die Informationen bereits verarbeiten kann. Versuchen Sie nicht, den jungen Menschen zu überreden oder gar zu nötigen, wenn sie merken, dass die Resonanz ausbleibt. Dann ist er noch nicht so weit.

Das Einzige, was Sie in dieser Situation machen können ist, mit Ihrem guten Beispiel die Möglichkeit aufzuzeigen und gegebenenfalls ein paar Informationen zu geben. Und bieten Sie Ihre Hilfe an, wenn es Fragen haben sollte. Mehr nicht. Es wird entweder einen Nachdenkprozess auslösen oder auch nicht. Die Motivation muss letzten Endes vom jungen Menschen ausgehen. Wie beim erwachsenen Kurenden eben auch.

Wenn aber Punkt 1 und Punkt 2 erfüllt sind, also der Leidensdruck und die Reife vorhanden sind, dann geben Sie dem Kind dieses Buch und erklären Sie ihm / ihr mit eigenen verständlichen Worten, was Sie bereits wissen. Möglicherweise sind einige Formulierungen hier noch nicht ganz kindgerecht, sodass es einer oder mehrerer Erklärungen bedarf.

Sagen sie ihm / ihr auch, dass es einer gewissen Disziplin bedarf, in Bezug auf die Einnahme des hHCG und der Durchführung der Diät und fragen Sie, ob es bereit ist, dies auch einzuhalten. Mit Ihrer Unterstützung natürlich.

Wichtig ist in dem Zusammenhang auch, ob der behandelnde Arzt damit einverstanden ist und dem Kind eine ansonsten gute Gesundheit bescheinigt. Kinder sind neben unserer eigenen Gesundheit unser wichtigstes Gut und wir sollten sie auf keinen Fall in irgendeiner Weise gefährden.

Wenn es sich um Ihr eigenes Kind handelt, kaufen Sie die benötigten Mittel ein und führen Sie mit ihm / ihr gemeinsam diese Kur durch. Das heißt, begleiten Sie es den ganzen Weg hindurch, damit es mit seinen Fragen nicht allein ist. Gerne coache ich auch persönlich, wenn es gewünscht wird.

Setzen Sie sich gemeinsam realistische Ziele für die Abnahme. Ob in einem Rutsch oder in mehreren Runden, bestimmen Sie am besten je nachdem, wie der Kurverlauf ist und das Kind das Ganze für sich persönlich als angenehm empfindet.

Wenn Sie für das Kind die Grünen Smoothies und / oder die Rohkost-Speisen zubereiten, dann nehmen Sie es ruhig mit hinzu und erklären Sie die Vorzüge der gesunden rohen und pflanzlichen Kost und wecken Sie in ihm das Verständnis dessen, was oben ausführlich dargelegt wurde. Also das wir Menschen vom Körperbau her Pflanzenfresser sind, dass Kochkost langsam krank macht und uns schneller altern und sterben lässt, dass Tiere für uns leiden und ungewollt ihr Leben für uns opfern müssen. Und so weiter. Das festigt auch Ihr eigenes Verständnis und hilft, dem Kind die Zusammenhänge begreiflich zu machen.

Dümmer werden sie dadurch sicher nicht. Kleinere und einfache Sachen kann das Kind auch alleine zubereiten. Es fühlt sich so ernst genommen und kann Erfolgserlebnisse sammeln sowie wichtige Erkenntnisse für die Zeit nach der Kur sammeln. Bei der Arbeit mit dem Mixer sollten Sie aber besondere Sorgfalt walten lassen, da eine unsachgemäße Bedienung zu schweren Verletzungen führen kann.

Vielleicht können Sie mit dem Kind auch einige sportliche Aktivitäten planen und durchführen.

Hilfreich kann es auch sein, wenn Sie in der Zeit selber die Kur durchführen und das Kind quasi mitmacht. Ich könnte mir auch kleine Gruppen von Erwachsenen und Kindern vorstellen, die gemeinsam kuren.

Da bei Kindern und Jugendlichen die Adipositas-Disposition noch nicht allzu lange besteht und es meist noch früh genug ist, dass keine weiteren ernährungsbedingten Krankheiten aufgetreten sind, ist die Chance größer, die Störung im Hypothalamus schneller und langfristiger zu korrigieren. Ein Versuch ist es, bei Vorhandensein der oben genannten Voraussetzungen, auf jeden Fall wert.

VII
Methoden der Entschlackung und Entgiftung?

Wasser und Salz

Umkehrosmose-Anlage und Kristallsalz (-sole)

Da es bei dieser Kur Pflicht ist, mindestens 2 Liter am Tag zu trinken - am besten reines Wasser - empfehle ich Ihnen, über die Anschaffung einer Umkehrosmose-Anlage nachzudenken.

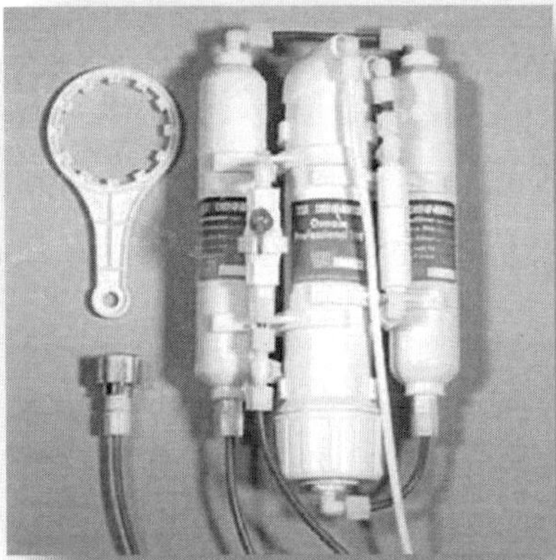

Diese gibt es bei eBay für bereits knapp über 50 Euro. Die Installation ist leichter als Sie vielleicht denken. Für den Geschmack und die Belebung des Wassers habe ich mir noch Bergkristalle gekauft, die ich in die 5-Liter-Glasballons lege. Das Wasser schmeckt dann besser als alles andere, was ich je getrunken habe. Und es ist auch noch viel sauberer als Leitungs- oder Mineralwasser aus der Flasche. Ich habe mir schon vor drei Jahren so etwas zugelegt und bin zum passionierten Wassertrinker geworden. Auf dem Bild ist eine sehr einfache Anlage zu sehen, welche für mich vollkommen ausreicht.

Jetzt fragen Sie sich sicherlich, was denn der Sinn einer Osmoseanlage ist und warum man nicht einfach normales Leitungswasser oder Mineralwasser aus Flaschen trinken sollte. Osmose bezeichnet hier den Vorgang der

Erzeugung von Reinstwasser aus Leitungswasser, welches durch eine Hightechmembran mit nur sehr kleinen Löchern gepresst wird.

Dies bewirkt, dass nur das relativ kleine Wassermolekül passieren kann und alle chemischen und physikalischen Verunreinigungen herausgefiltert werden. Ebenso alle Mineralien. Und das ist auch gut so, denn die Mineralien, die uns immer so angepriesen werden, liegen auch bei Mineralwässern in einer Form vor, die der Körper nicht verwerten kann. Unsere Zellen können diese einfach nicht aufnehmen, da sie zu groß sind, um überhaupt die Zellwände durchdringen zu können. Was passiert aber dann mit den Mineralien? Sie lagern sich in unseren Gefäßen und Organen als Kalkablagerungen ab. Das heißt, wir verkalken. Und das führt zu allen möglichen vermeidbaren Krankheiten und Leiden.

Es wäre jetzt aber auch falsch, nur das Reinstwasser zu trinken und keine Mineralien zuzuführen. Dies würde dazu führen, dass das reine Wasser noch die restlichen schon in den Zellen vorhandenen Mineralien herausziehen würde. Daher müssen wir dem Körper wieder Mineralien zuführen.

Um von den Zellen aufgenommen werden zu können, müssen diese in ionisierter Form vorliegen, was bedeutet, dass die einzelnen Teile kleiner sind und die Zellwand durchdringen können. Diese ionisierte Form können wir erreichen, indem wir aus hochwertigem Steinsalz (ich benutze Himalaja-Salz oder Halit-salz) eine Sole ansetzen und jeden Tag ein paar Teelöffel in Wasser aufgelöst zu uns nehmen. Dies ist hauptsächlich sinnvoll, wenn wir uns mit Kochkost ernähren oder die normale Adipositas Kur durchführen.

Wenn wir uns rohköstlich mit vielen grünen Blättern, Obst und Gemüse ernähren, dann erhalten wir auch daher schon eine Menge zellgängiger Mineralien, so dass zusätzliche Sole vielleicht nicht unbedingt notwendig ist.

Etwas Besseres können Sie für Ihren Körper gar nicht tun. Reines Wasser ist unser Nahrungsmittel Nummer 1.

Auf YouTube gibt es einen sehr interessanten Vortrag von Peter Ferreira zum Thema „Wasser und Salz“ und den erstaunlichen gesundheitlichen Wirkungen dieses vitalen Duos. Unbedingt ansehen:

http://goo.gl/hT9dJX

Ebenso sei hier noch mal auf die Bücher von Fereydoon Bathmanghelidj hingewiesen. Siehe Literaturempfehlungen am Ende des Buches.

Ich trinke mindestens 2 Liter reines Wasser am Tag plus einem Liter entkoffeinierten Kaffee. (Leider immer noch – irgendeine Sucht braucht der Mensch). Wasser zu trinken hilft dem Körper, die bei der Kur freigegebenen Giftstoffe, Fettzellenreste - und was auch immer noch mit raus will - auszuspülen. Alternativ können Sie auch Tee trinken. Allerdings sollte der nicht gesüßt sein, außer mit Stevia. Sie können Tee, Wasser und (auch koffeinierten) Kaffee unbegrenzt trinken.

Der Kaffee – Einlauf

Warum ein Kaffee-Einlauf? Reicht nicht ein Normaler und warum überhaupt einer? Einläufe dienen der mechanischen Entgiftung mittels der Einfuhr von Flüssigkeiten in den Anus durch ein Einlaufgerät, auch Klistier oder Irrigator genannt. Die körperwarmen Flüssigkeiten lösen uralte Kotreste vom Dickdarm und höher liegenden Dünndarmabschnitten und erlauben bei regelmäßiger Anwendung eine Säuberung und so eine bessere Aufnahme von Nährstoffen in den Körper. Der Tod sitzt im Darm, sagte schon Hippokrates.

Wichtig: Wenn Sie eine Darm-OP hatten, dann fragen Sie bitte Ihren Arzt, ob ein Einlauf möglich ist!

Kaffee-Einläufe wurden von Dr. Max Gerson entwickelt, einem Pionier der Rohkostbewegung und Autor verschiedener Bücher sowie der Begründer ~~einer~~ der Kur gegen Krebs. Hier mal eine Amazon-Kurzbeschreibung seines Buches „Die Gerson Therapie“:

„Die "Zivilisationserkrankungen" wie Diabetes, Arthrose und Arthritis, Fettsucht, Bluthochdruck, Herzerkrankungen und v. a. Krebs werden von der modernen Gesellschaft und ihrer Medizin als schicksalhaft, unausweichlich und letztlich unheilbar hingenommen. Die Gerson-Therapie sagt genau das Gegenteil, und dieses Buch enthält die komplette Anleitung zur Theorie und Praxis dieser Methode für den interessierten Leser. Dr. Gerson (1881-1959) erforschte, dass die zunehmend ***denaturierte, nährstoffarme und giftbelastete moderne Ernährung der Hauptgrund für die Zunahme der chronischen Erkrankungen*** *ist - und er fand auch den Weg zurück zur Gesundheit mithilfe einer perfekten Ernährungstherapie. Seine Therapie wurde weltbekannt durch die Erfolge bei Krebserkrankungen - doch sprechen auch die meisten anderen degenerativen Erkrankungen sehr gut auf diese Therapie an.“*

Und hier ein PDF zur Gerson-Therapie:

http://goo.gl/qi8Sfo

Unter anderem empfiehlt er zur Gesundung auch die Kaffee-Einläufe, die eine schnelle und tief greifende Entgiftung über die Leber, eine wirkungsvolle und starke Anregung dieser, Entspannung der glatten Muskulatur und stark schmerzlindernde Wirkung haben sollen.

Zuerst lassen Sie etwa einen halben bis einen dreiviertel Liter körperwarmes Wasser mit etwas Natron (pH-Wert zw. 8 und 8,5) in den Darm einlaufen um eine gute Reinigung zu erzielen. Dieser Basen - Vor - Einlauf kann gleich wieder abgegeben werden. Feste Kotstücke am Mastdarm werden damit gut entfernt.

Jetzt brühen wir uns einen Kaffee. Dazu kochen wir gutes Quell- oder Osmosewasser auf und geben drei Esslöffel biologischen, koffeinhaltigen Kaffee hinzu, der zwanzig Minuten ziehen gelassen wird, ehe wir ihn herausfiltern. Dann lassen wir ihn auf Körpertemperatur, 37 Grad Celsius, abkühlen. Verdünnen Sie den Kaffee mit etwa der gleichen oder doppelten Menge Osmosewasser.

Zum Einführen in den Anus benutzen Sie am besten ein Klistiergerät, auch Irrigator genannt, welches Sie für um die 10 Euro in der Apotheke bekommen.

Da gibt es die verschiedensten Modelle. Auch in höheren Preisklassen. Hier mal meine:

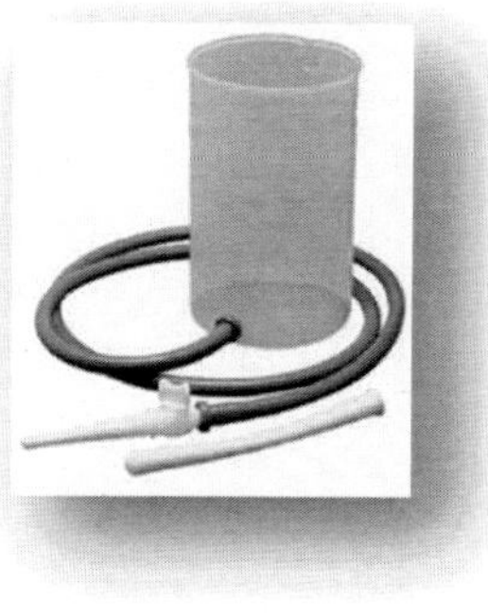

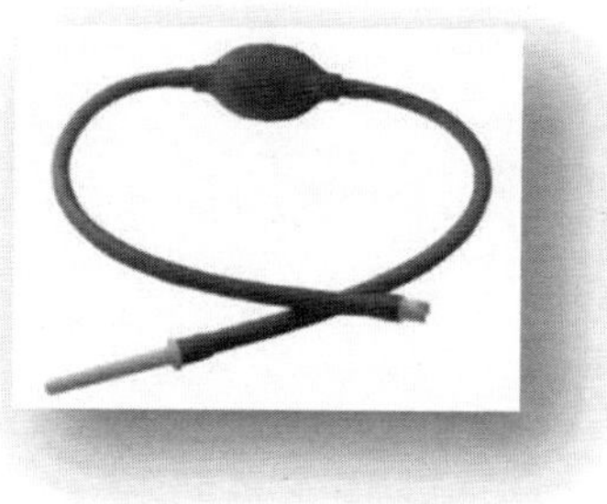

Füllen Sie den körperwarmen Kaffee in den Behälter und lassen den Schlauch volllaufen, damit die Luft entweichen kann.

Anus und Einführrohr mit etwas Melkfett oder Vaseline einschmieren, um alles gleitfähiger zu bekommen.

Das Klistier in etwa einem Meter Höhe über dem Po anbringen, damit ordentlich Gefälle vorhanden ist. Bei der Pumpvariante kann der Flüssigkeitsbehälter auf der gleichen Ebene sein, wie der Po.

Nehmen Sie jetzt eine Seitenlage ein, optimal wäre auf links, und führen den Schlauch vorsichtig ein.

Öffnen Sie dann das Ventil und lassen den Kaffee sehr langsam einlaufen oder pumpen Sie ihn langsam rein. Entfernen Sie danach den Schlauch und bleiben Sie auf der linken Seite liegen, um die Flüssigkeit in den absteigenden Dickdarmast laufen zu lassen.

Nehmen Sie nach einer Weile die Rückenlage mit einem erhöhten Becken ein und drehen sich danach auf die rechte Seite, damit alles gut im Darm verteilt wird. Bleiben Sie entspannt und warten Sie 10 bis 20 Minuten. Der Stuhldrang beginnt meist, wenn Sie sich wieder auf die linke Seite drehen.

Sollten Sie ansonsten wenig Kaffee trinken, könnte die Aufnahme des Koffeins durch den Darm vielleicht für eine unruhige Nacht sorgen.

Möglicherweise verlässt wesentlich weniger Flüssigkeitsmenge den Darm als hineingekommen ist. Dann wurde ein großer Teil der Flüssigkeit durch die Darmwand aufgenommen, ebenso wie das Koffein.

Sie können diese Einläufe nach ein paar Tagen wiederholen. Beim zweiten oder dritten Mal sind sie bestimmt wesentlich entspannter.

Hier noch ein Video von Markus Rothkranz zum normalen Einlauf, der alternativ zum Kaffee-Einlauf wahre Wunder vollbringen wird (englisch):

http://goo.gl/anj5SC

Leberreinigung nach Hulda Clark

Warum eine Leberreinigung?

Unsere Leber ist wahrscheinlich durch die jahre- und jahrzehntelange Belastung mit Kochkost erheblich überlastet worden. Das gilt insbesondere, wenn auch noch viel Alkohol und fetthaltige Speisen konsumiert wurden. In der Leber und der Galle können sich schon harte Steine, aber auch noch nicht kalzifizierte, mit Gallensaft und lockeren Ablagerungen umgebene Gebilde befinden. Diese können die Leber und die Galle verstopfen.

Mit der periodisch durchgeführten Leberreinigung bekommen Sie diese über den Dickdarm und den Anus hinaus. Periodisch meint, dass Sie die Leberreinigung im Abstand von ein zwei Wochen wiederholen können und dies über einen längeren Zeitraum. Bis Sie keine Steine und Gebilde mehr ausscheiden.

Wählen Sie für die Leberreinigung eine Zeit, in der Sie an zwei aufeinanderfolgenden Tagen nicht viel um die Ohren haben. Also vielleicht ein Wochenende oder zwei Tage im Urlaub.

Besorgen Sie sich das Bittersalz (Epsomsalz) in der Apotheke, kaufen Sie eine große oder zwei kleine Grapefruit sowie ein gutes Olivenöl, sofern nicht sowieso schon vorhanden. Die Grapefruit legen Sie in den Kühlschrank.

Am ersten Tag machen Sie folgendes:

Bis 14 Uhr essen Sie ganz normal alles, was Sie auch sonst während der Grünen Adipositas Kur essen und trinken. Also zum Beispiel ein paar Grüne Smoothies, rohes Obst und Gemüse, Salate. Als Getränke eignen sich Säfte aus Möhren, Rote Beete oder besonders gut Apfelsaft. Diesen können Sie auch schon eine Woche lang vorher trinken. Das lockert die Leber- und Gallensteine etwas auf.

Ab 14 Uhr essen und trinken Sie nichts mehr, nur noch etwas Wasser ist erlaubt.

Gegen 18 Uhr nehmen Sie 200 ml Wasser und darin einen Esslöffel Bittersalz zu sich. Schmeckt nicht besonders. Um den bitteren Geschmack zu überdecken, sind ein paar Tropfen Zitronensaft erlaubt. Nehmen Sie kaltes

Wasser, das den Brechreiz etwas eindämmt. Am besten noch Nase zuhalten. Dann schmecken Sie gar nichts.

Um 20 Uhr die gleiche Prozedur.

Ab 22 Uhr stellen Sie sich eine Mischung aus 50 ml Olivenöl und dem Saft der im Kühlschrank gekühlten Grapefruit her, den Sie dann austrinken.

Legen Sie sich dann bitte sofort ins Bett auf die rechte Seite, winkeln ein oder beide Beine an und legen sich ein feuchtwarmes Tuch oder eine Wärmflasche, eingewickelt in ein trockenes Tuch, auf die Stelle, wo sich die Leber befindet. Also quasi in dieser Lage unter sich.

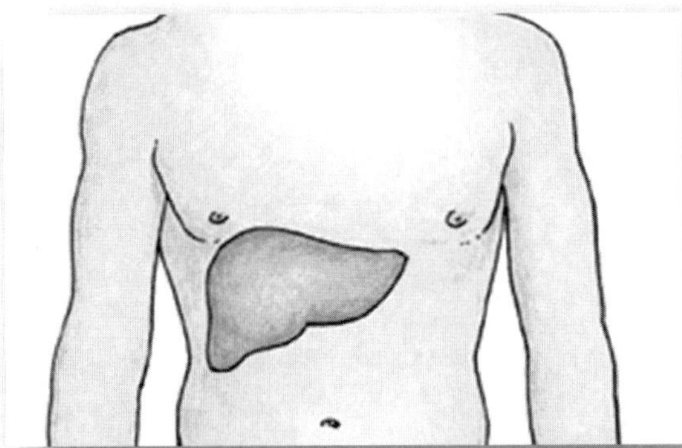

Zwanzig Minuten sollte diese Stellung beibehalten werden, denn dies ist die beste Körperlage, um die Leber optimal mit den aufgenommenen Substanzen zu versorgen. Danach können Sie in jeder Lage schlafen.

Als erstes am nächsten Morgen trinken Sie wieder 200 ml Wasser mit einem Esslöffel Bittersalz vermischt. Ab ca. 6 Uhr. Legen Sie sich dann wieder hin. Gegen 8 Uhr das Gleiche noch einmal. Aus eigener Erfahrung kann ich sagen, dass es am zweiten Tag noch würgender ist, die Bittersalzmischung aufzunehmen. In den nächsten Stunden werden Sie häufiger das stille Örtchen aufsuchen müssen. Schauen Sie sich an, was Sie da „produzieren“. Sie werden erstaunt sein.

http://goo.gl/eqFegF

Es kann zu durchfallartigem Stuhlgang kommen. Ist aber normal so. Sie werden sich wahrscheinlich nicht ganz so wohl fühlen. Also kalkulieren Sie etwas Ruhe und Entspannung ein.

Ab 10.00 Uhr können Sie dann mit einem Smoothie und / oder Ihrer normalen Essen- und Trinkroutine fortfahren.

Vitalstoffe für die Entgiftung und Körperreinigung von innen

Darmreinigung mit Colon Formula

Der Darm gilt als das „zweite Gehirn" unseres Körpers.

Mit einer Länge von etwa 6-8 Metern, einer Oberfläche von gut 200 Quadratmetern (das entspricht ungefähr der Ausdehnung eines Fußballplatzes) und einer größeren Ansammlung von Nervenzellen als im Gehirn beeinflusst das größte Verdauungsorgan unseres Körpers mit seiner Funktion unmittelbar unsere Gesundheit, und hat eine immense Bedeutung für sie.

In gesundem Zustand wiegt der Darm ungefähr 2,5 kg. Der Dünndarm weist dann eine Dicke von ca. 3-4 cm auf, der Dickdarm von ca. 5 cm. Erschreckend ist, dass mancher Darm bis zu 20 kg (!) wiegen kann; wir haben es dann mit Ablagerungen und Schlacken mit einem Gewicht von bis zu 18 kg (!) zu tun.

Bei Obduktionen Erwachsener konnten teilweise sogar Ablagerungen von Muttermilch nachgewiesen werden!

Der Darm nimmt alles auf, was wir essen (Zusatzstoffe, Konservierungsstoffe, Farbstoffe, etc.).

ALLES lagert sich im Darm ab.

Ein verschlackter Darm kann seine Aufgaben nicht mehr optimal erfüllen. Hierzu gehören:

- Schutz vor Infektionen (80% des Immunsystems befinden sich im Darm!)
- Produktion von Fettsäuren

- Regulierung der Schleimhaut
- Aktivierung der Nährstoffsubstanzen
- Ausscheidung von Schad- und Giftstoffen

Colon Formula (der Wischmopp) besteht aus 100% natürlichen löslichen Ballaststoffen. Es dient dazu, die gelösten Verkrustungen (Schlacken) aufzunehmen. Außerdem enthält es die sog. Bifidobakterien, die zu den wichtigsten Bestandteilen der Darmflora gehören. Sie sorgen für eine gesunde Immunfunktion und für ein gesundes Säure-Basen-Gleichgewicht.

Parasiten raus mit Para Cleanse

Es handelt sich um eine spezielle Kräutermischung zur kurmäßigen Reinigung des Darms von Parasiten. Para Cleanse sind Tabletten und enthalten verschiedene Aminosäuren sowie zehn verschiedene Kräuter, die von Naturheilkundigen angewendet werden, um die natürlichen Reinigungsprozesse des Körpers zu unterstützen. Da jeder, der einmal mit Tieren zu tun hatte, auch mit Parasiten rechnen muss, gehört Para Cleanse zum Reinigungsprogramm dazu.

Einnahmeempfehlung:

1. Tag: 3 x 1 Tabletten
2. Tag: 3 x 2 Tabletten
3. Tag: 3 x 3 Tabletten
4. bis 16. Tag: 3 x 4 Tabletten

Und glauben Sie mir, diese Burschen wollen Sie nicht in Ihren Därmen haben:

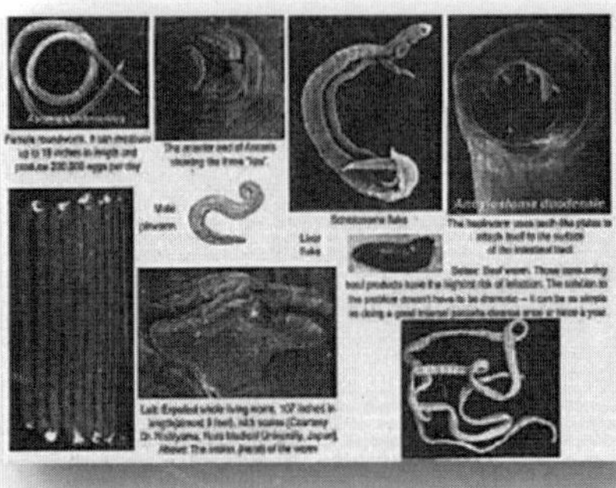

Entgiftung mit organischem Schwefel (MSM)

Wichtig ist auch eine zusätzliche Entgiftung, denn Sie können Schadstoffen kaum aus dem Wege gehen. Allein im Haushalt kommen 50.000 Gebrauchschemikalien und 3000 Konservierungsstoffe zum Einsatz. Aber: Mineralien und Spurenelemente unterstützen die Entsorgung von Schadstoffen. (Quelle: Risikofaktor Vitaminmangel/Andreas Jopp)

Der Mensch ist den Giftstoffen aus der Umwelt meistens über Jahre ausgesetzt. Die tägliche Dosis erscheint Fachleuten meist nicht sonderlich gefährlich. Wie erklärt man aber dann den makabren Umstand, dass sich Krematorien einer stetig steigenden Schadstoffkonzentration ausgesetzt sehen und vom Gesetzgeber gezwungen werden, immer neue Filter zur Schadstoffbindung zu installieren. (Quelle: MSM eine super Substanz der Natur/ Frank Liebke)

Die individuelle Schadstoffbelastung eines Menschen kann nicht genau erfasst und gemessen werden, da toxische Substanzen unter anderem tief in Organ- und Fettgewebe, in das Gehirn sowie ins Knochenmark eingelagert werden. Deshalb ist es in der heutigen Zeit wichtiger denn je, die körpereigenen Stoffwechselvorgänge zur Entgiftung ständig bei ihrer Arbeit zu unterstützen.

MSM ist eine biologisch aktive, organische Schwefelverbindung und kommt in allen lebenden Organismen vor. Es ist ebenfalls ein Bestandteil der Nahrung. Bei der Verarbeitung der Nahrung geht aber eine Menge davon verloren. Dadurch geht unserem Körper dieser wichtige Nahrungsbestandteil verloren. Ungefähr die Hälfte des Gesamtschwefelgehalts des Körpers findet sich in Muskulatur, Haut, Nägeln und Haaren. Schwefel wird auch für die Kollagensynthese benötigt und ist Hauptbestandteil von Knorpeln und Bindegewebe.

Was bewirkt MSM?

Erhöhung der Durchlässigkeit der Zellmembranen und dadurch Verbesserung der Nährstoffaufnahme und der Ausscheidung von Stoffwechselschlacken. Hört! Hört!

MSM wirkt als Verstärker der meisten Vitamine und Mineralstoffe. Es verbessert die Aufnahme und verlängert die Lebensspanne dieser wichtigen Stoffe.

Es ist ein Antioxidans und reagiert mit Giften im Körper, deaktiviert sie und beschleunigt auch ihre Ausscheidung.

MSM ist eines der wenigen Antioxidantien, **welche die Blut-Hirn-Schranke passieren können** und entzieht dadurch auch dem Gehirn und dem Hypothalamus Schadstoffe!!! Es lässt ihn wieder besser funktionieren. Das wollen wir ja mit der Kur erreichen. MSM tut hier einen guten Job dabei.

Es verbessert die Konzentrationsfähigkeit und geistige Beweglichkeit. Es hilft bei Depressionen und Angstzuständen. MSM lindert Beschwerden bei **Nahrungsmittelallergien**, Kontaktallergien und Inhalationsallergien. MSM wirkt äußerst effektiv bei Autoimmunerkrankungen. Verschiedene Studien zeigten, dass MSM bei Arthritis die Entzündung und Degeneration der Gelenke wesentlich senken konnte.

Bei Diabetikern erhöht MSM die zelluläre Glukoseaufnahme. Muskelschmerzen und Krämpfe konnten deutlich reduziert werden. Bei Sportlern verbessert MSM die Leistung und verkürzt die Erholungsphase. In der Schmerztherapie zeigte MSM bessere Wirksamkeit als Codein oder Aspirin.

Durch die Verbesserung der Elastizität des Lungengewebes und der Permeabilität der Zellmembranen kann die Sauerstoffaufnahme erhöht werden. Darüber hinaus verhindert MSM Zusammenballungen von Erythrozyten, sodass diese mehr Sauerstoff aufnehmen können. Stressintoleranz konnte durch MSM wesentlich gesenkt werden. Schwefel wird als das Schönheitsmineral der Natur bezeichnet, denn es hält die Haut weich, und das Haar bekommt Glanz. Viele Hauterkrankungen wie Akne, Rosazea oder Ekzeme, die häufig allergisch bedingt sind, sprechen sehr gut auf MSM an. MSM hat sich in kurzer Zeit einen festen Platz in den Behandlungsprotokollen derjenigen Therapeuten erobert, die sich ernsthaft und gezielt mit dem Thema „Entgiftung“ beschäftigen.

MSM stellt somit eine sinnvolle Ergänzung der Ernährung in Zeiten der Entgiftung dar.

Der Naturstoff MSM wurde über viele Jahre als Nahrungsergänzungsmittel eingesetzt, ohne dass irgendwelche Unverträglichkeits- oder allergische Reaktionen hervorgerufen wurden. Es handelt sich um eine natürliche

Substanz, die im Meer, in den Wolken und im Regenwasser enthalten ist; die Toxizität entspricht der des Wassers.

Wasser ist zur Ausscheidung von Giftstoffen außerdem sehr wichtig!!!

Bitte unbedingt auf Einhaltung einer täglichen Wassermenge von mindestens 2 Litern achten!!!!

Für eine optimale Versorgung mit organischem Schwefel empfehle ich **MSM-Plus™**. Die 240 Tabletten stellen auch wieder eine Monatsration dar. 240 geteilt durch 30 Tage ergibt eine Tagesration von 8 Tabletten. Diese nehme ich morgens und abends je 4 ein. Zu bestellen über Frau Antje Jochims. Siehe Kasten.

Oder man geht nach folgendem Schema vor:

1. – 3 Tag:	1-1-1 (= 1 Tabl. morgens, mittags und abends)
4. – 6. Tag:	2-2-2
7. – 10. Tag:	3-3-3

Danach weiter bis max. 15 Tabs/Tag.

<u>Zentrale für Europa:</u>
AUTORISIERTER, ALLEINIGER ANSPRECHPARTNER:
Frau Antje Jochims
- Backoffice Matthias Jünemann -
67105 Schifferstadt

Für die Bestellung dieses und der folgenden Produkte, wenden Sie sich bitte vertrauensvoll an Frau Antje Jochims, welche Ihnen sehr freundlich mit Rat und Tat zur Seite stehen wird. Sie erreichen sie unter der Telefonnummer:

(0049) - 06235 - 49 33 91

Oder senden Sie ihr eine E-Mail, mit dem Hinweis, dass Sie dieses Buch gelesen haben und erbitten weitere Informationen zu den einzelnen Produkten. Ihre Emailadresse ist:

info@profes-marketing.de

OPC als Antioxidans (Zellschutz)

Oxidation nennt man die Verbindung von Sauerstoff mit anderen Substanzen. Wenn z. B. Butter unter dem Einfluss von Licht und Sauerstoff ranzig wird, oder wenn Eisen unter dem Einfluss von Wasser und Sauerstoff rostet, dann gehen diese Prozesse auf Oxidation zurück.

Auch unser Altern ist eine Folge der natürlichen Oxidation:

Trifft Sauerstoff auf die fetthaltigen Wände (Membranen) zwischen unseren Körperzellen, so oxidiert das Fett, die Membranen verlieren ihre Elastizität und Durchlässigkeit, Nährstoffe können nicht mehr in die Zellen hinein gelangen, d. h. die Zelle verhungert und stirbt ab.

Oxidation ist unvermeidlich und natürlich. Zu einem geringen Prozentsatz braucht der Körper radikale Sauerstoffmoleküle, die wichtige Entgiftungsaufgaben in den Zellen übernehmen. Wenn zu viele dieser freien Radikale (Oxidantien) im Körper unterwegs sind, altern wir nicht nur schneller, sondern werden krank.

Mittlerweile gelten die freien Radikale als die gefährlichsten Angreifer unseres Immunsystems und werden für chronische Krankheiten wie Krebs, Herz-Kreislauf-Erkrankungen, Allergie Rheuma usw. verantwortlich gemacht. Freie Radikale greifen u. a. auch das Bindegewebe (Kollagen und Elastin) an. Die Alterungsprozesse werden hierdurch beschleunigt.

OPC ist die Abkürzung für oligomere Procyanidine. Es handelt sich hierbei um einen biochemischen Begriff für pflanzliche Moleküle aus der Familie der Polyphenole. Der französische Pharmakologe Professor Dr. Jack Masquelier entdeckte diese Substanz vor über 60 Jahren und entwickelte ein Verfahren, wie man OPC in hoher Konzentration aus Pflanzen gewinnen und medizinisch einsetzen kann. Masquelier fand heraus, dass OPC eines der stärksten Antioxidantien und hervorragende gefäßschützende Eigenschaften besitzt. Und noch vieles mehr bewirken kann:

Da OPC Kollagen und Elastin schützt, **erhält es die Haut elastisch und glatt**, was nicht nur gesundheitlich positive Auswirkungen hat, sondern auch kosmetische. Und das unterstützt in idealer Weise die Grüne und die normale Adipositas Kur. Unsere Haut bildet sich schon hervorragend zurück – mit OPC geben wir ihr noch den Extra-Kick, den Sie braucht, besonders wenn wir schon ein paar Jährchen mehr auf dem Buckel haben.

Wenn Sie eine Weile OPC eingenommen haben, werden Sie dies auch selbst feststellen können. Der Gebrauch von Cremes und Körperlotionen lässt sich deutlich einschränken, und der freundlich - überraschte Ausruf von Bekannten: „ Sie werden ja immer jünger", ist keineswegs nur Schmeichelei.

Durch die Stärkung von Kollagen bleiben sämtliche Gewebe und – besonders sichtbar - die Haut kräftig, während die positive Wirkung von OPC auf Elastin zusätzlich die Hautgeschmeidigkeit erhält oder wieder herstellt.

So berichtet eine Frau, die während ihrer Schwangerschaft 30 kg zugenommen hatte, dass sie nach der Geburt und erheblicher Gewichtsreduktion, keinerlei Schwangerschaftsstreifen habe - dank OPC. Die regelmäßige Einnahme von OPC hält die Haut also länger jung und straff.

Achtung!!! OPC ist nicht gleich OPC

So wenig wie Vitamin C dasselbe wie Orangensaft ist, so wenig ist OPC identisch mit Pinienrinden- oder Traubenkernextrakt.

Gerade unter letzterem Namen wurden in den vergangenen Jahren viele Produkte verkauft, die nicht durchweg von guter Qualität waren.

Nach dem großen Erfolg von Traubenkernextrakt in den USA zwischen 1996 und 1998 kamen unzählige Produkte auf den Markt, viele darunter von zweifelhafter Qualität.

Nur wenige Produkte waren nach dem von Prof. Jack Masquelier geschützten Verfahren hergestellt. Die anderen enthielten wenig OPC und waren wirkungslos.

OPC ist ein Mittel, wie andere Vitamine auch, das man regelmäßig einnehmen sollte, um seine Gesundheit zu erhalten. Seien Sie sicher: Es wird Zeit Ihres Lebens wichtige Aufgaben in Ihrem Körper erfüllen, auch wenn sich diese Arbeit unbemerkt vollzieht.

Hier noch ein paar beeindruckende Fakten zu OPC:

Es aktiviert und verzehnfacht die Wirkung von Vitamin C, welches 95 % unseres Stoffwechsels beeinflusst. OPC reguliert indirekt die Histamin-Produktion und verhindert so Überreaktionen. Es ist bereits 24 Stunden nach der Einnahme in der Lage, die Widerstandsfähigkeit der Kapillargefäße zu verdoppeln. OPC ist die mächtigste bekannte Antioxidantie, 18-Mal stärker als Vitamin C und 40-Mal stärker als Vitamin E. Über die Mundschleimhaut oder den Magen wird es innerhalb von Sekunden aufgenommen und kann wie Vitamin C auch die Blut-Hirnschranke überwinden und so die Gehirnzellen schützen.

Sie haben es fast erraten. Auch hier gibt es ein hervorragendes Produkt, mit Namen **Proanthenols 100**, welches Sie über Frau Jochims bestellen können.

Daily BioBasics™ oder Daily Plus (mit oder ohne Jod)

Heutzutage ist durch den ständig schwindenden Anteil an Mineralien und Vitaminen, auch durch die Auslaugung der Böden, eine optimale Versorgung mit diesen aus unserem herkömmlichen Obst- und Gemüseangebot fast nicht mehr möglich. Hier sollten wir, trotz der hoffentlich rohköstlichen Ernährung, auf Nummer Sicher gehen.

Wenn Sie nur ein Nahrungsergänzungsmittel verwenden, sollten Sie sich für **Daily BioBasics™ oder Daily Plus** entscheiden. **Daily** steigert Ihre Energie, erhält den gesunden Blutkreislauf für die Leistungsfähigkeit des Gehirns aufrecht, sorgt für ausreichende Mengen an Calcium und liefert dem Körper täglich die essenziellen Vitamine und Mineralstoffe.

Daily enthält die Ernährungsgrundlage, die wir alle brauchen. Es versorgt uns mit dem empfohlenen Tagesbedarf essenzieller Vitamine und Mineralstoffe, ergänzt durch eine Bandbreite von Antioxidanzien und Spurenelementen.

Daily fördert die innere Reinigung mit Präbiotika und Probiotika (Mikroflora zur Förderung der Darmgesundheit) und liefert mehr als 50 % des empfohlenen Tagesbedarfs (gemäß dem amerikanischen Landwirtschaftsministerium USDA) für Ballaststoffe. Es enthält eine besondere Mischung aus sechs verschiedenen löslichen und unlöslichen Ballaststoffen sowie hochwertiges Grüngemüse unterschiedlichen Ursprungs einschließlich Supergrünalgen.

Eine einzige Portion **Daily BioBasics** in Ihrem Lieblingsgetränk zum Frühstück ist die beste Versicherung gegen Mangelerscheinungen.

- Ernährt Ihren Körper
- Unterstützt die innere Reinigung Ihres Körpers*
- Liefert 100 % des Tagesbedarfs aller Vitamine und Mineralstoffe.

Auf Eisen, Phosphor, Kalium und Natrium wurde dabei bewusst verzichtet.

- Formel beruht auf unserer exklusiven PhytoZyme™-Basis
- Neutraler Geschmack – vermischen Sie es mit Ihrem Lieblingsgetränk

Hier noch mal alle Produkte, die ich empfehle:

Colon Formula für die Reinigung und Entschlackung des Darms

Para Cleanse gegen Parasitenbefall im Verdauungssystem

MSM-Plus™ für die Entgiftung des Körpers und des Hypothalamus

Proanthenols 100 (OPC) für den Zellschutz und die Rückbildung der Haut

Daily Biobasics™ oder Daily Plus für die optimale Mineralien- und Vitaminversorgung

Reaging

Jetzt stellen Sie sich mal vor, wie es ist, wenn Sie so richtig schön abgenommen haben und Ihr Gewicht halten. Können Sie es sehen, fühlen, riechen, schmecken? Sie fühlen sich wohl in Ihrem Körper, können sich bewegen, wie vielleicht niemals zuvor in Ihrem Leben und fühlen sich jung. Ich habe mich wie 80 gefühlt, als ich noch so dick war. Jetzt fühle ich mich mit meinen 42 Jahren wie 25. Einfach unbeschreiblich.

Durch die langen Jahre des Bestehens der Adipositas Permagna litt und alterte der Körper biologisch – organisch sichtlich, wurde unansehnlich, unförmig. Es kamen immer mehr Krankheiten und Zipperlein hinzu. Mein gefühltes Alter (80) hat wahrscheinlich meinem biologischen Alter entsprochen.

Somit konnte ich alleine durch Die Adipositas Kur einen beträchtlichen Gewinn an Lebensfreude und Gesundheit zurückholen". Was ich allerdings nicht zurückholen konnte, war die verlorene Lebenszeit, die Zeit, in der ich depressiv, massiv übergewichtig, unbeweglich, beruflich wie privat und unglücklich war. Verloren, ein für alle Mal vorbei.

Gut, ich bin zwar „erst“ 42, aber trotzdem schon ein mittelalter Mann, dem durch diese Diagnose einiges entgangen ist, was bei anderen Menschen völlig normal ist. Es geht um Urlaub, schöne Freizeiterlebnisse, erfüllenden Sex, um nur ein paar Sachen zu nennen. Ein Teil meiner 20er und die ganzen 30er Jahre sind ungelebt vorbei gegangen.

Warum ich das schreibe? Nein, ich will kein Mitleid und Jammern würde auch nicht zu meiner neuen Lebenseinstellung passen. Nein, deshalb schreibe ich das nicht.

Jetzt halten Sie sich fest: Es gibt seit kurzer Zeit doch tatsächlich eine Möglichkeit, seinen Körper faktisch biologisch – organisch zu verjüngen. Und das hat nichts mit Anti-Aging-Produkten oder sonstigem zu tun. Es geht um reales Reaging oder Verjüngung auf zellulärer Basis und das im gesamten Körper. Sie können Ihren Körper um Jahre oder Jahrzehnte biologisch verjüngen – und damit Ihrem Leben viele Jahre oder Jahrzehnte an Leben hinzufügen, die Sie sonst nicht hätten. Und diese Jahre sind dann auch nicht von Siechtum und Krankheit geprägt, sondern von Vitalität, Gesundheit und Schaffenskraft.

Hier ein kurzer Exkurs, um was es geht:

Im Jahre 2009 erhielten drei amerikanische Wissenschaftler den Medizin-Nobelpreis.

Es handelt sich um Elizabeth H. Blackburn (Universität von Kalifornien/San Francisco), Carol W. Greider (Johns Hopkins Universität/Baltimore) und Jack W. Szostak (Howard Hughes Medical Institute/Harvard University, Boston).

Ihre Entdeckung:

"Wie Chromosomen durch Telomere und das Enzym Telomerase geschützt werden".

Oder anders ausgedrückt: Wie kann das Altern abgebremst und ***umgekehrt*** werden.

Das gesamte Erbgut liegt beim Menschen in Form von 46 Chromosomen in den Zellen vor. Diese Erbinformationen werden durch die Telomere geschützt. Sie bestehen aus einer Abfolge von DNA Sequenzen TTAGGTTAGG bis zu 1000 Mal und haben selber keine genetische Funktion nur die Schutzfunktion. Bei jeder Zellteilung bestünde die Gefahr, dass Erbinformationen verloren gehen, was aber durch die Telomere verhindert wird, die ihrerseits Federn lassen müssen und jeweils um ein Stück verkürzt werden.

Während der DNS-Verdopplung wird das letzte Stück der Telomere nicht vollständig kopiert. Dieser unvollkommene Vorgang führt zu einer kontinuierlichen Verkürzung der Telomere. Und das sehen wir dann im Spiegel, spüren es in den Knochen und den inneren Organen, im Bindegewebe, den Muskeln und der Haut. Wir werden alt und krank.

Der durchschnittliche Telomerlängenverlust in einem Jahr ist dabei sehr unterschiedlich und abhängig von genetischen Voraussetzungen und Umwelteinflüssen.

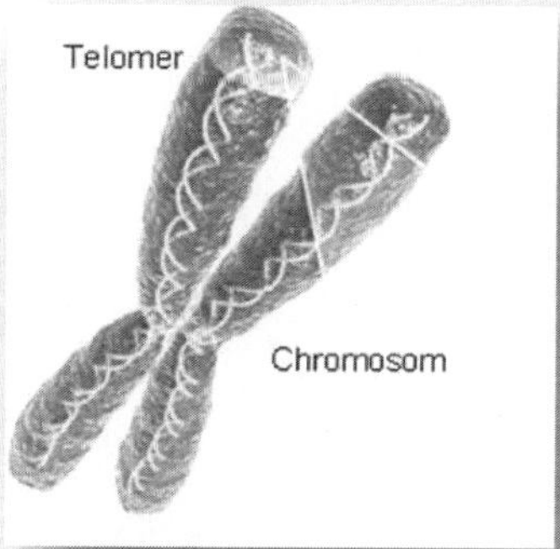

Telomerase ist ein Enzym, welches die Fähigkeit hat, die Enden der Chromosomen in den Zellen wieder zu verlängern.

Alterung verursacht nicht kurze Telomere, sondern kurze Telomere verursachen die Alterung.

Krankheiten machen nicht alt, sondern Alterung führt erst zu diversen Erkrankungen.

Diese Sätze beinhalten die Quintessenz jahrelanger Forschung. Oder so:

Verkürzte Telomere → Alterung → Krankheit

Also ist die Verkürzung der Telomere die Ursache für unser Altern und somit für Krankheiten, die uns vorzeitig daran hindern, das Leben zu genießen und unsere Lebenszeit unnötig verkürzen. Unter optimalen Bedingungen können Menschen weit länger als 100 Jahre leben. Warum werden wir dann im Schnitt nur 80 Jahre alt und verbringen die letzten Jahre in Siechtum, Krankheit, Demenz?

Wäre es nicht toll, wenn es etwas geben würde, dass die Telomere wieder verlängert und so den Alterungsprozess ***umkehrt?***

Dies ist seit Kurzem kein Traum mehr. Es wurde herausgefunden, dass ein hoch konzentrierter Extrakt der Astragalus, - oder Tragantwurzel die Fähigkeit besitzt, die Telomerase in unseren Zellen zu aktivieren und somit peu a peu die Enden der Chromosomen wieder aufbaut.

Der lateinische Name Astragalus membranaceus stammt von den membranartigen Wurzeln, aus denen die wirksamen Inhaltsstoffe extrahiert werden. Der chinesische Name Huang Qi bedeutet gelber Führer und spielt auf die gelben Wurzeln der Pflanze an. Der natürliche Lebensraum der Pflanze ist das gemäßigte Asien, also das nördliche China und die Bergregionen rundherum. Astragalus wird seit etwa 4000 Jahren in der chinesischen Medizin verwendet.

Einigen wenigen Firmen ist es bisher gelungen, die Tragantwurzel so weiter zu verarbeiten, dass sie, als Mittel zum Einnehmen, die Telomerase in den Zellen aktiviert.

So ein Produkt ist natürlicherweise nicht für Kleingeld zu bekommen. Zum Beispiel vertreibt es eine Firma in den Vereinigten Staaten mit überwältigendem Erfolg für ca. 600 $ im Monat - und die Menschen reißen es ihnen aus den Händen.

Glücklicherweise gibt es nun ein Produkt, welches gerade mal ein Viertel des eben genannten Preises kostet obwohl der Kilogrammpreis des hochreinen Extraktes 50.000 US$ ist und dieses eine Kilogramm aus 4 bis 5 Tonnen Astragaluswurzel gewonnen werden muss.

Ein Jahr der Einnahme des Produkts ergibt ***ganze 9 Jahre*** biologische und organische Verjüngung des gesamten Körpers. Das geht dann so weit bis zur Erreichung der maximalen Leistungsfähigkeit, was einem Alter von 35 Jahren entspricht. Sie müssen also nicht befürchten, wieder zum Kleinkind zu mutieren.

So ist aber vorausgesetzt, dass Sie gesund und fit mehrere Jahre oder Jahrzehnte Ihrem Leben hinzufügen könnten, die Sie sonst normalerweise nicht erreichen würden. Und diese Jahre sind dann erfüllt von Gesundheit, Leistungsfähigkeit, Kraft und äußerlicher Ansehnlichkeit.

Informationen zu diesem unglaublichen Produkt gibt es auf der Webseite

www.Reaging.de

Jetzt werden Sie sicherlich erahnen können, warum ich dies hier schreibe. Wenn ich die verlorenen Jahre schon nicht wiederholen kann, dann will ich diese zumindest hinten dran hängen. Bisher habe ich gemerkt, dass ich noch vitaler geworden bin, meine grauen Schläfen langsam wieder die natürlich Farbe zurückerhalten.

Training zur Hormonausbalanzierung

Hier greife ich mal eine Idee von Jon Gabriel (Bild siehe Seite 151) auf, der sich in den beginnenden 2000er Jahren halbiert hat. Er hatte mal 187 kg und wiegt jetzt um die 83 kg. Was erstaunlich ist: Man sieht ihm nicht mehr an, dass er mal so sehr übergewichtig war. Seine Haut hat sich extrem zurückgezogen. Er war eigentlich immer eines meiner Vorbilder, nur hat seine Methode bei mir irgendwie nicht angeschlagen.

Jetzt habe ich aber ein Video gesehen, wo er im Gegensatz zum gewöhnlichen Work-out, also Kardiotraining oder langen Gewichtstrainingseinheiten, die er nicht für effektiv für den Gewichtsverlust hält – ein Work-In – entwickelt hat. Diese Art von Training umfasst sehr kurze intensive Einheiten, wo Sie sich schnell bewegen, gefolgt von kurzen Ruhephasen. Vorher wird sich aufgewärmt und danach gestretcht. Das Ganze dauert dann auch nur 12 Minuten und das drei maximal 4 Mal in der Woche.

Hier mal als Beispiel: Aufwärmen 5 Minuten, dann 4 Minuten im folgenden Rhythmus: 10 Sekunden schnelle Bewegungen mit Gewichten oder ohne, 10 Sekunden Pause und das Ganze dann noch mal und noch mal, bis die 4 Minuten um sind. Dann wird noch 3 Minuten der Körper gedehnt.

Hier das Video. Leider auf Englisch

http://goo.gl/6ssL5H

Der Sinn davon ist, dass man den Körper so in die Lage bringt, viel effektiver Fett zu verbrennen, als mit Kardio – oder Gewichtstrainingseinheiten. Er sensibilisiert zwei der wichtigsten Hormone, die momentan noch gegen uns arbeiten. Leptin, als Fettabbauhormon und Insulin als Fettaufbauhormon.

So können sie ihre Aufgaben wieder erfüllen und uns effektiv beim Abnehmen helfen.

Sie bringen unseren Körper dazu, Gewicht verlieren zu wollen und schlank bleiben zu wollen. Dies ist nämlich ein Überlebensmechanismus aus unserer Urgeschichte. Nur diejenigen, die schlank und schnell waren, konnten sich vor Raubtieren in Sicherheit bringen. Die anderen wurden gefressen.

Get thin or get eaten. Bleibe schlank oder werde gefressen, sozusagen.

Diese Art von Training steigert die Insulin- und die Leptinsensibilität des Körpers. Insulin ist das Fettspeicherhormon, und Ihr Körper verwendet es, um den Blutzuckerspiegel zu kontrollieren. Mit steigendem Gewicht, verliert Ihr Körper immer mehr seine Insulinempfindlichkeit. Daher muss der Körper immer mehr dieses Hormons produzieren und ins Blut abgeben, um den Blutzucker stabil zu halten, mit dem Ergebnis, dass Ihr Körper immer besser wird in der Fettspeicherung.

Intensive Übungen machen Ihren Körper sehr empfindlich gegenüber Insulin, man muss viel weniger trainieren, um dasselbe Ergebnis zu erreichen. Je weniger Insulin im Blut vorhanden ist, desto weniger Fett kann es anlagern.

Leptin ist der hormonale Bote, der die Fettzellen mit dem Gehirn verbindet und Ihrem Körper sagt, entweder mehr zu essen oder dass es genug ist. Wenn Sie übergewichtig sind, verliert Ihr Gehirn häufig seine Empfindlichkeit gegenüber Leptin, das heißt, das Stoppsignal kommt zwar noch aber Ihr Gehirn nimmt es nicht wahr, weil es zu lange mit Leptin bombardiert worden ist. So essen wir einfach weiter und werden dick.

Intensive Übung macht Sie sehr empfindlich gegenüber Leptin. So werden Sie sich schneller voll fühlen, und Sie werden einfach weniger essen.

Ihr Körper speichert Energie in Form von Glykogen in den Muskeln, welches sehr schnell und sofort vom Körper während des kurzen intensiven Work-Ins abgegeben wird.

Durch die kurze intensive Anstrengung entleeren sich die Gykogenspeicher. Aber nicht bis zur totalen Erschöpfung, wie es bei langem Kardiotraining passieren kann. Der Körper ist nun gezwungen, Fett zu verbrennen, um die Speicher wieder aufzufüllen, was auch einen Nachbrenneffekt bewirkt.

So können Sie also mit sehr kurzen Trainingseinheiten sogar mehr abnehmen als mit langen Ausdauereinheiten.

Beispiele für solche Kurzübungen sind:

Schnelle Liegestütze, schnelles Rennen auf der Stelle, kurze Sprints, Boxbewegungen mit Hanteln oder vollen Flaschen in der Hand, Klimmzüge, an fast allen Geräten im Fitnessstudio kann man es durchführen, schnelle Kurzsprints auf dem Fahrrad oder Spinning-Bike und sicher noch einiges mehr.

Jon Gabriel ist auf diese Art des Trainings gekommen, als er sein Zielgewicht fast erreicht hatte, mit dem Rad unterwegs war und von einem bellenden Hund verfolgt wurde. Er sprintete mit dem Rad davon, um den aggressiven Hund abzuschütteln, was ihm auch gelang. In den darauffolgenden Tagen verlor er sehr viel Gewicht, was ihn sehr erstaunt hat. Nach einer Weile hat er dann eins und eins zusammengezählt und dieses Training entwickelt, welches Teil seine Methode geworden ist. Auf die anderen Teile werde ich nicht eingehen, aber dieses Training scheint mir auch für uns sehr von Nutzen sein zu können.

Er meint, man solle sich während der intensiven Trainingsphase noch vorstellen, wie man vor einem gefährlichen Tier flüchtet. Der Körper kann nicht zwischen Realität und Visualisierung unterscheiden und beschließt, lieber dünn zu sein, seinen Leptin- und Insulinhaushalt zu sensibilisieren, damit er in Zukunft nicht gefressen werden kann und so zu überleben. Er will jetzt dünn sein!

Fitnesstraining

Obwohl das Work-In von Jon Gabriel eine prima Sache ist, sehe ich sie als zusätzlichen Impuls zu meinen regelmäßigen Besuchen im Fitnessstudio. Ich mache Gewichtstraining an Geräten und manchmal auch Kardiotraining auf dem Ergotrainer.

Hier beschreibe ich meine tägliche Routine, um Muskulatur aufzubauen, und meinen Körper zu formen.

Ich tu etwas für die Formung und den Aufbau von aktiven Energieverbrauchern, die Muskulatur. Sie müssen nicht aussehen, wie Arnold Schwarzenegger und das möchte ich auch nicht. Etwas mehr Muskeln ermöglichen Ihnen aber auf jeden Fall ein leichteres Halten des Gewichts und geben Ihnen Körperformen, die Sie nie mehr für möglich gehalten haben.

Ich gehe fast täglich ins Fitnessstudio. Dieses befindet sich nur ein paar Minuten von meiner Wohnung entfernt und ich kann entweder mit dem Rad fahren oder bei schlechtem Wetter auch zu Fuß hingehen. Also optimal.

Ich gehe gleich früh hin, da dann weniger los ist als nachmittags oder abends. Man kann ruhiger trainieren. Ich bin dann aber nicht der Einzige, der zu dieser Zeit dort trainiert. Im Laufe der anderthalb Stunden sind mindestens 20 bis 30 Leute dort. Das Studio ist geräumig und top ausgestattet. Häufig gibt es mehrere Geräte gleichen Typs, sodass man nicht lange warten muss, wenn überhaupt.

Mein Trainingsplan sieht so aus, dass ich einen sogenannten Dreiersplit mache. Das heißt, ich trainiere an einem Tag hauptsächlich die Beine, am nächsten Arme, Brust und Schultern und am dritten Tag den Rücken. Den Bauch trainiere ich jeden Tag mit.

Mal trainiere ich mit leichten Gewichten und mache viele Wiederholungen. Dann wieder mit schwereren Gewichten und wenigen Wiederholungen. Jeweils aber drei bis 4 Sätze mit unterschiedlich langen Pausen dazwischen. Bei manchen Geräten gehe ich nach jedem Satz mit dem Trainingsgewicht nach unten, um die Übungsbewegungen korrekt ausführen zu können, mache dann aber kürzere Pausen, um die Muskelermüdung zu nutzen und einen guten Trainingsreiz zu setzen.

Wenn Sie denken, dass man mit veganer Rohkost abmagert oder schlapp wird, dann wird Sie dieses Video überraschen:

http://goo.gl/hUlUo0

Polemik

Polemik ist nichts zum Essen. Schon gar nichts Gekochtes. Polemik ist etwas, was spaltet und die Spreu vom Weizen trennt. Muss es trotzdem sein? Ja, das muss es.

Ich bin es leid, dass mir immer wieder Menschen begegnen, die einfach den Kopf in den Sand stecken und die einfachsten Wahrheiten ignorieren, diese nicht erkennen wollen, selbst wenn man sie mit der Nase hineinstuppst. Dabei geht es gar nicht nur um unsere natürliche Ernährung, sondern um Offensichtlichkeiten, die einem frech ins Gesicht grinsen, ob der Dummheit des Betrachters.

Sind wir Menschen wirklich so dumm und ignorant geworden, dass wir das Einfache, das Offensichtliche, das Wahre nicht mehr erkennen wollen? Ja, das sind wir. Und davon nehme ich mich auch gar nicht aus. Ich verurteile mich und andere auch nicht mehr dafür, ich erkenne es an und akzeptiere es. Menschen sind nun mal so. Und das wird auch seine Gründe haben.

Einmal wollen sie nicht ihre lieb gewonnenen Gewohnheiten aufgeben und auf der anderen Seite wollen sie sich nicht eingestehen, dass sie ihr Leben lang das falsche gedacht und gelebt haben. Eigentlich ist ein Erkennen nur möglich, wenn ein Leidensweg vorausgegangen ist, der nicht mehr zu ertragen ist und eine Änderung der Sichtweise verlangt. Warum sollte auch jemand, dem es an nichts fehlt, der keine gesundheitlichen Einschränkungen hat und dem es gut geht, irgendetwas ändern wollen? Ganz einfach, weil ihm das Bewusstsein dafür fehlt, dass etwas schief läuft und er nicht weiß, dass die Dinge nicht richtig laufen und nie richtig gelaufen sind.

Hier kann nur eine persönliche Entscheidung Abhilfe verschaffen. Will ich es persönlich wissen – und wenn ich es weiß, werde ich dann die Erkenntnis auch anwenden?

Wähle ich die rote oder die blaue Pille? Rot bedeutet Erkenntnis, Wissensvorsprung und die Beantwortung der Frage nach dem Warum. Blau die Wahl des bisherigen Wissensstands, der Negierung des menschlichen Drangs nach Erkenntnis, Wissen und Fortschritt. Wählen Sie:

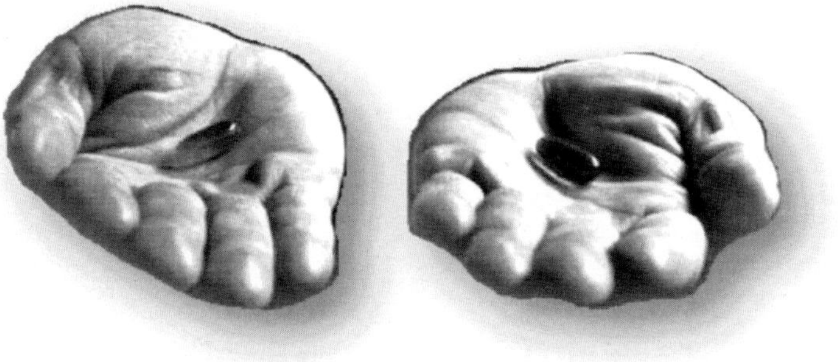

Haben Sie die blaue Pille gewählt, werden Sie dieses Buch zurückgeben und den Autor für einen Spinner halten, einen selbst ernannten Guru, der aus Gründen der Selbstbereicherung irgendeinen Murks geschrieben hat, der so nicht stimmen kann, der extrem ist und da er extrem ist, abzulehnen ist. Sie werden wahrscheinlich wütende Rezensionen bei Amazon abgeben oder in Foren schreiben, was das doch für ein Unsinn ist, der hier steht. Einverstanden. Akzeptiert. Vergeben. Sie werden weiterhin fortfahren, sich Müll in den Körper zu stopfen, werden ihren Kindern vorleben, wie es richtig ist, werden früher oder später krank werden und wahrscheinlich weit vor ihrer Zeit ins rohe grüne Gras beißen.

Haben Sie jedoch die rote Pille gewählt, wird Ihre Welt nicht mehr so sein, wie sie bisher war. Sie werden erkennen, dass das Grundlegendste, Ihre tägliche Nahrungsaufnahme, schuld ist an Ihren gesundheitlichen Problemen, an Ihrem Übergewicht. Aber nicht, wie Sie bisher dachten, dass Sie zu viel gegessen hätten oder ein falsches Verhältnis von Kohlenhydraten, Fette und Eiweißen, dass Sie dies und das nicht vertragen, sondern dass Sie sich nicht artgerecht ernährt haben. Der liebe Gott oder sagen wir mal für Atheisten, die Natur hat für uns vorgesehen, dass wir uns ausschließlich von pflanzlicher roher Nahrung ernähren. So, wie es jedes Tier auf diesem Planeten weiß, was es fressen muss, so haben wir es vergessen. Es gibt Fleischfresser, es gibt Pflanzenfresser, es gibt Allesfresser. Der Mensch kann alles (fr)essen, auf Kosten seiner Gesundheit und seiner Lebensspanne.

Käme ein Außerirdischer auf diese unsere Erde und würde uns mit seinem vielleicht höheren Verstand analysieren und sehen, dass unser Körperbau nicht zum jagen, unser Verdauungssystem nicht zum Fleischessen, unsere Zähne nicht zum packen und töten von Beutetieren geschaffen sind, und wir nicht mit Kochtöpfen und Pfannen geboren werden, würde er sicher die Tentakeln über dem kahlen Kopf zusammenschlagen ob unseres Speiseplans.

Er würde sehen, dass wir unserer natürlichen Nahrungsgrundlage systematisch der Lebensenergie berauben, sie abtöten, raffinieren, mit zusätzlichen Giften versehen usw. Und er würde aus seiner Perspektive sehen, wie wir damit nicht nur unsere Gesundheit zerstören, sondern auch im gleichen Zuge den Planeten für viele Kreaturen zur KZ-Hölle werden lassen, bevor sie für uns und von uns gekillt werden. Dass wir bewusst oder unbewusst unsere eigenen Artgenossen zu Millionen jedes Jahr verhungern lassen, weil deren Essen als Viehfutter missbraucht wird.

Fällt Ihnen dazu irgendetwas anderes ein als Wahnsinn und Idiotie? Mir schon: Ignoranz und Dummheit, von der schon Einstein sagte, dass er an deren Unendlichkeit keinen Zweifel hege, im Gegensatz zur Unendlichkeit des Universums.

Ich will mich aber gar nicht ausnehmen aus dieser Einschätzung. Auch ich habe mein ganzes Leben lang erfolgreich ignoriert, dass Tiere für mein Fleisch sterben müssen, für meine Milch in ständiger Trächtigkeit gehalten und für meine Eier ständig zur Produktion gezwungen sind. Ich habe wahre Schwärme und Herden von ihnen mit Genuss verspeist. Kann ich es also den jetzigen Fleischessern vorwerfen und würde sich dadurch auch nur ein kleines Bisschen ändern? Nein, es würde sich nichts ändern. Der einzige Weg ist die eigene Erkenntnis über eigenes Leid und die daraus folgende Selbständerung. Die einzige Person, über die Sie Macht haben, sind sie selber.

Vielleicht fühlen Sie sich aber gerade machtlos sich selbst gegenüber und können die hier vorgestellten Ideen noch nicht akzeptieren und schon gar keine Veränderung in Ihrem Leben vornehmen. Das macht nichts. Ich habe eine Saat ausgebracht, indem Sie dies hier gelesen haben. Und vielleicht werden Sie sich eines Tages, wenn Ihr Schmerzkörper wieder besonders laut nach Nahrung ruft, daran erinnern und vielleicht ist es dann genau der richtige Augenblick, um sich dieses Buch noch einmal zur Hand zu nehmen und die Veränderung Wirklichkeit werden zu lassen.

Vielleicht bin ich ja auch so einer, wie ganz oben mal geschrieben, von dem Sie sich nichts sagen lassen wollen. Möglicherweise mögen Sie mich nicht, was auch vollkommen in Ordnung ist. Vielleicht mögen Sie sich selber nicht?

Lassen Sie die Ideen reifen.

Wir müssen die Menschen da abholen, wo sie sind. Ja, wo sind sie denn? Es hat eine Gehirnwäsche stattgefunden, die über Jahrtausende geht und die sicher mehrere Generationen braucht, um sie wieder aufzulösen. Aber ist das überhaupt möglich? Jeder Einzelne kann nur mit gutem Beispiel vorangehen. Anders kann es nicht funktionieren. Kein Zwang der Welt wird funktionieren, um die Menschen von ihrer ureigenen Ernährung zu überzeugen. Nichts wird fruchten. Vielmehr wird so ein neues Dogma, eine neue Religion ins Leben gerufen. So wird es von den heutigen normalen Menschen verstanden werden. Ihnen soll etwas weggenommen werden, ein Verlust zugefügt werden. Nein, wenn es nicht aus Überzeugung gemacht wird, dann hat es keinen Sinn.

Man ist ein Rufer in der Wüste, ein Prophet, der im eigenen Land nichts gilt. Sogar die, die aus Überzeugung kein Fleisch essen, keine Milch trinken, keine Eier konsumieren, die Veganer, erhitzen ihre Speisen, als ob das unbedingt notwendig wäre. Es besteht ein unsichtbares Band in unserer Gesellschaft und alle, die sich nicht an die Normen halten, so krank diese auch sind, werden ausgegrenzt, ja müssen sich selber ausgrenzen, um der kranken Gesellschaft den Rücken zu kehren.

Hier helfen Beispiele von Menschen, die sich Ihre Gesundheit, ihre Schönheit und Jugend zurückerobert haben. Sind diese noch charismatisch und halten nicht mit ihrer Meinung hinter dem Berg, können sie mehr erreichen, als alle verbissenen und verbiesterten Theoretiker in dieser Welt.

Eigentlich muss man am Verstand der meisten Menschen zweifeln oder verzweifeln. Aber das wäre nicht gerecht. Ich selber habe es erfolgreich mein ganzes Leben lang nicht wahrhaben wollen oder mir wurde nichts davon gesagt, wie auch niemand da war, der überhaupt wusste, was richtig und natürlich ist. Also kann man niemandem einen Vorwurf machen.

Das Problem ist, dass wir vergessen haben, was unsere natürliche Ernährung ist. Nahrung hat nie die Aufgabe oder Nebenwirkung uns krank zu machen, sondern immer uns zu nähren und sehr langfristig gesund und munter zu halten. Also ist es doch nur ein logischer Schritt voraus, wenn wir uns mal überlegen, warum wir bei diesem oder jenem Nahrungsmittel Grenzwerte einhalten müssen, damit sie uns nicht krank machen.

Der nächste Schritt ist, sich zurückzuerinnern und neu zu lernen. Es müsste eigentlich die einfachste Sache der Welt sein, sich artgerecht zu ernähren. Aber in dieser verrückten freakigen Welt wird man eher von Ärzten in der Schwebe zwischen Leben und Tod gehalten, als sich und anderen einzugestehen, dass das leckere Schnitzel, der Schweinebraten, der Rahmjoghurt und der Gouda einem ein frühes Grab mit vorherigen Krankheiten, Fettsucht etc. als kostenintensive Dreingabe bescheren.

Wir müssen über Herz und Verstand wieder lernen oder uns zurückerinnern, was für uns gut und richtig ist. Versäumen wir dies, werden wir über kurz oder lang krank, bleiben fett und sterben früh. Wahrscheinlich werden die meisten es nie erfahren, was die wahren Gründe dafür sind. Wer es aber weiß, und wer nichts unternimmt, geht sehenden Auges ins Verderben.

Man kann ja nicht auf sein geliebtes Brot, auf seine heiß geliebten Nudeln oder das leckere Grillfleisch verzichten. Das geht einfach nicht. Und außerdem macht ja dieses rohe Zeug auch nicht satt. Man hätte ständig Hunger. Und ich vertrage das ja auch gar nicht, weil ich eine Fruktoseunverträglichkeit habe. Das ist ja auch viel zu teuer, sich so zu ernähren oder viel zu aufwendig. Und dadurch erleide ich doch einen Mangel an verschiedenen Nährstoffen, oder nicht? Ich müsste zu viel Neues lernen. Und außerdem ist man dann doch nicht mehr gesellschaftsfähig.

Der Begründungen gibt es viele, warum eine rohe pflanzliche Ernährung abgelehnt wird.

Man stelle sich sprechende und denkende Kühe vor, denen man jahrein und jahraus denaturierte Nahrung zum Fressen gegeben hat. Sagt man denen nun, so, ab heute bekommt ihr eure natürliche Nahrung wieder, ihr kriegt Gras und dürft auf der Wiese so viel fressen, wie ihr wollt. Was würden die dann sagen? Wahrscheinlich, och nee, das ist doch wohl ein Witz. Das schmeckt doch gar nicht. Da müssten wir ja Unmengen fressen, um davon satt zu werden. Und ist das überhaupt gesund? Jedenfalls ist es nicht mehr so bequem, wie im Stall gefüttert zu werden. Und gemolken werden wir dann auch nicht mehr jeden Tag? Nein, ihr lieben, ihr werdet nicht mehr gemolken, weil ihr dann nicht ständig schwanger gehalten werden müsst und auch nur noch Milch produziert, wenn ihr wirklich ein Kalb geboren habt. Komisch, gelle? Geschlachtet werdet ihr auch nicht mehr. Ihr werdet noch lange gesund leben und irgendwann einfach tot umfallen. Deal oder kein Deal?

Ja, ihr lieben Menschen. Was ist denn in euch gefahren?

Och, wir wollen euch nicht mehr essen. Wissenschaftler haben festgestellt, dass wir eigentlich Pflanzenfresser sind und von eurem Fleisch krank, aggressiv und fett werden. Eure Milch könnt ihr für eure Kälber verwenden. Wisst ihr, das ist doch Mist, wenn wir als einzige die Milch einer anderen Spezies trinken. So was ist unnatürlich und das haben wir erkannt.

Wir als Krone der Schöpfung schalten endlich mal unseren Grips ein und wollen unser volles Potenzial ausschöpfen, was Gesundheit und ein langes Leben betrifft. Außerdem hat es ja keinen Sinn, wenn wir unsere Erde ruinieren, nur um dem Universum zu beweisen, wie blöd man sein kann als höchst entwickelte Spezies auf einem Planeten.

Nun aber gut. Schauen wir mal, was die Zukunft bringt. Anfangen können wir nur bei uns selber, um anderen ein Beispiel zu geben und Vorbild für die Machbarkeit zu sein. Nur wir haben die einmalige Chance, hier und heute Pioniere zu sein. Alle anderen werden von uns lernen – oder auch nicht.

PS: Gerade entbrennt eine heftige Debatte darüber, ob wir gezwungen werden sollen, einen Tag in der Woche in der Kantine auf Fleisch zu verzichten. (Wahlkampfkampagne der Grünen August 2013). Durch Zwang, liebe GrünInnen, wird es nicht gehen. Das muss man aus ureigener persönlicher Überzeugung tun. Das einzig Gute am „Veggie-day" ist, dass es den Fleischverzehr ins Zentrum der Aufmerksamkeit bringt und man erfährt, was die meisten darüber denken.

Motivation nötig?

Wenn Sie nichts anderes machen (wollen), was in diesem Buch geschrieben steht, dann schauen Sie sich wenigstens dieses Video an!!!!

http://goo.gl/X8y1sH

Hier noch ein Zitat aus Markus Rothkranz` Buch „Heile dich schön":

„Was wäre, wenn du tatsächlich dabei zusehen könntest, wie die Fältchen aus deinem Gesicht verschwinden, wie deine Haare wieder dunkel werden und erneut dicht und kräftig wachsen? Wie Cellulite und Fett sich in Luft auflösen? Wenn du keine Stimmungsschwankungen, keine Kraftlosigkeit, keine Wutanfälle, keinen Frust, keine Depressionen und keine Schlafstörungen mehr hättest? Was wäre, wenn du beim Blick in den Spiegel merktest, dass du von Monat zu Monat jünger wirst? Wenn Pickel, Fältchen, Falten und Leberflecke tatsächlich einfach so verschwänden? Was wäre, wenn du morgens um vier völlig erfrischt und bereit für den neuen Tag aufwachtest? Wenn deine Hormone so unter Dampf stünden, dass du dich wieder wie 18 fühltest? Was wäre, wenn du dich so gut und glücklich fühltest, dass das Leben wieder einen Sinn hat? Eine neue Lebenschance. Ein Neuanfang. „

Ideal und Wirklichkeit

Jetzt bleiben wir mal realistisch. 100 % Rohkost für den Rest des Lebens wäre ideal, da es unserer natürlichen Ernährung entspricht und weil es die einzige Art und Weise ist, wie wir vor Erkrankungen sicher sein können. Jedenfalls vor den ernährungsbedingten Erkrankungen, welche die häufigsten sein sollten. Aber ist das auch umzusetzen und was wären dafür die Voraussetzungen?

Problemlösung

Als Erstes ist es schon mal von Vorteil, wenn Sie damit ein Problem lösen wollen, wenn auch vielleicht nur erst mal für eine bestimmte Zeit, bis das Problem gelöst ist. Ich spreche hier vom Übergewicht oder der Fettsucht. Das ist ein guter Grund, mit einer gesunden Ernährung zu beginnen, die obendrein auch noch mit homöopathischem HCG sicherstellt, dass nur das krankhafte Fett abgebaut und Eiweiße, Muskulatur und essenzielles Fett nicht angetastet werden. Hinzu kommt, dass Sie wahrscheinlich zum ersten Mal in Ihrem Leben wirklich zellulär gesättigt sein werden und Ihre Heißhungerattacken, wenn Sie welche haben, verschwinden.

Langfristige Planung

Um das Eiweiß und die anderen guten Stoffe aus dem Blattgrün zu erhalten, brauchen Sie einen schnellen Mixer. Mit einem Herkömmlichen können Sie die Zellwände der Chlorophyllfasern nicht aufbrechen. Dazu braucht es mindestens 28.000 Umdrehungen. Sie müssen sich fragen, ob die Anschaffung (bestenfalls mit meinen Tipps um die 200 Euro für einen Omniblend V oder 300 Euro inklusive Vitamix-Behälter) „nur" für die verhältnismäßig überschaubare Zeitspanne der Kur sinnvoll ist, oder ob Sie diesen auch danach für Grüne Smoothies und weitere Zubereitungsarten der rohköstlichen Küche nutzen wollen.

Das „Durchhalten" ein Leben lang

Vielleicht haben Sie sich jetzt vorgenommen, ein Leben lang die ursprüngliche und gesund erhaltende Ernährung eines Homo Sapiens durchzuziehen. Das heißt, Sie wollen sich zu 100 % von Rohkost ernähren. Es könnte sein, dass Sie das nicht schaffen oder Kompromisse eingehen werden. Ich merke es an mir selber. Da wir auf Kochkost konditioniert sind, und diese für bekömmlich halten, könnte es sein, dass sich fast unbemerkt auch wieder über 42 °C erhitzte Speisen in die Ernährung einschleichen. Zum Beispiel habe ich mir bei Edeka ein Sauerkraut gekauft, welches „Bayrischkraut" genannt wird. Es ist scheinbar nicht ganz vegan und sicher auch gekocht. Und es hat ganz hervorragend geschmeckt. Auch kalt. War es schlimm? Nein!

Einmal habe ich mir „Sylter Salatfrische" ebenfalls aus dem Edeka gekauft und es an meinen Gurkensalat gekippt. Tja, ist Eigelb drin. Und hat´s geschmeckt. Oh ja.

Dann war ich beim Dönermann und habe mir einen Salat bestellt, zusammen mit meinem Sohn Alexander. Die aromatische Soße war grandios und der gereichte Schafskäse ebenso. Hat es geschadet? Auch nicht wirklich.

Was will ich mit diesen Beispielen zum Ausdruck bringen? Seien Sie nicht zu streng mit sich. Es wird immer mal wieder zu kleineren Ausrutschern kommen. Diese sollten allerdings nicht zur Regelmäßigkeit werden.

Hauptsächlich sollte die Rohkost dominant bleiben. Sie können der Routine damit sogar ein Schnäppchen schlagen und sich bewusst solche kleinen Ausnahmen gönnen, jedenfalls in der Anfangszeit, wenn das Gefüge noch nicht so ganz gefestigt ist, aber auch später. Und immer in homöopathischen Dosen, sodass es etwas Besonderes bleibt.

So stellen Sie sicher, dass Sie sich nichts verbieten müssen – und Ihr Ego Ihnen sagt, dass Sie aus Trotz jetzt wieder zur krank- und dick machenden Kochkost zurückkehren müssen. Es ist sozusagen ein Druckventil, solange es nötig ist.

Auch Alkohol ist nicht verboten. Wein zum Beispiel ist als roh und pflanzlich einzustufen. Obwohl viele Veganer sich das Saufen abgewöhnt haben und es nicht verstehen werden, wenn Alkohol konsumiert wird, ist es doch nicht von der Hand zu weisen, dass es sich hier um ein Rohkostprodukt handelt. Und außerdem: In Vino Veritas. Im Wein liegt die Wahrheit.

Biermalz hingegen wird während der Maische auf 77 °C erhitzt und der Hopfen wird sogar gekocht: „Durch das Kochen der Würze unter Zugabe von Hopfen werden sämtliche Enzyme zerstört und die Würze sterilisiert."
Quelle: http://goo.gl/mkuTtZ

Von den gebrannten hochprozentigen Getränken brauchen wir dann sicher nicht mehr reden, oder? Es bleiben eigentlich nur Wein und Sekt übrig.

Bleibt als Fazit: Wenn Sie sicher und obendrein gesund Ihr krankhaftes Fett loswerden wollen, dann machen Sie DGAK. Wenn sie es sich noch nicht so vorstellen können und den Kauf eines doch teuren Mixers scheuen, dann machen Sie auf jeden Fall DAK, weil bei beiden durch das homöopathische HCG der Hypothalamus eingeregelt wird. Ganz sicher können Sie sein, dass Sie Ihr Gewicht halten, einen schönen Körper bekommen sowie gesund alt werden können, wenn Sie sich an das DGAK – Prinzip halten und auch im Nachhinein fleischlos, ohne Milch und Eier, sowie roh essen. Sicherer jedenfalls, als wenn Sie nach DAK stabilisieren und halten wollen. Das ist aber wiederum von der Vorschädigung des Hypothalamus und der allgemeinen körperlichen Hinfälligkeit abhängig.

Und hier noch ein Tipp: Sie erhalten diese Informationen vollkommen kostenlos, wenn Sie das Buch wieder an Ihren Händler (Amazon?) zurücksenden, oder falls Sie es als PDF von der Webseite oder eBay (z. B.) gekauft haben, mir eine E-Mail innerhalb von 10 Tagen schreiben. Und noch ein Angebot. Wenn Sie mit DGAK nicht zurechtkommen, dann sende ich Ihnen gerne kostenlos das PDF zur DAK. Und umgekehrt gilt das natürlich auch. Meine Kontaktdaten finden Sie am Ende dieses Buches.

Erfahrungsberichte

„Mein Name ist Gäby und ich bin 41 Jahre alt. Seit der Pubertät bin ich übergewichtig. Zahllose Diäten haben mein stark variierendes Körpergewicht im Laufe der Jahre auf ein Höchstgewicht von 147 kg hochgeschaukelt. Auf Empfehlung einer Freundin habe ich das Buch "DAK" gelesen und am 18.02.13 mit der Abnehmkur begonnen. Nach einer Eingewöhnungsphase bin ich mit der Ernährung von DAK sehr gut zurechtgekommen. Das Konzept funktioniert und passt sehr gut zu mir. Innerhalb von fünf Monaten habe ich 28 kg abgenommen.

Im Juni 2013 hat mich Matthias Jünemann auf das Ernährungskonzept von DGAK aufmerksam gemacht. Ich habe mich in das Thema der rohveganen Ernährung eingelesen und im Internet viele interessante Videos zu diesem Thema angeschaut. Die Idee der gesunden Ernährung mit Grünen Smoothies hat mich überzeugt. Am 07.07.13 habe ich meinen ersten GS getrunken. Die für mich als Getränk ungewohnte Konsistenz hat mich veranlasst, den GS sehr langsam zu trinken. Danach hatte ich ein angenehmes Sättigungsgefühl, und eine halbe Stunde später konnte ich zur Toilette gehen. Zunächst habe ich jeden Morgen einen GS getrunken.

Mittags und abends habe ich mich nach DAK ernährt. Nach ein paar Tagen habe ich auch das Mittagessen in Form eines GS zu mir genommen. Zwischen den Mahlzeiten habe ich hin und wieder nach Hungergefühl Obst oder Gemüse in Rohform gegessen. Abends habe ich viel Salat gegessen, aber auch gekochtes Gemüse; wenig Fleisch. Die GS sind für mich die puren Powerdrinks! Danach fühle ich mich fit, energiegeladen und unternehmungslustig. Sie machen mich satt und zufrieden, ohne zu beschweren.

In den ersten Tagen hatte ich etwas Kopfschmerzen. Aber die waren auszuhalten und nach ein paar Tagen verschwunden. An den GS schätze ich, dass sie sehr gut sättigen, ohne zu beschweren. Das matte, träge Gefühl, dass ich nach gekochtem Essen üblicherweise habe, bleibt ganz aus. Die Energie der GS steht sofort zur Verfügung. Angenehm finde ich auch die regulierende Wirkung auf die Verdauung. Ich kann meist kurz nach dem

Trinken eines GS zur Toilette gehen. Oft mehrmals am Tag. Und das fühlt sich gut an.

Innerhalb von 3 Wochen habe ich mit DGAK noch mal 2,5 kg abgenommen. Nach einigen Tagen mit DGAK hatte ich den Eindruck, dass ich Kaffee nicht mehr vertrage. Obwohl ich sonst viel Kaffee getrunken habe, ließ meine Lust darauf nun nach. Jetzt hatte ich bei nur zwei Tassen Kaffee, über den Tag verteilt getrunken, Herzrasen und Zittrigkeit. Und geschmeckt hat mir der Kaffee auch nicht mehr richtig. Es fiel mir leicht, darauf zu verzichten.“

***

„Da ich schon vor Veröffentlichung des Buches „Die Grüne Adipositas Kur“ in den Genuss gekommen bin, dieses Buch zu lesen und diese Kur durchzuführen, möchte ich dazu mein Meinung sagen.

Es ist ein hervorragendes Buch, vor allem nach eigenen Erfahrungen geschrieben. Ich hatte mich eigentlich nie groß für Smoothies interessiert, aber seitdem ich das Buch gelesen habe, gehört es zum meinem täglichen Leben mit dazu. Ebenso die 150 tausend Salate, die man machen kann und die einem hervorragend schmecken. Sogar meinen Mann kann ich mit verschiedenen Salatvariationen begeistern. Er sagt, dass mein Salat jedes Mal anders schmeckt, aber geschmacklich immer sehr gut.

Mein Mann ist jetzt auch ein Salatesser geworden, so dass ich meinen Salat jeden Tag los werde. Und nicht nur das, wir werden auch unsere überflüssigen Pfunde los. Hat man mal ein Hungergefühl, dann kommen die Grünen Smoothies an die Reihe. Dazu haben wir uns einen Hochleistungsmixer zugelegt. Der kommt auch jeden Tag in Aktion. Und das Schönste dabei ist, die Grünen Smoothies schmecken und heben das Hungergefühl auf.

Also ich sowie mein Mann können diese sehr vitaminreiche und wohlschmeckende Kur in allen Richtungen nur empfehlen. Man kann hierbei nichts falsch machen. Ach so, ich habe noch etwas vergessen. Da ich viele körperliche Beschwerden habe, kann ich auch noch berichten, dass sie sich weitgehend verbessert haben und ich wieder voller Tatendrang bin, was ich schon lange nicht mehr kannte.

Ich merke, dass es mir von Tag zu Tag besser geht. Ich bin normal Diabetiker 2, aber meine Zuckerwerte sind trotz des vielen Obstes welches ich ja für die Grünen Smoothies brauche, sehr gut.

Also nochmals viel Spaß bei dieser Kur wünschen

Sabine und Horst Jünemann"

(meine Eltern waren natürlich meine „Versuchskarnickel", wobei ich vorher nicht im Traum daran gedacht hätte, dass sich freiwillig bereit erklären ;-))

***

„Als ich von der (noch nicht „grünen") Adipositas Kur hörte, war ich sofort fasziniert. Gewicht hatte ich zwar nur wenig zu verlieren, aber einen Bauch, der seit Jahrzehnten so aussieht, als ob ich schwanger wäre. Was mich aber nach eingehender Beschäftigung mit der Kur fast noch mehr anzog, war, dass ich mir insgesamt gesundheitliche Verbesserungen davon versprach. Es gab aber einen Hinderungsgrund, damit anzufangen: Ich bin seit Jugendjahren Vegetarierin und habe seit einem Jahr meine Ernährung weiter umgestellt, mit großem Erfolg für mein Befinden. Ich wollte keinesfalls zu einer ungesünderen Nahrung mit z. B. tierischen Produkten zurückkehren, und damit meine bisherigen Erfolge aufs Spiel setzen.

Noch vor eineinhalb Jahren ging es mir gesundheitlich sehr schlecht (ich bin 45 Jahre alt): Da waren Gelenkschmerzen, weshalb ich unter anderem seit vielen Jahren nicht mehr Fahrrad fahren und z.T. keine Schere mehr bedienen oder keine Tasse mehr heben konnte und deshalb beim Rheumatologen in Behandlung war. Seit vielen Jahren hatte ich starke, sich immer weiter verschlimmernde Migräneattacken, mit hohem, zunehmend wirkungslosem Medikamentenkonsum. Seit Kindheit litt ich unter diversen Allergien (u.a. Hausstaub), welche sich durch grippeähnliche Symptome und Asthma äußerten und auch seit Kindheit an Verdauungsproblemen mit viel Durchfällen, Übelkeit, usw.. Die Periode war sehr schmerzhaft und mit großem Blutverlust, weshalb ich immer wieder Eiseninfusionen benötigte. Dazu kamen Depressionen und Schlafstörungen.

Aus ethischen Gründen verzichtete ich vor einem Jahr auf alle tierischen Produkte. Als Folge auf die vegane Ernährung hat sich mein Gesundheitszustand verbessert und mein gesamtes Essverhalten weiter verändert. Ich begann die grünen Smoothies zu schätzen und wollte keinen Tag mehr auf sie verzichten. Das Verlangen nach Kaffee fiel weg, ich entwickelte eine Abneigung gegen Alkohol. Ich startete nach einiger Zeit den konsequenten Verzicht auf Gluten, bemühte mich um Entsäuerung und Entgiftung und steigerte den Rohkostanteil so gut es ging. Das Buch von Markus Rothkranz hat mir dabei sehr geholfen.

Die Erfolge waren beachtlich: Die Gelenke, bis auf die Knie, wurden komplett schmerzfrei, die Migränehäufigkeit viel geringer und die Schmerzen ohne Medikamente gut aushaltbar. Die Periode wurde kurz, leicht und völlig schmerzfrei und ohne Eisengaben habe ich aktuell einen Hb-Wert von über 14! Die Allergiesymptome verbesserten sich leicht, die Verdauung normalisierte sich ebenfalls wenig. Die Psyche blieb wechselhaft und der Schlaf auch. An diesem Punkt stagnierte es, mit eindeutigen Verschlechterungen, wenn ich wieder mehr Gekochtes aß. Ich dachte mir schon, komplette Rohkosternährung könnte die Lösung sein, traute mir aber die Umstellung nicht zu. Dies zur Vorgeschichte.

So war es für mich ein Geschenk, als ich von Ihrem neuen Buchprojekt erfuhr und Sie mir die vorläufige Version des Buches per E-Mail zukommen ließen. So konnte ich mit der abgeänderten, also der grünen Adipositas Kur vor drei Wochen starten. Aus Furcht vor Hunger machte ich zwei Ladetage, mit Grünem Smoothie morgens, aber danach viele Kartoffeln, mit großen Mengen gutem Öl, usw.. Der Umstieg mit dem HCG auf „nur" Rohkost war dann tatsächlich ganz einfach, ohne Gelüste auf Anderes oder unbefriedigtem Hunger! Den Hauptnahrungsanteil machen, wie empfohlen, die „Grünies" aus, ergänzt mit viel rohem Gemüse, in der bisherigen Diätphase ganz ohne Öle und Fette.

Und was jetzt kommt, ist mehr als genial: Ich hatte von Beginn der reinen Rohkosternährung (also seit 21 Tagen!) **keine** *Kopfschmerzen,* **keine** *Allergiesymptome und* **kein** *Asthma mehr, die Verdauung ist fast normal und ich schlafe meist wie ein Engel. Meine Energie tagsüber ist bis auf drei einzelne Tage viel mehr geworden und ich mache täglich (mit Freuden!) ein Gymnastik-, Stretching- und Yogaübungsprogramm, wozu ich mich vorher nicht hätte aufraffen können. Ich fahre wieder Fahrrad und mache Kniebeugen, ohne die geringsten Schmerzen in den Knien, was die letzten Jahre undenkbar gewesen wäre. Meine Gesichtshaut ist beinahe pickelfrei geworden und ich brauche kein Deo mehr, weil der Schweiß fast geruchsneutral geworden ist.*

Als Nebenwirkung zu erwähnen ist, dass ich starken Juckreiz am Rücken und über dem Bauch als Folge der Entgiftung habe und deshalb zusätzlich Basenbäder mache. An einem der Tage, an dem ich ausnahmsweise sehr müde und schlapp war, machte ich einen Einlauf, worauf die Energie sofort wiederkam.

Über die Zeit ohne HCG und weitere Langzeiterfahrungen kann ich halt noch nicht berichten, da das Buch ja wohl jetzt zur Drucklegung gehen soll. Aber bisher ist es ein riesiger Erfolg auf der ganzen Linie, gekrönt von einer Figurverbesserung, wenn auch der Bauch noch nicht ganz weg ist. Ganz herzlichen Dank, an Sie Herr Jünemann!

Anna S."

***

„*Es ist schon der Wahnsinn, was eine, nicht für jeden einfache, Umstellung der Ernährungsgewohnheiten mit sich bringen kann. Erst mal die Erkenntnis, dass nichts, bis vielleicht auf den Kaffee, gekocht werden muss, um es genießen zu können. Es gibt so viele leckere Rezepte zu veganer Rohkost. Und auch solo schmecken Obst und Gemüse nach einer Weile köstlich.*

Natürlich bedarf es einer gewissen Grundmotivation, sich für gesunde Kost zu entscheiden. Bei mir war es der Wunsch zu einer letztendlich athletischen Figur und dem Abschmelzen der letzten noch verbliebenen Fettreserven. Davon bin ich noch einige µ (Mü(h)) entfernt.

Ich habe jetzt aber nicht mehr das Gefühl, gegen einen unsichtbaren Feind ankämpfen zu müssen, um mein Gewicht stabil unten halten zu können. Das ist die Grundlage dafür, dass sich mein körperliches Training nun auch im Spiegel immer positiver darstellt.

Hervorzuheben ist noch, dass sich meine Energie vervielfacht hat. Da wo ich früher nur Bonsaibäumchen ausreißen konnte, können es heute schon größere Bäumchen sein ;-). Der Hunger ist überhaupt kein Problem mit der Rohkost. Oft ist es sogar so, dass ich schon viel zu satt bin und eigentlich weniger essen könnte. Aber das muss ich auch noch lernen, bei den ganzen leckeren Sachen.

Genial sind die Grünen Smoothies, die einen festen Platz in meiner täglichen Mahlzeitenroutine eingenommen haben."

Ihr Autor

Durch Instinkt, Imaginationskraft, Erkenntnis, Lernbereitschaft & Änderungsbereitschaft zum Erfolg

oder *Der Weg vom „glaubwürdigen" Bedürfnis zu definitivem Gelingen*

Gastbeitrag von Simone Tanz

Liebe Unterstützungs-Suchende,
liebe Leser,

es freut mich für Sie, dass Sie sich bis hierher durchgearbeitet haben.

Andere Personen, die lediglich reden ohne jemals wirklich etwas in Angriff zu nehmen, hätten das Buch längst missmutig zugeklappt. Diese Damen und Herren werden weiterhin nach Ausreden suchen, warum etwas nicht funktioniert. Sie perfektionieren ihre Fähigkeiten, anderen Menschen und Umständen die Schuld für ihr Misslingen zuzuweisen. Sie ziehen missionarisch durch die Gegend und belehren jeden, obwohl sie selbst niemals Erfolge produzieren.

Wenn verstanden wird, warum gerade *Sie* mit Ihrem Gewicht „zu tun" haben, dann fällt es Ihnen leicht(er), alles bisher für Sie Unakzeptable in das Gegenteil zu verkehren. Keineswegs jedoch auf Biegen und Brechen, auch nicht durch Entbehrungen, krank machenden Stress oder Selbst-Bestrafung. Sondern mit Freude, Elan, Wissbegierde und in Euphorie.

Sie lernen begreifen, wie Zusammenhänge zwischen *Wollen* und *Bekommen* funktionieren, ebenso zwischen *Habenwollen* und *Nichterhalten*. Kein imaginärer Umstand ist an irgendwas *schuld*. Das Wort „Schuld" vermittelt und etabliert ungute Gefühle. Auf diese „Tat"- Komponente kann hier jedoch nicht eingegangen werden.

Durch Schuldzuweisungen, entledigt man sich seiner Macht generell etwas an sich selbst sowie an unakzeptablen Umständen zu ändern. Demzufolge drängt man sich in eine Opferrolle. Ohnmächtig, sich gegen Gefühle, die als „Ausgeliefertsein" und Kontrollverlust empfunden werdet, zu wehren. Die, damit einhergehende Minimalenergie, lässt kaum einen Vorsatz gelingen. Meist wird nicht einmal mehr der Versuch unternommen, Änderungen anzustreben. Man gibt auf, bevor man überhaupt begonnen hat.

Eine Absicht jedoch, kann durchaus auch in Erfolg münden. Erfahrungsgemäß dann, wenn Erfordernisse wie eiserner Wille, die Einsicht, das niemand und nichts einen von seinem Ziel abbringen kann sowie Mut der Wahrheit ins Gesicht zu blicken, vorhanden sind.

Mein Bestreben ist es, Ihnen keinen „Honig um den Mund zu streichen". Milde und „ein Blatt vor den Mund nehmen" bringen Sie nicht voran.

Sie selbst, müssen sich aus Ihrer Komfortzone katapultieren, lieber jetzt als später. Keine andere Person ist in der Lage, das für Sie tun zu können. Beschließen Sie bereits heute, Ausflüchte wie „es ist zu warm, zu kalt, zu nass, zu windig" usw. nicht mehr zu benutzen. Somit versetzen Sie sich in die Lage, „Betrugsdelikte" an sich selbst, auszumerzen. Hierdurch gewinnen Sie augenblicklich an Selbstachtung, was ein erneutes „in sich Hineinfressen" minimieren kann. Sie entscheiden, ob Sie mit den Adlern am Himmel fliegen oder mit den Hühnern im Dreck scharren wollen!

Sämtliches im Leben unterliegt Schwingungen. Hierbei handelt es sich um Physik, nicht um Hokuspokus. Auch Gedanken und Worte schwingen.

Leicht nachvollziehbar dadurch, dass es Personen gibt, die einen bereits auf den ersten Blick sympathisch sind („man liegt auf einer Wellenlänge"). Jedoch kann auch das ganze Gegenteil der Fall sein, wer kennt das nicht...

Sie fragen sich spätestens jetzt, was diese Abfassung mit einer Gewichtsänderung zu tun haben könnte. Ich darf Ihnen mitteilen, viel. Je mehr Sie Ihr *Selbst* anerkennen und je mehr sich Sie dafür öffnen, nicht alles bloß mit dem Verstand begreifen zu wollen, desto zügiger kommen Sie voran.

Hören Sie einmal tief in sich hinein und fragen sich, warum ausgerechnet *dieses* Buch hilfreich für Sie sein könnte.

Wie hoch ist Ihre Motivation, Änderungen in Ihrem Denken, Sprechen, Fühlen und Handeln vorzunehmen? Sind Sie *sich selbst* gegenüber aufrichtig? Auch *subjektive Lügen* können ungute Nebenwirkungen auslösen. Letztere „ermächtigen" sich selbst zu einer möglichen Potenzierung, weil die Unwahrheit nicht mehr als solche (an)erkannt wird.

Sofern Sie die Bereitschaft nicht aufbringen diesen, die Gesundheit beeinträchtigenden und gefährdenden Fakt, abzustellen, lässt sich wohl kein Ziel dauerhaft erreichen.

Was denken Sie, wie siegreich wäre die Teilnahme eines Profisportlers bei den Olympischen Spielen, würde dieser zuvor nicht üben?

Sollten Sie, tatsächlich, effektive Veränderungen anstreben, in diesem Fall die Ihres Gewichts, dann sind unbesiegbarer Wille, Übung und Konsequenz von höchster Priorität. Es muss zu einem Tabu für Sie werden, Ihrem inneren Schweinehund die Oberhand zu gewähren. Wenn Sie wüssten, wie oft ich mit dem meinem „spreche" und ihm versichere, er bräuchte mich nicht stalken. Ich laufe ihm nicht davon, ich toleriere ihn aber setze mich nicht mit ihm auseinander.

Dass Erreichen dessen was wir anstreben, sollte kontinuierlich und detailliert vor unserem geistigen Auge präsent sein. Jegliche Einzelheit klar und deutlich, wie auf einer Blaupause (Kopie).

Wir könnten ohne Rückfälle vorankommen und das mit Riesenschritten, wenn wir uns nichts *strikt* verbieten (Druck erzeugt Gegendruck), gleichwohl auch nichts schönreden.

Liebe Unterstützungssuchende, liebe Leser, gewähren Sie jedem Individuum zu sein, wie es ist? Räumen Sie sich hingegen den Freiraum ein nicht mit „Gott und der Welt" zurechtkommen zu *müssen*?

Allerdings verlangt dieses Gelingen permanenter Konzentration ab, stets auf *was* man will. Sie wissen was sich einstellt, wenn Sie keinesfalls an die Farbe Rot denken sollen? Sie sehen rot, obwohl Sie es partout nicht wollen. Seien Sie frohgemut, gegenteilig zu denken kann erlernt werden. Es ist ursächlich von Belang, *bewusste* Denkvorgänge einzuleiten.

Ein konstruktives Konzentrieren kann einzig in der Stille erlangt werden. Doch Konzentration alleine ist nicht ausreichend. Etwas „einzufordern" wie bspw. einen schlankeren Körper, setzt zu allererst Selbst-Bewusstsein, Selbst-Erkenntnis, Selbst-Befähigung sowie Selbstliebe voraus. Unter Ausschluss dieser Fähigkeiten wird die Aufmerksamkeit auf das gelenkt, was wir *nicht* möchten. Dadurch erhalten wir automatisch mehr von dem, was uns *nicht* gefällt.

Unser Vorwärtskommen verlangt nach ständiger Übung. Tagein, tagaus, wieder und wieder, gepaart mit guten Gefühlen. Wir selbst attackieren unsere Erfolge, wenn wir Negativformulierungen verwenden wie z. B. „es geht nicht“, „ich kann nicht“, „das funktioniert nicht“ etc.

Wenn der Mensch sein Unter-Bewusstsein durch korrektes Denken (um)programmiert, ist das Erlangen von Leichtigkeit das Ergebnis. Zu erlernen, ausschließlich von Personen Tipps anzunehmen die bereits Erfolge produzierten, wird Ihnen sehr dienlich sein. Sie werden nicht ernsthaft glauben, dass Ihnen irgendwer, der achtmal verheiratet war, raten kann, wie man eine gute Ehe führt.

Einer der Gründe warum wir eigenverantwortlich denken, sprechen, fühlen und handeln sollten, ist der, dass alles schwingt. Auch die Gedanken. Und was passiert, wenn wir mit Denkinhalten wie Ärger, Frustration, Neid, Missgunst, Hass- und Angstgefühlen, Hoffnungslosigkeit, Trauer, Stress, Sorgen und Krankheit hantieren? Wir fühlen uns ausgelaugt, traurig, verärgert, deprimiert und reagieren missbehaglich. Denken ist fruchtbar, sprich schöpferisch.

Natürlich, wir erreichen die Mehrheit dessen was wir anstreben meist nicht stehenden Fußes, na und? So benötigt auch das Umdenken Zeit bis es sich in uns etabliert. Ein Tennisspieler der in die oberste Liga aufsteigen möchte, wird jeden Tag üben und sich währenddessen auf sein Tun konzentrieren müssen.

Ihr bisheriges Tun oder Unterlassen von Notwendigem, sollte ab sofort genauestens überlegt werden. Seien Sie sich Ihres neuen Selbst-Verständnisses, Ihres Potenzials und Ihrer Fertigkeiten bewusst. Katzbuckelei und Buhlschaft um verbale Streicheleinheiten sollten eingestellt werden. Diese Art der „Prostitution“ um Ersatz für innere Unzufriedenheit, stellt für niemanden eine durable Befriedigung dar.

Das gesetzte Wunschziel zu erreichen, wie z.B. das der Gewichtsminimierung, bedarf der Bewusstwerdung. Durch das Erringen selbiger, können Sie Schlüsse ziehen wie z. B. warum *Sie das* Gewicht haben, welches Sie derzeit auf die Waage bringen. Alles hat seinen Grund, hierbei macht die Natur auch bei Ihnen keine Ausnahme.

Nichts ist existent ohne Ursache, und diese hat einen Auslöser. Daher gilt stets die Ursache für ein Unbehagen herauszufinden.

Stellen Sie sich vor, die Glühbirne in Ihrer Deckenleuchte ist defekt. Dreimal wird eine nigelnagelneue eingeschraubt, doch bei Anknipsen des Lichts zerbirst die Birne erneut. Die kaputten Glühlampen sind somit nur das Symptom. Die Ursache der Funktionsuntüchtigkeit war eine defekte Elektroleitung.

Ähnlich verhält es sich mit unserer Figurproblematik. Wir essen, futtern und haben sogar Fressattacken, obwohl wir es gar nicht möchten. Das Dicksein selbst ist nicht die Ursache, sondern das Symptom. Der Auslöser der Ursache kann vielfältiger Art sein. Diesen ausfindig zu machen bedarf in der Regel fachmännischer Unterstützung, wie z. B. der meinen, als NAPS®/IBSM-Coach®.

In Anwendung *richtiger* Fragestellung; und diese zum *richtigen* Zeitpunkt; und mit der *richtigen* Tonalität, lässt sich, zusammen mit dem Selbsthilfe-Suchenden, die Antwort finden. Unabdingbar für dieses Gelingen sind ebenso eine einhundertprozentige Zurücknahme meiner Person sowie eine unerschütterliche Unterstützungsbereitschaft meine Klientel an ihr erwünschtes Ziel zu führen.

Glauben Sie in der Tat, Sie könnten weiterhin kontinuierlich dieselben Dinge tun und dennoch Verbesserungen erzielen? Vertrauen Sie darauf, hemmungslos Essen vertilgen zu können und erwarten ungeachtet dessen, Gewichtsverlust?

Altes Denken und Tun, muss durch Neues ausgetauscht werden. Deshalb greifen z. B. Personen die das Rauchen beenden zu „Ersatz“ wie Süßigkeiten. Die entstandene „Lücke“ will gefüllt werden.

Sobald wir nachvollziehen woraus sich der Bedarf am vermehrten Essen ergibt, können wir uns mit Worten behelfen anstelle von Ablenkmanövern.

Zum erwähnten „Alten“ gehören u. a. Angewohnheiten die man sich anerziehen ließ oder durch sein Umfeld erwarb. Man empfindet hierdurch diverse Gefühle und Emotionen. Durch Schwingungssymptomatik verstärken sich diese wiederum. Reine Physik, kein Firlefanz. Ergo überlegen Sie bitte notwendigerweise, *was* Sie im Leben haben möchten und was lieber *nicht*.

Ich würde mich meinem Kind gegenüber bzgl. Straßenverkehrserziehung wie folgt formulieren: „Liebes, bitte gehe stets bei Grün über die Fahrbahn. Somit gelangst du gesund auf die andere Straßenseite und kannst nachmittags mit deinen Freunden spielen. Bei Rot nämlich haben Fahrzeuge die Vorfahrt."

Mit dieser Variante werden im Kopf meines Kindes positive Bilder erzeugt wie z. B. das Spielen mit den Freunden. Anstelle Horrorszenarien wie blutüberströmt unter'm Auto zu liegen und der Mutter Seelenqualen bereitet zu haben.

Jeder Gedanke, jedes Wort, jedes Gefühl und jegliches Handeln erschafft *Gleiches*. In Form von Umständen, Situationen oder in Gestalt von Menschen, mit denen wir zu tun haben.

Es sind Suggestionstechniken erhältlich, die uns vorgaukeln, dass alles, was wir erreichen zu gedenken, bereits Fakt wäre. Diese Sichtweise kann sich jedoch merklich verheerend auswirken.

Absolut Unakzeptables zu akzeptieren, ist höchst gefährlich für unsere Gesundheit. Andersherum ausgedrückt: Man stelle einen Topf mit Wasser befüllt auf den Herd und schalte die Energie ein. Man warte bis die Flüssigkeit kocht, legt den Deckel darauf und zu guter Letzt schweißt man diesen auf den Topf. Was glauben Sie, passiert? Richtig, das gesamte Brimborium könnte in die Luft fliegen.

Genau so, liebe Unterstützungssuchende und Leser, kann es sich mit unserer Gesundheit verhalten. Und zwar dann, wenn wir angehalten werden, Unerträgliches oder Untolerierbares als gut anzuerkennen und „Schwamm drüber" zu sagen bzw. zu empfinden.

An unserem Organismus manifestieren sich nicht umsonst entsprechende Symptome. Leider betrachten wir diese oft als etwas Böswilliges, gegen uns Gerichtetes. Sehen wir sie doch lieber als Chance, die Ursache für *diese* Art von Beschwerden zu finden.

Hand auf's Herz, haben Sie sich jemals gefragt warum gerade *Sie die* Symptome haben, die existent sind? Sind Sie womöglich stinksauer, dass ausgerechnet *Sie* betroffen sind, wohingegen es Ihrem Nachbar (der ja so abscheulich ist...) stets gut geht und dieser besitzt, was Ihnen zustünde?

Jedes „Dilemma" ist lösbar, sekundär wie alt das „Gebilde" ist, worum sich unsere Gedanken drehen.

Sie stehen, für sich selbst, in der Pflicht, Ihre Absichten im Vorneherein zu definieren. Mit „vornehmer Contenance“ erzielen Sie nichts Dauerhaftes.

Der Mensch, welcher in seinem Tun erfolgreich werden und auch bleiben möchte, muss das Gelingen wie z. B. das seiner Gewichtsreduzierung, vor seinem geistigen Auge sehen. Mögliche Unwägbarkeiten erahnen und sich in Nonstop-Konzentration üben. Es soll Völker geben, die alles was sie tun so ausführen, als hinge ihr Leben von dieser Korrektheit ab. Mich fasziniert dieser Gedanke bis heute immens. Seitdem gebe ich mein Allerbestes, es ihnen gleichzutun.

Es ist immer möglich, präventiv zu agieren. Denken, Sprechen, Fühlen und Handeln seien darauf ausgerichtet, dass man zurück bekommt was man erwartet - das Wunschgewicht.

Worauf hingegen, richtet eine Person die in ärmlichen Verhältnissen lebt, ihre Gedanken aus? Sie lenkt diese auf *Armut*. Gespräche mit Freunden, Bekannten und Verwandten haben den Sinngehalt der *Armut*. Bei ihrer Ausführung gebraucht sie pausenlos Verbalitäten wie „ich will nicht mehr länger *arm* sein“, „ich will nicht mehr in dieser *Armut* leben“ usw.

Sie haben bereits gelesen, dass sich *das* verstärkt, worauf die uneingeschränkte Aufmerksamkeit liegt. Wenn die Achtsamkeit also auf dem *IST*-Zustand liegt, zieht man mehr von dem in sein Leben was man *nicht* will.

Warum klappt dieses und jenes nicht schneller, wieso funktioniert es bei anderen problemloser? Kann man Denkprozesse und Ergebnisse beschleunigen? Gibt es eine Ideallösung? Mit diesen Fragen werde ich immerzu konfrontiert. Wir tragen an allem eine Mit-Verantwortung, bewusst oder unbewusst.

Gefühle der Angst, der Verzweiflung oder der Sorge, können minimiert oder gänzlich abgestellt werden. Der Versuchung zu widerstehen, in alte und meist anerzogene Verhaltensmuster und Gedankenstrukturen zu verfallen, ist sehr wohl eine Herausforderung.

Es gibt die Idee meinerseits, uneingeschränkt solche Worte zu gebrauchen, die mich weiter bringen. Das wiederum setzt positive Gedanken voraus.

Ein Bibelspruch (versuchen Sie bitte offen für den Inhalt zu sein, das ist schon alles...):

Zitat aus 2.Korinther, 4, 17 (Bibelspruch): „Denn die Nöte, die wir jetzt durchmachen, sind nur eine kleine Last und gehen bald vorüber, und sie bringen uns etwas, was von unvergleichlich viel größerem Gewicht ist: eine unvorstellbare und alles Überagende Herrlichkeit, die nie vergeht."

Unser dauerndes Be- und Verurteilen macht es meist unmöglich, die Frucht des seelischen, physischen sowie psychischen Gedeihens zu ernten. Wir ersticken bereits die Anfänge der kleinen Pflänzchen durch Empfindungen wie Neid, Missgunst, Hass, Angst, Sorge, Frust, Kritik, Zorn, Wankelmütigkeit usw. Wenn diese Emotionen verstanden, die Ursache derer ergründet und beseitigt werden, so gehen wir einen ersten Schritt in Richtung lange entbehrter Lebensqualität.

Man muss „besessen" sein von (s)einem Wunsch. Ansonsten handelt es sich um Lippenbekenntnisse, die keine erquickenden Erfolge erzielen. Wer meint, sich auch künftig ständig unterwürfig geben und sich klein machen zu müssen oder die „Kurtisane" von Aufmerksamkeit, Liebe, Zuneigung sowie Beachtung sein zu *wollen*, der verleugnet seinen Instinkt, sein Selbst. Die Showbranche bezeichnet das Phänomen „Aufmerksamkeit" als die „härteste Währung der Welt".

Sobald durchschaut und erfasst ist, dass durch ändern der eigenen Einstellung zu dem was einmal *war*, zu dem was *ist* sowie zu dem was *werden* wird, kann eine gewisse Art der „Freiheit" das Resultat sein. Wie sonst ist es möglich, dass sich Menschen von Krankheiten heilen, obwohl sie schulmedizinisch bereits als nicht heilbar „abgestempelt" wurden. Ich darf das äußern, da ich aus eigener Erfahrung spreche.

Stärke ist hierfür unabdingbar, da haben Sie Recht. Eine solche auf unseren Geist bezogen, setzt Harmonie und Ausgeglichenheit in unserem Inneren voraus.

Unser *objektiver* Verstand ist das Bindeglied zur äußeren Welt. Das cerebrospinale Nerven-System (Somatisches Nervensystem) welches meist der Willkür unterliegt, wie z. B. Bewegungen, Flucht bei Gefahr und Kampf, lässt uns gezielt mit jedem Teil unseres Organismus kommunizieren.

Das „Himmelreich" könnte also doch jetzt schon erklommen werden... Dadurch, das „gute" und unserem Organismus sowie unserer Seele förderliche, aufbauende, positive sowie schöpferische Gedanken durch das cerebrospinale Nerven-System transportiert werden. Hierdurch verspüren wir angenehme, harmonische, stimmungsvolle Empfindungen.

Übung, Konzentration, Wille, Hoffnung, Mut, innere Kraft, Widerstand (Meinungen anderer sollten eingehender von uns geprüft werden, ehe wir sie als unsere eigenen übernehmen) leisten Pionierarbeit bei der Inbesitznahme unseres Zieles. Unserem Wohlergehen zuliebe sollte der Ausschluss von Kampf und Entbehrungen anvisiert werden.

Dazu bedarf es zuträglicher Gedanken, die durch unseren *bewussten* Verstand hervorgebracht werden. Dieser zugleich ist es aber auch, der destruktive, zerstörerische, traurige, schmerzliche, klägliche, schwermütige, trostlose, trübselige, kümmerliche, herzzerreißende, betrübte, betroffene, beklemmende, freudlose Gedanken entwickelt.

Auf diesem Wege kann jedwede Fasson von Missverhältnis in unserem Leben Fuß fassen, wie Krankheit, Not, Beschränkung auf unterschiedlichen Ebenen, Mangel und Sorgen. Wer möchte das? Mir ist niemand bekannt.

Also ändern wir unsere bisherigen Gedanken-Muster, Verhaltensweisen und Einstellungen, wenn diese uns bis dato nicht die gewünschte Ernte einbringen. Ich höre einige unter Ihnen jetzt sagen, dass sie das nicht könnten. Doch, Sie können! Meine Klienten änderten ihre Meinung durch ihre Erfolge. Seien wir nicht die Henker unserer eigenen Wünsche.

Konzentrieren wir uns also ausschließlich auf *das*, was wir *wollen*. Nicht länger auf das, was wir *nicht* wollen. Es wird uns wie ein Wunder vorkommen, wie einfach auf einmal alles erscheint. Angst (z. B. vor erneuter Gewichtszunahme) wird durch Vertrauen, Hass (auch Selbsthass) durch Liebe, Sorge durch Glücksempfinden, Armut durch Fülle, Disharmonie durch Harmonie, Borniertheit durch Weisheit, Not durch Verlässlichkeit, ersetzt. Erscheint diese Aussicht nicht beruhigend?!

Durch destruktive Formulierungen wie „ich will nicht länger *fett* und *übergewichtig* sein", liegen unsere Gedanken, Gefühle und Emotionen auf dem IST-Zustand. Wir sind „Lolly" = long on low level yap = lang auf niedrigem Niveau quasselnd *(eine Simone Tanz-Wortkreation)*. Zeitgleich erschaffen wir hiermit Unerwünschtes neu (Sie erinnern sich, alles schwingt). Seien wir hingegen „Jippi“ = Jederzeit im persönlichen positiven IST-Zustand *(eine Simone Tanz-Wortkreation)*.

Jeder Gedanke bringt einen neuen hervor, ist sozusagen „Schöpfer“ weiterer und der daraus resultierenden Umstände, Situationen und Menschen die in unser Leben treten. Hierbei spricht man auch von Ursache und Wirkung. Fokussieren wir die Schlankheit und Fitness eines gesunden Körpers, damit wir *das* anziehen, was wir anvisieren.

Es handelt sich um Selbstbetrug, stellt man sich vor den Spiegel und sagt „ich bin schlank“. Vorausgesetzt, man ist übergewichtig und trägt Kleidergröße „Zelt“ bei 135 Kg Kampfgewicht. Andere Menschen anzulügen, als sich selbst, ist ein anderer Fakt. Dieser kann hier nicht detaillierter beleuchtet werden.

Erfolgversprechender wäre: Betrachten wir uns so, wie wir sind. Schließen wir die Augen und sehen wir uns in unserem Lieblingskleid oder in unserem Lieblingsanzug (die Herren). Sehen wir weiterhin die exakte Farbe, Schnittform, Details wie Reißverschluss, Knöpfe, Kragen usw. Wir fühlen uns grandios. Wir verspüren Herzklopfen bei der Vision, unsere(n) Partner(in) sagen zu hören, wie sagenhaft schlank wir seien. Wir riechen den Stoff, spüren das samtweiche Material auf unserer Haut und fühlen förmlich die bewundernden Blicke die uns streifen. Wir erleben das Kribbeln in uns, denn die Aufregung darauf ist riesig, endlich wieder das Traumkleid/den Anzug tragen zu können.

Üben Sie solche Situationen täglich(!) und so oft Sie können, in voller Konzentration, am besten in absoluter Stille. Ausreden wie, dass Sie sich die Zeit hierfür nicht einrichten können, sind tabu.

Meine Klienten erlernen, sich selbst zu überlisten. Solange, bis das was sie sehen und fühlen mit dem Erwünschten übereinstimmt. Frustrationen? Fehlanzeige!

Fern von Glaubensrichtungen oder Moralvorstellungen, ein weiterer Bibelspruch: *Zitat aus Psalmen, 118, 23: „Was keiner für möglich gehalten hat, das tut Gott vor unseren Augen“.*

Allerdings steht uns hierbei oft unser bewusster Verstand im Weg. Immer dann, wenn wir fühlen, sagen und empfinden sollen, als wäre das Erstrebte (z. B. die Wunschfigur) bereits Realität.

Hierbei ist o. e. „Trick" hilfreich. Mit diesem kann man sich überlisten das Erstrebte als bereits erfüllten Fakt zu „spüren".

Nehmen wir an, jemand hasst seine Armut und „erbittet" finanziellen Reichtum. Was sich hier ereignet ist folgendes: Just in diesem Augenblick, erschafft man das Ungewollte neu. Ein Mangel an finanzieller Fülle wird ausgestrahlt. Während des Bittens oder „Betens" verstärkt sich das Gefühl der *Armut*. Emotionen, resultierend aus der Verbitterung über den bestehenden Geldmangel werden erzeugt. Diese wiederum bewirken das Verbleiben im unerwünschten Mangelzustand.

Vorteilhafter wäre, für finanzielle Fülle zu danken. So, als wäre diese bereits Wirklichkeit. Wer aufrichtige Dankbarkeit fühlt, noch bevor sich das Erwünschte materialisiert hat, verspürt im selben Augenblick freudige und mit Urvertrauen verstärkte Empfindungen. Diese sind es auch, die sich potenzieren und das einbringen, was ersehnt wird.

Was, liebe Unterstützungssuchende und Leser, haben Sie zu verlieren wenn Sie beginnen umzudenken? Wenn Sie doch wissen wie es *nicht* geht, dann könnten Sie es doch einmal andersherum ausprobieren.

Bricht sich ein Rechtshänder seine rechte Hand, dann kann er sich nicht ohne „Nebenwirkungen" seinen Allerwertesten abputzen. Der Patient muss vorübergehend umlernen, auch wenn er sich dagegen sträubt, und sagt: „Nein, das sehe ich nicht ein. Basta." Nun ja, er kann's versuchen...

Der Mut, alles Gewollte anzugehen und zu wagen, kann sich aus unserer inneren Kraft entwickeln.
Durch unser neues konstruktives Denken, wirken wir auf das Außen ein und das Gesetz der Anziehung kann seine Wirkung entfalten.

Arbeiten wir kontinuierlich an unseren Vorsätzen. Seien wir partout geduldig und ausdauernd. Verfolgen wir Pläne und Intensionen beharrlich.

Was erwarten Sie denn, wenn Sie stets bisherigen Verhaltens- und Gedankenmustern verfallen? Veränderungen laufen meistens Schritt für Schritt ab. Hierdurch lernen wir. Betrachten wir doch unser Umfeld, auch die Menschen mit denen wir irgendwie zu tun haben, als Chance für unsere Umorientierung. Anstelle uns über sie aufzuregen oder diese ändern zu wollen.

Der Verzicht auf Schuldzuweisungen bedeutet Eigenverantwortung zu übernehmen. Dieses „Amt" kann jeder nur für sich selbst erledigen. Sollten Sie mittendrin verzagen und gedenken aufzugeben, dann bringen Sie sich die folgende Absurdität in Erinnerung: Zu erwarten, dass alles Neue (erst recht ohne Übung) von einer Sekunde auf die andere gelingt, wäre kontraproduktiv.

Wir sollten ab sofort sehr genau Obacht geben und analysieren, mit was wir uns generell gedanklich befassen. Hierdurch ist es uns möglich abzuwägen, welche Gedanken, Gefühle, Emotionen, welches Handeln und welche Personen für unseren Entwicklungsprozess *dienlich* sind.

Mit jedem Mal, wenn etwas nicht in dem Maße gelingt, wie von uns gewünscht, kann dieser Umstand als eine willkommene Korrektur angesehen werden. Sie macht es uns leicht(er), allumfassend Empfindungen wie Zorn, Ärger, Frustration, Hass, Wut, Rage usw. zu minimieren und abzustellen.

Ich bin dankerfüllt, meinen Klienten Unterstützung bieten zu können. U. a. darin, ein *angestrengtes* Ringen um *unbedingtes, ungeduldiges* „Wollenwollen" in ein absolutes Vertrauen zu verkehren.
In habe „Beistand und Rückhalt" im Blut, was ganz und gar erfüllend ist.

Ein Kind wünscht sich, ohne Unterlass, ein rotes, glänzendes Fahrrad. Es malt sich alle Details bis hin zu Schraube am Pedal akribisch vor seinem geistigen Auge aus. Gegenteilige Gedanken hingegen werden im Keim erstickt. Das Kind begehrt, erhofft, erbittet und erwartet. Es behält instinktiv seinen Fokus auf dem *was* es sich wünscht.

Das, liebe Unterstützungssuchende und Leser, ist das wahre, *vertrauensvolle* Wünschen, welches nicht vom Verstand geleitet wird. Es hat nichts mit Wollen und Hoffen das es funktioniert, zu tun.

Als MTLA bin ich 1985, also vor Mauerfall, aus der DDR ausgereist und hätte sehr gerne weiter studiert im Fach Gerichtsmedizin. Finanzielle Gegebenheiten verschoben diesen Plan. Misshandlungen, sexueller Missbrauch, sich daraus entwickelte Krankheiten, psychische Dispositionen, suizidale Anstrengungen sowie Essstörungen forderten ihren Tribut. Mittlerweile bin ich sicher, dass Gesundheit auf dem Schwingungsgesetz beruht. Es reicht nicht, sein Bestes zu geben, sondern Erfolg darin zu haben, was man sich vornimmt.

Silvester Stallone, der den ‚Rocky Balboa' verkörperte, sagte: "*It's not over until it's over.*" (Es ist nicht vorbei, bis es vorbei ist).

Alles in allem kommen wir ohne eine „innere Ruhe" nicht gesund an ein gesetztes Ziel. Zeit und Ent-Spannung bilden hier die fundamentale Ausgangsebene für Gesundheitsaktivierung. Die Körperbatterie dementsprechend aufzuladen, als hätte der Organismus viele Stunde tiefen regenerierenden Schlafes absolviert, stellt den „Stützpunkt" für einen intakten Leib dar. Das Gehirn kann somit vom „Überfluss" der Energie profitieren. Die Person kann somit ausdauernder, zügiger, ruhiger, gelassener, unangespannter und ungezwungener Ziele erreichen.

Wenn Sie möchten, dürfen Sie sehr gerne Einsicht in unsere Homepage nehmen: www.direkt-gesund.com. Hierunter findet sich u. a. „Totale Entspannung" www.powerbreak.eu.

Liebe Unterstützungssuchende und Leser, ich hege den Wunsch Ihren Willen und Enthusiasmus erweckt oder aufgerüttelt zu haben.

Des Weiteren bedanke ich mich auch bei einem lieben Freund, Herrn Matthias Jünemann. Es ist immens beachtenswert, mit welch' eisernen Willen, brillanter Ausdauer und geradliniger Unablässigkeit Hr. Jünemann alles daran setzt, seine Ziele zu erreichen. Anstelle von Wehklagen, spricht er ausschließlich positiv und widmet sich der Realisierung mit größter Hingabe. Ich wertschätze seinen Mut, seine Freundlichkeit und sein liebevolles Wesen. Danke Matthias.
Es wünscht Ihnen allen kinderleichtes Gelingen sowie Zuversicht und festen Glauben bzgl. Ihrer Persönlichkeits-Weiterentwicklung,

Ihre

Simone Tanz
Direkt-Gesund
Lohmühlweg 7A
91341 Röttenbach/Deutschland
www.direkt-gesund.com
Telefon: 0049-9195-929029

Zum Abschluss darf ich auf Literatur-Empfehlungen sowie auf interessantes Anschauungsmaterial hinweisen (in loser Reihenfolge genannt).

- Dr. Leonard Coldwell/USA (‚Mit Gesundheit zum Erfolg'; ‚Endlich Abschied von Ihrer Krankheit'; ‚Die Erfolgsstrategie')
- Norman Vincent Peale (‚Nimm das Glück in deine Hand'; ‚Das Buch der Lebensfreude)
- Dr. Joseph Murphy (‚Die Kraft des inneren Friedens'; ‚Das Wunder Ihres Geistes')
- Paul Williams (‚Lass los')
- Ayn Rand (‚Wer ist John Galt')
- Louise L. Hay (‚Gesundheit für Körper und Seele'; DVD ‚You can heal your Life')
- Quantum Edition (DVD ‚Bleep')
- TS Production LLC. (DVD ‚The Secret')
- Dr. Joe Dispenza (DVD ‚Evolve your Brain')

Eine wichtige Anmerkung: Diese Abhandlung ist eine persönliche und stellt keine Anleitung, kein Rezept und auch keine Direktrice in Bezug auf Krankheit oder Gesundheit, Selbstbehandlung oder Gebrauchsanleitung für eine solche, dar. Bei Krankheitsempfinden sollte der Arztbesuch empfohlen werden. Jede Person handelt eigenverantwortlich.

VIII

Pfunde und Zoll

Eine neue Annäherung an Fettsucht

von
A.T.W. Simeons MD
Salvator Mundi Internationales Krankenhaus
00152 - Rom
Viale Mura Gianicolensi, 77

Die Siebente Ausgabe
1971

Gedruckt in Italien

Arti Grafiche Scalia - Roma - Über di Vigna Jacobini, 5 - Tel 555.890
Auszug aus der Übersetzung von Matthias Jünemann, Nürnberg
Download als PDF am Ende des Auszuges

Vorwort

Dieses Buch bespricht eine neue Interpretation der Natur der Fettsucht. Es ist keine weitere Fantasiediät, sondern beschreibt eine wirksame Behandlung, die aus theoretischen Betrachtungen und klinischer Beobachtung gewachsen ist.

Was ich mitzuteilen habe, ist eine Essenz von Ansichten, die aus vierzig Jahren des Kämpfens mit den grundsätzlichen Problemen von Fettsucht, ihren Ursachen, ihren Symptomen und ihrer wirklichen Natur destilliert sind.

In diesen vielen Jahren spezialisierter Arbeit haben Tausende von Fällen meine Hände durchlaufen und wurden sorgfältig studiert.

Jede neue Theorie, jede neue Methode, jeder vielversprechende Hinweis wurde betrachtet, experimentell gescreent und kritisch bewertet, sobald es bekannt wurde.

Aber die Ergebnisse waren meist enttäuschend und gleichbleibend störend. Ich fand, dass wir lediglich an der Oberfläche eines großen Problems knabberten, wie es tatsächlich die meisten ernsthaften Studenten des Übergewichts tun. Wir sind ziemlich überzeugt davon, dass die Tendenz, abnormales Fett anzusammeln, eine bestimmte metabolische Störung ist, wie zum Beispiel die Zuckerkrankheit. Und doch blieben die Lokalisierung und die Natur dieser Störung ein Mysterium. Jede neue Annäherung schien in eine Sackgasse zu führen. Obwohl den Patienten gesagt wurde, dass sie fettleibig sind, weil sie zu viel essen, glaubten wir, dass da weder die ganze Wahrheit noch das letzte Wort in der Sache gesagt ist.

Ich weigerte mich, durch eine allzu oberflächliche Interpretation der Fettsucht abgelenkt zu werden und habe immer gemeint, dass das Überessen das Ergebnis der Störung, nicht seine Ursache ist, und dass wir wenig Fortschritte machen können, bis wir für uns selbst eine Art theoretische Struktur bauen können, mit welcher man die Bedingung erklären kann.

Ob solch eine Struktur die Wahrheit repräsentiert, ist in diesem Moment nicht wichtig. Was sie aber tun muss - sie soll uns eine intellektuell befriedigende Interpretation dessen geben, was im fettleibigen Körper geschieht. Sie muss auch imstande sein, dem Angriff von allen bisher bekannten klinische Tatsachen zu widerstehen und einen gefestigten

Hintergrund schaffen, gegen den die Ergebnisse der Behandlung genau bewertet werden können.

Mir scheint diese Voraussetzung grundlegend, und es ist immer das Zentrum meines Interesses gewesen. Im Umgang mit fettleibigen Patienten wurde es zur Gewohnheit, jede klinische Erfahrung zu registrieren und zu ordnen, als ob es ein sonderbar aussehendes Stück eines Puzzles wäre. Und dann, wie in einem Puzzle, begannen sich kleine Cluster von Bruchstücken zu formieren, die scheinbar nirgends reinpassen wollten.

Mit den Jahren wurden diese Cluster größer und fingen an zu fusionieren, bis vor ungefähr sechzehn Jahren ein ganzes Bild dunkel wahrnehmbar wurde. Dieses Bild war und ist noch punktiert mit Lücken, für die ich die Stücke nicht finden kann, aber ich sehe jetzt, dass eine theoretische Struktur als Ganzes sichtbar ist.

Mit wachsender Erfahrung schienen immer mehr Fakten geschmeidig ins neue Fachwerk zu passen. Als dann eine, auf solchen Vermutungen basierende, Behandlung durchweg befriedigende Ergebnisse zeigte, war ich überzeugt, dass ein praktischer Fortschritt unabhängig davon gemacht worden war, ob die theoretische Interpretation dieser Ergebnisse richtig ist oder nicht.

Die klinischen Ergebnisse der neuen Behandlung sind in einem wissenschaftlichen Journal veröffentlicht worden. Diese Berichte werden durch den Berufsstand allgemein gut aufgenommen, aber die wirkliche Natur von wissenschaftlichen Artikeln erlaubt nicht die volle Präsentation von neuen theoretischen Konzepten, noch gibt sie Raum, um die feineren Punkte der Technik zu diskutieren und die Gründe dafür zu besprechen.

Während der vergangenen 16 Jahre, seitdem ich begann meine Ergebnisse zu veröffentlichen, habe ich viele hundert Anfragen von Forschungsinstituten, Ärzten und Patienten bekommen. Bisher konnte ich mich nur auf diejenigen beziehen, die an meinen wissenschaftlichen Papieren interessiert waren, obwohl ich begriff, dass diese nicht genügend Information enthielten, um Ärzten zu ermöglichen, die neue Behandlung hinreichend durchzuführen.

Diejenigen, die es versuchten, waren gezwungen, ihre eigenen Erfahrungen durch viele Versuche und Fehler zu machen, die ich schon lange überwunden hatte.

Ärzte aus aller Welt sind nach Italien gekommen, um die Methode zu studieren, anfänglich in meiner Klinik im Salvator Mundi Internationales Krankenhaus in Rom.

Für einige von ihnen war die Zeit, die sie bleiben konnten, zu kurz, um die Technik vollständig begreifen zu können. Die Zahl derjenigen, die ich imstande gewesen bin, persönlich zu treffen, war zu klein im Vergleich zu den vielen Bitten um ausführliche Information, die immer noch eingehen.

Ich habe versucht, diesen Anforderungen mit Korrespondenzen gerecht zu werden, aber das Volumen dieser Arbeit ist schwer zu handhaben gewesen. Das mag eine Entschuldigung dafür sein, dieses Buch zu schreiben.

Im Umgang mit einer Störung, in der der Patient einen aktiven Teil in der Behandlung einnehmen muss, ist es, glaube ich, notwendig, dass er oder sie ein Verständnis dessen hat, was getan wird und warum.

Nur dann kann eine intelligente Zusammenarbeit zwischen Arzt und Patient entstehen.

Um zu vermeiden, zwei Bücher zu schreiben, eines für den Arzt und ein anderes für den Patienten - eine Aussicht, die wahrscheinlich auf überhaupt kein Buch hinausgelaufen wäre - habe ich versucht, den Anforderungen von beiden in einem einzelnen Buch zu entsprechen. Das ist ein ziemlich schwieriges Unterfangen, in dem ich beinahe nicht erfolgreich gewesen wäre. Der Experte wird über die Redseligkeit schimpfen, während der Laie gelegentlich auf ein fremdes Wort im Wörterverzeichnis blicken muss.

Um den Text lesbarer zu machen, werde ich schamlos autoritär sein und Zögerlichkeiten und Andeutungen vermeiden, die üblich sind, um neue wissenschaftliche Konzepte auszudrücken, die aus der klinischen Erfahrung stammen und bis jetzt nicht durch klare Laborexperimente bestätigt sind.

Wenn ich also etwas schreibe, was sich wie eine sachliche Behauptung liest, mag der professionelle Leser dies so übersetzen müssen: Klinische Erfahrungen scheinen darauf hinzuweisen, dass diese oder jene Beobachtung durch diese oder jene Arbeitshypothese versuchsweise erklärt werden könnte. Dies benötigt einen riesengroßen Beitrag weiterer Forschung, bevor die Hypothese als eine gültige Theorie betrachtet werden kann.

Wenn wir das von Anfang an als eine gegenseitig akzeptierte Vereinbarung sehen, hoffe ich zu vermeiden, wegen spekulativer Überfülle angeklagt zu werden.

Die Natur der Fettsucht

Fettsucht ist eine Störung

Als Basis für unsere Diskussion setzen wir voraus, dass die Fettsucht in all ihren Formen auf einer abnormalen Funktion eines Teils des Körpers fußt, und dass jede Unze abnormal angesammelten Fettes immer das Ergebnis derselben Störung von bestimmten Regulationsmechanismen ist.

Personen, die unter dieser besonderen Störung leiden, werden dick werden, unabhängig davon, ob sie übermäßig, normal oder weniger als normal essen. Eine Person, die frei von der Störung ist, wird nie dick werden, selbst wenn sie sich oft überisst.

Diejenigen, in denen die Störung stark ist, werden sehr schnell fettleibig, diejenigen, in denen sie gemäßigt ist, werden allmählich an Gewicht zunehmen. Diejenigen, bei denen die Störung mild ist, können imstande sein, ihr Übergewicht für lange Zeiträume zu halten.

In all diesen Fällen wird ein Gewichtsverlust durch die Behandlung der Schilddrüse, durch appetitzügelnde Medikamente, Abführmittel, gewaltsames Training, Massagen, Bäder, Diäten, usw. nur vorübergehend sein und schnell wiedergewonnen werden, sobald die Reduktionsmaßnahme abgesetzt wird. Der Grund besteht einfach darin, dass keine dieser Maßnahmen die grundlegende Störung korrigiert.

Während es große Unterschiede in der Schwere der Fettsucht gibt, betrachten wir alle Formen in beiden Geschlechtern und in allen Altersgruppen ursächlich wegen derselben Störung.

Unterschiede in der Form würden dann teilweise eine Sache des Grades, teilweise einer geerbten körperlichen Verfassung und teilweise das Ergebnis einer sekundären Beteiligung von endokrinen Drüsen wie der Hypophyse, der Schilddrüse, der Nebennieren oder der Geschlechtsdrüsen sein.

Andererseits setzen wir voraus, dass keine Störung an einigen dieser Drüsen jemals die Ursache der als Fettsucht bekannten Störung direkt erzeugen kann.

Wenn dieses Denken richtig ist, folgt hieraus, dass eine Behandlung zum Kurieren der Störung in beiden Geschlechtern in allen Altersgruppen und in allen Formen der Fettsucht ebenso wirksam sein muss.

Wenn dem so ist, sind wir berechtigt, ernste Zweifel zu hegen, ob eine gegebene Behandlung die zugrunde liegende Störung korrigieren kann. Außerdem muss der Anspruch, dass die Störung korrigiert worden ist, durch die Fähigkeit des Patienten begründet sein, normal jedes Essen zu essen, das er mag, ohne wieder abnormales Fett anzusetzen.

Nur wenn diese Bedingungen erfüllt sind, können wir legitimerweise davon sprechen, Fettsucht geheilt zu haben im Gegensatz zur alleinigen Gewichtsreduktion.

Unser Problem stellt sich so als eine Untersuchung der Lokalisierung und der Natur der Störung dar, die zur Fettsucht führt. Die Geschichte dieser Untersuchung ist eine lange Reihe von großen Hoffnungen und bitteren Enttäuschungen.

Die Geschichte der Fettsucht

Es gab eine Zeit noch gar nicht so lange her, als Fettsucht als Zeichen der Gesundheit und des Wohlstands beim Mann, und als Zeichen der Schönheit, Verliebtheit und Fruchtbarkeit bei Frauen betrachtet wurde. Diese Einstellung geht wahrscheinlich auf neolithische Zeiten vor ungefähr 8000 Jahren zurück, als zum ersten Mal in der Kulturgeschichte der Mensch begann, Eigentum, Haustiere, urbares Land, Häuser, Töpferwaren und Metallwerkzeuge zu besitzen.

Vor dieser Zeit, mit der möglichen Ausnahme einiger Rassen wie den Hottentotten, war Fettsucht fast nicht existent, wie es heutzutage noch bei allen wilden Tieren und primitiven Rassen ist. Heute ist Fettsucht unter allen zivilisierten Rassen äußerst üblich, weil eine Veranlagung zur Störung vererbt werden kann. Wo auch immer abnormales Fett als Vorzug betrachtet wurde, neigte die sexuelle Auswahl dazu, das Merkmal weiter zu vererben. Nur in der Gegenwart erscheint es so, dass Fettleibigkeit etwas von seiner Anziehung verloren hat, obwohl der Kult der übergroßen Brüste - immer ein Zeichen der latenten Fettsucht - zeigt, dass die Tendenz noch vorhanden ist.

Die Bedeutung von regelmäßigen Mahlzeiten

In den frühen neolithischen Zeiten fand eine andere Veränderung statt, die für die Tatsache gut verantwortlich sein kann, dass sich heute fast alle ererbten Dispositionen früher oder später in Fettsucht manifestieren. Diese Veränderung war die Einrichtung von regelmäßigen Mahlzeiten. In vorneolithischen Zeiten aßen die Menschen nur, wenn sie Hunger hatten, und nur so viel, bis der Hunger gestillt war. Außerdem war vieles in ihrer Nahrung roh und nichts davon verfeinert. Sie rösteten ihr Fleisch, aber sie kochten es nicht, weil sie keine Töpfe hatten. Das Wenige, das sie von der Erde aufhoben und von den Bäumen pflückten, aßen sie im Vorbeigehen.

Die ganze Struktur des Allesfresser-Verdauungstrakts des Menschen ist - wie die eines Menschenaffen, einer Ratte oder eines Schweins - vom dauernden Knabbern von Leckerbissen bestimmt.

Er ist nicht dem gelegentlichen Schlemmen angepasst, wie es zum Beispiel der Verdauungstrakt der fleischfressenden Katzen-Familien ist. So legten regelmäßige Mahlzeiten, besonders das Verspeisen schnell aufnehmbarer Nahrung, eine große Last auf die Fähigkeit des modernen Menschen, mit großen Essensmengen fertig zu werden, welche plötzlich in sein Verdauungssystem strömen.

Die Einrichtung von regelmäßigen Mahlzeiten bedeutete, dass der Mensch mehr essen musste, als sein Körper im Moment des Essens brauchte, um ihn bis zur folgenden Mahlzeit zu bringen. Bekömmlich gemachtes Essen, das er in dem Moment gar nicht brauchte, überschwemmte plötzlich seinen Körper. Irgendwie und irgendwo musste dieser Überschuss angelagert werden.

Drei Arten von Fett

Im menschlichen Körper können wir drei Arten von Fett unterscheiden. Das erste ist das STRUKTURFETT, das die Lücken zwischen verschiedenen Organen ausfüllt, ein Verpackungsmaterial. Strukturfett hat auch solche wichtigen Funktionen wie das Einbetten der Nieren in weiches elastisches Gewebe, es schützt die Herzkranzgefäße und hält die Haut glatt und gespannt. Es stellt auch das federnde Kissen von hartem Fett unter den Knochen der Füße zur Verfügung, ohne die wir außerstande wären, zu laufen.

Der zweite Typ Fett ist die NORMALE BRENNSTOFF-RESERVE, auf die der Körper frei zugreifen kann, wenn das Nahrungsangebot vom Darm her ungenügend ist, um die Nachfrage zu befriedigen.

Solche normalen Reserven werden überall im Körper lokalisiert. Fett ist eine Substanz, die den höchsten Kalorienwert auf kleinsten Raum vereint, sodass normale Brennstoffreserven für die Muskeltätigkeit und die Erhaltung der Körpertemperatur in ökonomischster Form gespeichert werden können. Beide Arten, sowohl strukturelles als auch das Reservefett, sind normal. Selbst wenn der Körper dieses Fett maximal aufstockt, kann das nicht Fettsucht genannt werden.

Aber es gibt einen dritten Typ von **Fett, das völlig abnormal** ist. Es ist die Anhäufung solchen Fetts und nur solchen Fetts, unter dem der übergewichtige Patient leidet. Dieses abnormale Fett ist auch eine potenzielle Brennstoffreserve, aber im Gegensatz zu den normalen Reserven ist es für den Körper in einem Ernährungsnotfall nicht verfügbar. Es ist, um es mal so auszudrücken, ein Festgeldkonto und kein Girokonto, wie es bei den normalen Reserven ist.

Wenn ein fettleibiger Patient abzunehmen versucht, indem er sich selbst hungern lässt, wird er zuerst seine normalen Fettreserven verlieren. Wenn diese erschöpft sind, beginnt er Strukturfett zu verbrennen. Nur als letzten Ausweg beginnt der Körper seine abnormalen Reserven anzugreifen, obwohl der Patient sich bis dahin gewöhnlich so schwach und hungrig fühlt, dass die Diät aufgegeben wird. Es ist gerade dieser Grund, weshalb sich fettleibige Patienten beklagen, dass, wenn sie Diät halten, sie das falsche Fett verlieren. Sie fühlen sich am Verhungern und müde, ihr Gesicht wirkt hager und ausgezehrt, aber ihr Bauch, ihre Hüften, Schenkel und Oberarme zeigen wenig Verbesserung.

Das Fett, das sie loswerden wollen, bleibt, und das Fett, das gebraucht wird, um die Knochen zu bedecken, wird immer weniger. Ihre Haut ist runzlig und sie sehen alt und jämmerlich aus. Und das ist eine der enttäuschendsten und deprimierendsten Erfahrungen, die ein Mensch machen kann.

Ungerechtigkeit gegenüber Fettleibigen

Wenn fettleibige Patienten wegen Schummelns, Gefräßigkeit, Willensschwäche, Gier und sexueller Komplexe bezichtigt werden, empören sich die Starken und entscheiden, dass die moderne Medizin ein Schwindel und ihre Vertreter Dummköpfe seien, während die Schwachen den Kampf in Verzweiflung aufgeben.

In jedem Fall ist das Ergebnis dasselbe: Ein weiterer Zuwachs an Gewicht, Resignation gegenüber einem abscheulichen Schicksal und der Entschlossenheit, zumindest die kurze Lebensspanne erträglich zu verbringen – für Ärzte und Versicherungsgesellschaften nur eine Zahl.

Fettleibige Patienten fühlen sich physisch nur gut, solange sie ihr Gewicht halten oder zunehmen. Sie mögen sich schuldig fühlen, infolge ihrer Lethargie und der mit der Fettsucht immer verbundenen Trägheit. Sie mögen sich schämen für ihren akzeptierten Kontrollverlust.

Sie mögen entsetzt sein über das Äußere ihres nackten Körpers und die Beengtheit ihrer Kleidung. Aber sie haben ein primitives animalisches Gefühl von Elend und Leid, sobald sie einen entschlossenen Versuch machen, abzunehmen. Dafür gibt es triftige Gründe.

An erster Stelle ist mehr Wärmeenergie erforderlich, um einen großen Körper bei einer bestimmten Temperatur zu halten, als einen kleinen Körper zu heizen. Zweitens ist die Muskelanstrengung, um einen schweren Körper zu bewegen, größer als im Fall eines leichten Körpers. Die Muskelanstrengung verbraucht Kalorien, die durch das Essen zur Verfügung gestellt werden müssen. Angenommen, alle anderen Faktoren sind gleich, so braucht eine fettleibige Person mehr Essen als eine magere.

Man könnte deshalb daraus schließen, dass, wenn eine fettleibige Person nur das Essen isst, welches der Körper verlangt, er imstande sein sollte, sein Gewicht stabil zu halten. Und doch weiß jeder Arzt, der fettleibige Patienten unter streng kontrollierten Bedingungen studiert hat, dass das nicht wahr ist.

Viele fettleibige Patienten nehmen tatsächlich Gewicht bei einer Diät zu, die für ihre grundlegenden Bedürfnisse kalorisch unzulänglich ist. Es muss also einen anderen Mechanismus geben, der daran beteiligt ist.

Die Drüsentheorien

Auf einmal wurde angenommen, dass dieser Mechanismus mit den Geschlechtsdrüsen zu tun haben könnte. Solch eine Verbindung wurde durch die Tatsache angedeutet, dass viele junge fettleibige Patienten eine Unterentwicklung der Genitalien zeigen. Die bei Männern im mittleren Alter und vielen Frauen in der Menopause zu beobachtende Tendenz der Gewichtszunahme, schien eine kausale Verbindung zwischen Verminderung der Sexualfunktion und Übergewicht anzuzeigen.

Jedoch - als hoch aktive Sexualhormone verabreicht wurden, wurde festgestellt, dass sie überhaupt keine Wirkung auf die Fettsucht hatten. Die Geschlechtsdrüsen konnten deshalb nicht der Sitz der Störung sein.

Die Schilddrüse

Als entdeckt wurde, dass die Schilddrüse die Rate kontrolliert, mit der Körperbrennstoff verbrannt wird, wurde angenommen, dass wenn die Schilddrüse beeinflusst wird, fettleibige Patienten ihre abnormalen Fettablagerungen schneller verbrennen können.

Dies erwies sich jedoch auch als völlig enttäuschend, da wir ja jetzt wissen, dass diese abnormalen Ablagerungen keinen Anteil am Energieumsatz des Körpers haben - sie werden unzugänglich weggeschlossen. Schilddrüsenmedikamente zwingen den Körper lediglich dazu, seine normalen Fettreserven zu verbrauchen, die bereits bei fettleibigen Patienten entleert sind und dann noch das wichtige strukturelle Fett abzubauen, ohne die abnormalen Ablagerungen zu berühren. Auf diese Weise kann ein Patient an den Rand des Verhungerns gebracht werden, obwohl er hundert Pfund Fett ‚über' hat. So geschieht jede durch Schilddrüsen-Medikamente verursachte Gewichtsabnahme immer auf Kosten des Fettes, welches der Körper am dringendsten braucht.

Während die Mehrheit der fettleibigen Patienten eine vollkommen normale Schilddrüse hat, und einige sogar eine überaktive Schilddrüse haben, sieht man auch gelegentlich Fälle von echter Schilddrüsenunterfunktion.

In solchen Fällen begünstigt die Behandlung der Schilddrüse einen kleinen Gewichtsverlust, aber das ist kein Verlust abnormalen Fetts. Es ist lediglich das Ergebnis der Beseitigung einer Mucoid-Substanz (eine Art zähflüssigen Schleimes), (im Körper abgelagert) genannt: Myxödem, die/das der Körper ansammelt, wenn es eine gekennzeichnete primäre Schilddrüsenunterfunktion gibt.

Außerdem werden Patienten, die nur unter einer schweren Schilddrüsenhormon-Störung leiden, nie fettleibig im wahrsten Sinne. Vielleicht hat auch die Beobachtung, dass normale Personen - keine fettleibigen – ihr Gewicht schnell verlieren, wenn ihre Schilddrüse überaktiv ist, zur falschen Vorstellung beigetragen, dass eine Schilddrüsenunterfunktion mit Fettsucht verbunden werden kann.

Es gibt immer noch viele Missverständnisse über die angenommene Rolle der Schilddrüse bei Fettsucht, und es ist jetzt höchste Zeit, dass Schilddrüsen-Medikamente ein für alle Mal von der Liste der Heilmitteln gegen Fettsucht gestrichen werden. Insbesondere, weil das Behandeln der Schilddrüse bei einem fettleibigen Patienten, dessen Schilddrüse entweder normal oder überaktiv ist, nicht nur nutzlos ist, sondern entschieden gefährlich sein kann.

Die Hypophyse

Die nächste falsch beschuldigte Drüse war der vordere Lappen der Hypophyse, oder allgemein Hypophyse. Diese wichtigste Drüse liegt gut geschützt in einer knochigen Kapsel an der Basis des Schädels. Sie hat eine riesengroße Zahl von Funktionen im Körper, unter anderem die Regulierung aller anderen wichtigen endokrinen Drüsen. Die Tatsache, dass verschiedene Zeichen der Hypophysenschwäche häufig mit Fettsucht in Zusammenhang gebracht werden, erweckte die Hoffnung, dass der Sitz der Störung in dieser Drüse sein könnte. Aber obwohl eine Vielzahl von Hypophysen-Hormonen isoliert und viele Extrakte der Drüse entnommen wurden, erwies sich kein einziges oder auch eine Kombinationen solcher Faktoren, von irgendeinem Wert in der Behandlung der Fettsucht. Kurzem wurde jedoch ein fettmobilisierender Faktor in Hypophysen gefunden, aber es ist noch zu früh, um zu sagen, ob dieser Faktor eine Rolle in der Behandlung der Fettsucht spielt.

Die Nebennieren

Kürzlich hat eine lange Reihe von hervorragenden Entdeckungen bezüglich der Tätigkeit der suprarenalen Drüsen oder Nebennieren - kleine Körper, die oben auf den Nieren sitzen - enormes Interesse hervorgerufen. Dieses Interesse wandte sich auch dem Problem der Fettsucht zu, als entdeckt wurde, dass eine Bedingung, einem schweren Fall der Fettsucht - dem sogenannten Cushing Syndrom - ähnelt – verursacht durch ein Anwachsen der Nebennieren oder durch ihre übermäßige Anregung mit ACTH, welches das Hypophysenhormon ist, das die Tätigkeit der Nebennierenrinde regelt.

Als wir sahen, dass eine abnorme Anregung des Cortex Zeichen echter Fettsucht erzeugen konnte, gaben uns diese Kenntnisse keine praktischen Mittel zur Hand, um die Fettsucht durch Minderung der Tätigkeit des Cortex zu behandeln.

Es gibt keine Beweise, die darauf hinweisen, dass es bei der Fettsucht ein Übermaß an adrenocortikaler Tätigkeit gibt; tatsächlich weisen alle Beweise auf das Gegenteil hin. Es scheint eher eine Minderung der Adrenocortical-Funktion und ein Absinken der ACTH–Sekretion vom Hypophysenvorderlappen vorzuliegen.

So führte hier unsere Suche nach dem Mechanismus, der Fettsucht erzeugt, wieder in eine Sackgasse. Kurzem sind viele Studenten der Fettsucht zur nihilistischen Einstellung zurückgekehrt, dass Fettsucht einfach durch Überessen verursacht wird und dass es nur durch weniger Essen geheilt werden kann.

Das Diencephalon oder der Hypothalamus

Für diejenigen unter uns, die sich weigerten entmutigt zu werden, blieb eine geringe Hoffnung. Tief unten begraben im massiven menschlichen Gehirn gibt es einen Teil, den wir - genau wie alle Wirbeltiere - haben, den sogenannten Hypothalamus. Es ist ein sehr primitiver Teil des Gehirns und wird beim Menschen fast erdrückt durch die riesigen Massen des Nervengewebes, mit dem wir denken, erkennen und frei unseren Körper bewegen.

Der Hypothalamus ist der Teil, von dem aus das Zentralnervensystem alle automatischen Lebensfunktionen des Körpers, wie Atmen, Herzschlag, Verdauung, Schlaf, Sex, das Harnsystem, das autonome oder vegetative

Nervensystem und, über die Hypophyse, das ganze Wechselspiel der endokrinen Drüsen kontrolliert.

Es war deshalb ziemlich angemessen anzunehmen, dass die komplizierte Operation der Speicherung und Ausgabe des Brennstoffs zum Körper auch vom Hypothalamus kontrolliert werden könnte. Es ist lange bekannt gewesen, dass der Gehalt von Zucker - einer anderen Form des Brennstoffs - im Blut von einem bestimmten Nervenzentrum im Hypothalamus abhängt.

Wenn dieses Zentrum bei Labor-Tieren zerstört wird, entwickeln sie eine Krankheit ziemlich ähnlich der menschlichen stabilen Zuckerkrankheit. Es ist auch lange bekannt gewesen, dass die Zerstörung eines anderen hypothalischen Zentrums einen unbändigen Appetit und einen schnellen Zuwachs an Gewicht in Tieren erzeugt, die ansonsten nie spontan fett werden.

Die Fett-Bank

Angenommen, dass im Menschen solch ein Zentrum wirklich existiert, das die Bewegung von Fett kontrolliert, würde seine Funktion wie die einer Bank sein müssen. Wenn der Körper vom Darm mehr Brennstoff assimiliert, als er im Moment braucht, wird dieser Überschuss in etwas abgelegt, vergleichbar einem Girokonto. Aus diesem Konto kann es immer, wenn erforderlich, abgehoben werden. Alle normalen Fettreserven sind in solch einem Girokonto eingelagert. Und es ist wahrscheinlich, dass ein Zentrum im Hypothalamus die Einlagerungen und Abgänge ausführt.

Wenn jetzt aus Gründen, die später besprochen werden, die Einlagerungen schnell wachsen, während kleine Abgänge häufiger werden, kann ein Punkt erreicht werden, der die Bankverkehrskapazität des Hypothalamus übertrifft.

Wie ein Bankier einem wohlhabenden Kunden vorschlagen könnte, anstatt eines großen und schwer zu handhabenden Girokontos, er sein Überschusskapital investieren solle, scheint der Körper ein Festgeldkonto anzulegen, in welches das ganze Überschusskapital hineingeht, aber von dem es, durch das in einem Girokonto verwendete Verfahren, nicht mehr abgehoben werden kann.

Auf diese Weise befreit die Hypothalamus-„Fettbank“ sich von der ganzen Arbeit, die ihre normale Bankverkehrskapazität übersteigt. Das Auftreten der Fettsucht datiert auf den Moment, an dem der Hypothalamus diesen arbeitsersparenden Trick annimmt.

Sobald ein Festgeldkonto eröffnet worden ist, werden die normalen Fettreserven auf einem Minimum gehalten, während jeder verfügbare Überschuss auf das Festgeldkonto geschoben und deshalb aus dem normalen Umlauf genommen wird.

Drei grundlegende Ursachen der Fettsucht

Der Erbfaktor

Angenommen, es gibt eine Grenze für die Fett-Bankverkehrskapazität des Hypothalamus, folgt hieraus, dass es drei grundlegende Wege gibt, auf denen sich Fettsucht manifestieren kann. Die Erste ist, dass die Fett-Bankverkehrskapazität von Geburt an abnormal niedrig ist. Solch eine angeborene niedrige Hypothalamus-Kapazität wäre dann der vererbte Faktor der Fettsucht. Wenn dieses abnormale Merkmal deutlich vorhanden ist, wird sich Fettsucht in einem frühen Alter trotz normaler Ernährung entwickeln; dies könnte erklären, warum bei Geschwistern, die dasselbe Essen an demselben Tisch essen, einige fettleibig werden und andere nicht.

Andere Hypothalamus-Störungen

Der zweite Weg, auf dem Fettsucht sich entwickeln kann, ist das Absinken einer vorher normalen Fett-Bankverkehrskapazität infolge einer anderen Hypothalamus-Störung. Es scheint eine allgemeine Regel zu sein, dass, wenn eines der vielen Hypothalamus-Zentren besonders überfordert wird, es versucht es seine Kapazität auf Kosten anderer Zentren zu erhöhen.

In den Wechseljahren und nach einer Kastration zirkulieren die Hormone, die vorher in den Geschlechtsdrüsen erzeugt wurden, im Körper. In Gegenwart von normal arbeitenden Geschlechtsdrüsen wirken ihre Hormone wie eine Bremse auf die Sekretion der die Geschlechtsdrüsen stimulierenden Hormone des Hypophysenvorderlappens. Wenn diese Bremse entfernt wird, erhöht der Hypophysenvorderlappen enorm seine Produktion dieser, die Geschlechtsdrüsen stimulierenden Hormone, obwohl sie jetzt nicht mehr wirksam sind.

Ohne jede Reaktion von unwirksamen oder fehlenden Geschlechtsdrüsen gibt es nichts, was den Hypophysenvorderlappen daran hindert, immer mehr dieser Hormone zu erzeugen. Diese Situation verursacht eine übermäßige Beanspruchung des Hypothalamus-Zentrums, welches die Funktion der Hypophysenvorderlappens kontrolliert. Um mit dieser zusätzlichen Last fertig zu werden, scheint das Zentrum immer mehr Energie weg von anderen Zentren zu ziehen, wie diejenigen, die mit emotionaler Stabilität, dem Blutkreislauf (Hitzewallungen) und anderen autonomen Nervenregulierungen beschäftigt sind, besonders auch von der nicht so lebenswichtigen Fett-Bank.

Der sogenannte stabile Typ der Zuckerkrankheit involviert stark das Hypothalamus-Blutzucker-Regulierungszentrum.

Der Hypothalamus versucht, dieser abnormen Last Herr zu werden, indem er Energie, die für die Fettbank bestimmt war, zum zuckerregulierenden Zentrum schaufelt, mit dem Ergebnis, dass die Fett-Bankverkehrskapazität auf den Punkt reduziert wird, an dem sie gezwungen wird, ein Festgeldkonto zu eröffnen, und so die Störung beginnt, die wir Fettsucht nennen.

In diesem Fall würde man die Zuckerkrankheit als die primäre Ursache der Fettsucht betrachten müssen. Aber es ist auch möglich, dass der Prozess in dem Sinne umgekehrt wird, dass ein unzulängliches oder überarbeitetes Fettzentrum Energie vom Zuckerzentrum abzieht, wobei in diesem Fall die Fettsucht die Ursache dieses Typs der Zuckerkrankheit wäre, an der die Bauchspeicheldrüse nicht in erster Linie beteiligt ist.

Schließlich ist es denkbar, dass beim Cushing Syndrom jene Symptome, die der Fettsucht ähneln, vollkommen aufgrund des Abzugs der Energie von der Hypothalamus-Fettbank entstanden sind, um es dem sehr gestörten Zentrum bereitzustellen, welches das Hypophysenvorderlappen-Nebennierenrinden-System regelt.

Da Fettsucht durch eine markante ererbte Störung am Fettzentrum oder durch eine völlig andere Hypothalamus-Regulationsstörung verursacht wird, hat ihr Auftreten offensichtlich nichts mit Überessen zu tun. In jedem Fall ist es sicher, dass die Fettsucht sich unabhängig von diätetischen Beschränkungen entwickelt.

In diesen Fällen wird jedes erzwungene Nahrungsmitteldefizit von wichtigen Fettreserven und normalem Strukturfett zehren, zum Nachteil der allgemeinen Gesundheit des Patienten.

Die Erschöpfung der Fettbank

Aber es gibt noch einen dritten Weg, auf dem Fettsucht sich manifestieren kann. Das passiert, wenn ein vermutlich normales Fettzentrum plötzlich - die Betonung liegt auf plötzlich - mit einer enormen Menge Essen weit über den momentanen Bedürfnissen konfrontiert ist.

Auf den ersten Blick scheint es wirklich so, dass wir hier einen echten Fall von Überessen haben, der verantwortlich für die Fettsucht ist, aber bei weiterer Analyse wird bald klar, dass die Beziehung von Ursache und Wirkung nicht so einfach ist.

Nehmen wir erstens an, dass die Kapazität des Fettzentrums normal ist, während es möglich und sogar wahrscheinlich ist, dass nur Personen, die ein ererbtes Merkmal in dieser Richtung haben, fettleibig werden können, indem sie sich überessen.

Zweitens bleibt in vielen dieser Fälle die Summe des gegessenen Essens dieselbe. Es ist nur der Verbrauch des Brennstoffs, der sich plötzlich verringert hat, z. B. wenn ein Athlet seit vielen Wochen mit einem gebrochenen Knochen bettlägerig ist, oder wenn ein Mensch, der ein hoch aktives Leben führt, plötzlich an seinen Schreibtisch im Büro und an den Fernseher zu Hause gezwungen ist.

Oder wenn eine Person, die in einem kalten Klima aufgewachsen ist, in ein tropisches Land versetzt wird und wie zuvor isst, kann sich eine Fettsucht entwickeln, weil in der Hitze viel weniger Brennstoff erforderlich ist, um die normale Körpertemperatur aufrechtzuerhalten.

Wenn eine Person einen langen Zeitraum der Entbehrung erträgt, sei es wegen einer chronischen Krankheit, Armut, Hungersnot oder Krieg, passen sich ihre Hypothalamusregulierungen einigermaßen der niedrigen Nahrungsmittelaufnahme an.

Wenn sich dann plötzlich diese Bedingungen ändern und der Mensch frei ist, das ganze Essen zu essen, das er will, ist dies dafür verantwortlich, sein Fettregulationszentrum zu überfordern.

Während des letzten Krieges wurden ungefähr 6000 äußerst unterernährte polnische Flüchtlinge, die grauenhafte Jahre in Russland erlebt hatten, in ein Lager in Indien transportiert, wo sie gut aufgenommen, normale britische Armee-Rationen und etwas Bargeld bekamen, um einige Extras zu kaufen. Innerhalb von ungefähr drei Monaten litten 85 % unter Fettsucht.

In einer Person, die grobes und rohes Essen isst, läuft die Verdauung langsam ab. Nur eine kleine Menge Nahrung wird auf einmal vom Darm assimiliert. Wenn solch eine Person plötzlich hoch raffinierte Nahrungsmittel wie Zucker, weißes Mehl, Butter und Öl erhält, werden diese so schnell assimiliert und verdaut, dass der Ansturm eingehender Brennstoffe, die mit jeder Mahlzeit ankommen, schließlich die Hypothalamus-Regulationsmechanismen überfordern und so zu Fettsucht führen.

Dies wird oft beobachtet bei armen Menschen, die plötzlich reich genug sind, um die teureren raffinierten Nahrungsmittel zu kaufen, obwohl die Gesamtkalorienaufnahme dieselbe bleibt oder sogar weniger ist als vorher.

Die gesamte Übersetzung von Dr. A.T.W. Simeons kann hier als PDF heruntergeladen werden:

http://goo.gl/y6HPbe

Literaturempfehlungen

Die Adipositas Kur M. Jünemann http://goo.gl/Y61Gdu

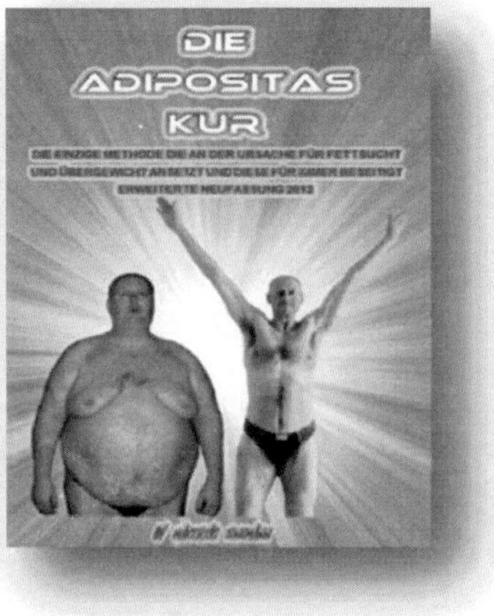

Pounds & Inches: von Dr. A.T.W. Simeons	http://goo.gl/r08gsO
Christian Opitz „Befreite Ernährung“	http://goo.gl/cU9bqF
Green for Life Victoria Boutenko	http://goo.gl/6c1XZM
Grüne Smoothies Victoria Boutenko	http://goo.gl/RVD55N
Vitalrohvolution Victoria Boutenko	http://goo.gl/FgFqln
Von Kochkost zur Rohkost Ka Sundance	http://goo.gl/YFRegC
Nadine Hagen Umstellung auf Rohkost leicht gemacht	http://goo.gl/MOvCnb
Judita Wignall Raw and Simple	http://goo.gl/jXmCHf
Das große Gerson Buch	http://goo.gl/Cy97Rn
Die Gerson Therapie	http://goo.gl/UQNoJB
Eine Krebstherapie Max Gerson	http://goo.gl/cG8ukY
Heile dich selbst Markus Rothkranz	http://goo.gl/TnriOM
Leseprobe Heile dich selbst	http://goo.gl/vNvcOl
Heile dich schön Markus Rothkranz	http://goo.gl/5HX8lz
Melany Joy´s Buch über Carnismus:	http://goo.gl/QWHNbZ
Fereydoon Bathmanghelidj Wasser	http://goo.gl/wAvmZr
Risikofaktor Vitaminmangel Andreas Jopp	http://goo.gl/eF68mT
Gesund länger leben durch OPC Anne Simons	http://goo.gl/IfnBjc
MSM - eine Super-Substanz der Natur Frank Liebke	http://goo.gl/zj16QQ

HAFTUNGSAUSSCHLUSS

Die hier dargestellten Inhalte dienen ausschließlich der neutralen Information und allgemeinen Weiterbildung. Sie stellen keine Empfehlung oder Bewerbung der beschriebenen oder erwähnten diagnostischen Methoden, Behandlungen oder Arzneimittel dar. Der Text erhebt weder einen Anspruch auf Vollständigkeit noch kann die Aktualität, Richtigkeit und Ausgewogenheit der dargebotenen Information garantiert werden. Der Text ersetzt keinesfalls die fachliche Beratung durch einen Arzt oder Apotheker und er darf nicht als Grundlage zur eigenständigen Diagnose und Beginn, Änderung oder Beendigung einer Behandlung von Krankheiten verwendet werden. Konsultieren Sie bei gesundheitlichen Fragen oder Beschwerden immer den Arzt Ihres Vertrauens! Die-Gruene-Adipositas-Kur.de und der Autor übernehmen keine Haftung für Unannehmlichkeiten oder Schäden, die sich aus der Anwendung der hier dargestellten Information ergeben.

AUTOR: Matthias Jünemann, Tellstraße 11, 90409 Nürnberg, Deutschland

Tel: 0911/ 5819895, email: dgak@gmx.de

Die Grüne

Adipositas Kur

Einfach clever abnehmen!

Die 4 indianischen Gesetze der Spiritualität

Das 1. Gesetz sagt:

"Die Person die Dir begegnet ist die Richtige."

Das heißt, niemand tritt rein zufällig in unser Leben,
alle Menschen, die uns umgeben, die sich mit uns austauschen, stehen für etwas, entweder um uns zu lehren oder uns in unserer Situation voranzubringen.

Das 2. Gesetz sagt:

"Das was passiert, ist das Einzige was passieren konnte."

Nichts, aber absolut nichts von dem, was uns geschieht, hätte anders sein können.
Nicht einmal das unbedeutendste Detail.
Es gibt einfach kein: "Wenn ich das anders gemacht hätte..., dann wäre es anders gekommen..."
Nein, das was passiert, ist das Einzige, was passieren konnte und musste passieren, damit wir unsere Lektionen lernen, um vorwärts zu kommen.
Alle, ja jede einzelne der Situationen, die uns im Leben widerfahren, sind absolut perfekt, auch wenn unser Verstand unser Ego sich widersetzen und es nicht akzeptieren wollen.

Das 3. Gesetz sagt:

"Jeder Moment, in dem etwas beginnt, ist der richtige Moment."

Alles beginnt genau im richtigen Moment, nicht früher und nicht später.
Wenn wir dafür bereit sind, damit etwas Neues in unserem Leben geschieht, ist es bereits da, um zu beginnen.

Das 4. Gesetz sagt:

"Was zu Ende ist, ist zu Ende."

So einfach ist es. Wenn etwas in unserem Leben endet, dient es unserer Entwicklung. Deshalb ist es besser loszulassen und vorwärts zu gehen, beschenkt mit den jetzt gemachten Erfahrungen.
Ich glaube, dass es kein Zufall ist, dass du das hier jetzt liest. Wenn dieser Text Dir heute begegnet, dann deshalb, weil Du die Voraussetzungen erfüllst und verstehst, dass nicht ein einziger Regentropfen irgendwo auf dieser Welt aus Versehen auf einen falschen Ort fällt.
Lass es Dir gut gehen...
Liebe mit Deinem ganzen Sein...
Sei glücklich ohne Ende ...
Jeder Tag ist ein geschenkter, glücklicher Tag!"

Bei Facebook gefunden

Ich ergänze:

Lebe im Hier und lebe Jetzt! Es gibt keine Zeit, nur das immerwährende Jetzt! Versuche so oft wie möglich die Dinge zu akzeptieren, wie sie sind. Bewerte sie nicht, auch andere Personen oder Umstände nicht.

Vergib Menschen, die dir etwas angetan haben.

Sei dir bewusst, warum du etwas tust oder lässt.

Verschließe die Augen nicht vor der Realität. Sei dir bewusst, dass dein Handeln oder Nichthandeln Einfluss auf andere Lebewesen, auf die Umwelt und auf dein Leben, dein Glück und deine Gesundheit haben.

Lass dich immer von deiner Intuition, deinem Bauchgefühl leiten. Sie stellen dein Navigationsgerät im Leben dar.

Und zu guter Letzt:

„Es ist kein Zeichen geistiger Gesundheit, gut angepasst zu sein an eine kranke Gesellschaft."

\- Jiddu Krishnamurti -